Les secrets de l'intestin,

filtre de notre corps

Édition du Club France Loisirs,
avec l'autorisation des Éditions Albin Michel.

Éditions France Loisirs,
123, boulevard de Grenelle, Paris.
www.franceloisirs.com

Le Code de la propriété intellectuelle n'autorisant, aux termes des paragraphes 2 et 3 de l'article L. 122-5, d'une part, que les «copies ou reproductions strictement réservées à l'usage privé du copiste et non destinées à une utilisation collective» et, d'autre part, sous réserve du nom de l'auteur et de la source, que les «analyses et les courtes citations justifiées par le caractère critique, polémique, pédagogique, scientifique ou d'information», toute représentation ou reproduction intégrale ou partielle, faite sans le consentement de l'auteur ou de ses ayants droit ou ayants cause, estillicite (article L. 122-4). Cette représentation ou reproduction, par quelque procédé que ce soit, constituerait donc une contrefaçon sanctionnée par les articles L. 335-2 et suivants du Code de la propriété intellectuelle.

Tous droits réservés.
© Éditions Albin Michel, 2011.
ISBN : 978-2-298-05449-1

Dr Louis Berthelot
Dr Jacqueline Warnet

Les secrets de l'intestin,

filtre de notre corps

ÉDITIONS FRANCE LOISIRS

AVERTISSEMENT

Cet ouvrage s'adresse à celles et à ceux qui souhaitent améliorer leur santé ou obtenir le meilleur état de santé possible en modifiant certaines de leurs habitudes alimentaires et leur mode de vie. C'est un livre d'informations et de conseils en matière de nutrition et de micronutrition. Il ne se substitue en aucun cas à une consultation médicale. Seuls des médecins ou des pharmaciens formés à la micronutrition pourront, en tenant compte de votre état de santé, compléter ces informations lors d'une consultation et vous conseiller en matière de nutrition, de micronutrition et de prise de compléments alimentaires.

Ces compléments alimentaires sont parfois utilisés comme produits de confort chez des personnes sans déficiences ni carences, en bonne santé, et soucieuses de le rester, de ne pas vieillir, de se mettre, pensent-elles, « scientifiquement en sécurité nutritionnelle ». Ils sont alors sans réelle utilité ou efficacité et pourraient, administrés à fortes doses, être dangereux.

NOTE AU LECTEUR

Dans cet ouvrage, les auteurs ont décrit les différents outils de la consultation de micronutrition enseignés depuis 1997 par l'Institut européen de diététique et de nutrition (IEDM). Les conseils Alimentation Santé et Micronutrition, dans ce livre, s'inspirent des concepts fondés par l'IEDM, pour mieux comprendre les relations entre l'assiette et la santé, et sont enseignés par le Groupe PiLeJe depuis 1994.

Le terme « micronutrition » est une marque déposée.

Pour des raisons de lisibilité, nous avons choisi d'écrire les marques déposées avec une majuscule, sans les faire suivre du sigle ™.

Sommaire

Préface 9

Comprendre

Introduction 13

Quel est le rôle de l'intestin
dans notre « équilibre santé » ? 19

Êtes-vous en bonne santé ? 43

Que se passe-t-il quand votre deuxième cerveau parle ? 51

Les « maillons faibles » dans notre alimentation 77

Quelles sont vos habitudes alimentaires ? 85

Qu'est-ce qu'une « alimentation santé » ? 95

Comment optimiser votre « capital santé » ? 147

Les alimentations particulières 197

Agir

Avertissement 219

Douleurs articulaires, arthrose et intestin 221

Migraines et intestin 229

Déprime, anxiété, dépression et intestin 237

Fatigue et intestin 245

Troubles cutanés, pulmonaires, ORL et intestin 251

Infections à répétition (bronchiques, pulmonaires,
urinaires, génitales, digestives, cutanées...) et intestin 257

Troubles du transit, ballonnements et intestin 263

Surpoids et intestin 271

Insomnie et intestin 277

Quelques situations de vie particulières
(désir de grossesse, tabagisme, exposition au soleil,
sport intensif) et intestin 285

Maladies de civilisation (maladies cardiovasculaires
et auto-immunes, diabète, cancers...) et intestin 291

Conclusion 295

Remerciements 299

Bibliographie et informations pratiques 301

Préface

Notre santé est en quelque sorte une chaîne composée de plusieurs maillons dont l'un d'eux serait l'intestin. On le réduit très souvent exclusivement à ses fonctions digestives et on lui octroie une place secondaire qui occulte son véritable rôle de deuxième cerveau.

Ces dernières années, si les slogans « consommez cinq fruits et légumes par jour », « mangez-bougez » et « mangez équilibré » ont été martelés et largement relayés par les médias, s'est-on interrogé sur le sens de « bien s'alimenter » et sur l'impact de notre alimentation sur notre « capital santé » ? Savons-nous quel comportement alimentaire adopter pour ne pas faire partie, à plus ou moins long terme, des catégories dites « à risques » ? Avons-nous une idée de ce que peut nous apporter la médecine chinoise ?

Les docteurs Jacqueline Warnet, hépato-gastro-entérologue micro-nutritionniste, et Louis Berthelot, acupuncteur-micronutritionniste, ont trouvé les mots simples et justes qui permettront à chacun d'entre vous de découvrir l'harmonie idéale entre le trio intestin, alimentation et santé. Leur longue expérience professionnelle et leur démarche rationnelle ont ainsi permis de redonner à l'intestin toutes ses lettres de noblesse.

Je vous invite donc à découvrir ce livre, à vous laisser transporter dans les méandres de l'intestin, à vous laisser bercer par tous ces conseils nutritionnels, au rythme de la médecine asiatique… Croyez-moi votre vie ne sera plus pareille.

Dr Valéry Kuate
Pharmacien-biologiste,
spécialisé en coprologie fonctionnelle infectieuse et parasitaire.

Comprendre

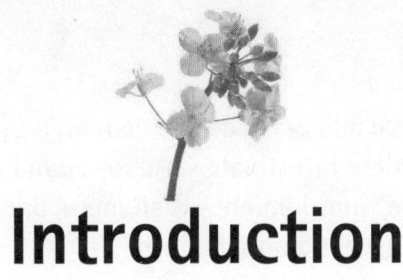

Introduction

Une théorie ancestrale à la lumière des dernières avancées scientifiques

Des études scientifiques récentes (voir dans la bibliographie p. 301 les ouvrages des docteurs Gershon, Seignalet et Mouton) montrent que l'intestin, à la base de notre « capital santé », est un maillon essentiel dans l'équilibre de notre santé.

L'« emballement » des nouvelles technologies nous a parfois fait négliger ce savoir sage transmis par les Anciens : l'intestin est notre deuxième cerveau. « Le Sage est l'homme qui nourrit bien son intestin », disait le Bouddha. Il a fallu attendre les travaux des docteurs William Bayliss et Ernest Starling, à la fin du XIXe siècle, à Londres, pour mettre en évidence l'autonomie de l'intestin. C'est l'onde motrice réflexe de l'intestin qui lui permet de propulser les aliments par lui-même, du haut vers le bas, en toute indépendance, sans contrôle du cerveau. Plus de 50 ans plus tard, le Pr Michael D. Gershon, passionné par les neuromédiateurs pendant ses études de médecine, a commencé à disséquer des cobayes et a découvert les mécanismes intimes du système nerveux autonome et la présence de sérotonine, la fameuse hormone du bonheur et de la « zénitude » synthétisée par l'intestin. Méprisé par une partie de la communauté scientifique pour ce travail sur un organe considéré comme « de second ordre », il a toutefois réussi à démontrer le lien entre ces « tripes » et l'esprit. Notons d'ailleurs que l'intérieur du labyrinthe intestinal s'appelle la « lumière intestinale ». Aussi, quand une réalité nous paraît implacable, une lumière « s'allume » dans notre cerveau qui a, lui aussi, l'aspect d'un labyrinthe !

L'intestin dans la symbolique chinoise : quand la « pense » commande la « panse »...

Il y a plus de 5 000 ans, les médecins chinois associaient, dans l'élément feu, l'intestin grêle et le cœur. Dans le cœur, il y a deux expressions différentes : le feu « lumière », symbole du système nerveux central et le feu « chaleur », symbole de l'expression du cœur. Dans la symbolique chinoise, le couple cœur-intestin grêle représente le désir et le choix. Le cœur (dans sa fonction « lumière » = système nerveux central) est une projection du désir de l'individu, son « désir d'être », contrôlant le choix que fera l'intestin grêle dans la reconnaissance du soi par la capacité de « faire sien », par l'assimilation, les substances étrangères. Le côlon et les poumons sont, quant à eux, associés à l'élément « métal ». Dans cette même symbolique, le couple poumon-gros intestin représente l'inspiration et l'organisation. Le gros intestin organise l'évacuation des selles, reflet des transformations métaboliques, en fonction de l'inspiration du poumon. C'est l'inspiration (la manière de conduire son action) qui permet l'organisation. **En médecine chinoise, le haut (la « pense ») commande le bas (la « panse »).**

Nous y voyons ainsi le symbole de l'échange nécessaire à la vie : le cerveau comme l'intestin, passe par une phase d'accueil, alternant avec une phase de rejet ou d'élimination.

En termes scientifiques, les échanges biochimiques connus, nécessaires à la vie, se nomment « métabolisme » : ils alternent ou mêlent des phases de construction (anabolisme) et de destruction (catabolisme). Ainsi, pour renaître, passer par la mort est une étape de recommencement.

Il est important de reconnaître nos maîtres. Père de la médecine moderne, Hippocrate disait : « que ta nourriture soit ton premier médicament ». La terre, le soleil et l'eau associés à quelques techniques de sélection ou d'hybridation ont longtemps suffi à nous fournir une nourriture adaptée à nos besoins. Depuis une soixantaine d'années, les avancées techniques issues de la mécanisation d'après-guerre et l'utilisation des insecticides et des pesticides ont changé le contenu de nos assiettes. Certes, nous sommes plus nombreux, mais est-il judicieux d'obliger notre intestin à s'adapter à des produits trop transformés, voire dénaturés ?

Certains médecins et chercheurs, tels que les docteurs Kousmine et Seignalet, ont mis en relation des maladies graves (surpoids, diabète, maladies cardiovasculaires, maladies auto-immunes touchant articulations, thyroïde, système nerveux central ou foie et maladies cancéreuses...) avec une nourriture « sans vitalité » (voir les « calories vides » p. 119), sans lien avec le milieu naturel, déstructurée puis recomposée (les bâtonnets de poissons par, exemple) (car les aliments nous nourrissent aussi de ce dont ils ont été nourris). L'agriculture est devenue politique. Bien des pays ont perdu leur autonomie agroalimentaire et les semences anciennes auxquelles notre intestin était habitué depuis des millénaires ont été mises sous contrôle économique. De nombreux produits sont cultivés hors sol et sans soleil, au goutte-à-goutte vitaminique, comme des grands malades !

De nouvelles pathologies, dites « maladies de civilisation », rares jusqu'au milieu du XXe siècle, sont aujourd'hui épidémiques : les maladies cardiovasculaires, le syndrome métabolique, les cancers, les multiples maladies auto-immunes touchant l'intestin, le cerveau, la thyroïde, le pancréas ou l'état général (fibromyalgie, fatigue chronique, etc.). Les méthodes de prévention semblent battues en brèche devant l'augmentation de la fréquence de ces maladies et l'abaissement de l'âge de leur survenue. Pourtant, la lutte contre le cancer est devenue une priorité d'ordre politique et nous avons vu l'émergence d'une industrie pharmaceutique imposante et florissante. Si le vieillissement de la population est le reflet de l'amélioration des conditions de vie, il ne se révèle pas pour autant une promesse de qualité de vie, en témoignent notamment ces assurances « dépendance » qui fleurissent dans toutes les politiques mutualistes.

Notre souci de médecins micronutritionnistes est d'établir les bases d'une réflexion productive sur notre « capital santé », de comprendre la notion de vitalité et ses enjeux, de la favoriser et de la protéger, de manière à profiter d'une vie ayant du sens pour chacun de nous.

Cet ouvrage est le fruit de notre réflexion de cliniciens et de plusieurs décennies de pratique. Instruit par un vieux sage praticien et maître en médecine chinoise, le Dr Louis Berthelot a intégré notamment l'idée qu'il faut aider une personne déprimée à éliminer son côlon, car encombré, il se « désorganise » comme peut le faire le poumon dans son inspiration. Le déséquilibre de ce couple poumon-gros intestin peut s'exprimer par la tristesse. De même que le déséquilibre du couple cœur/intestin grêle peut empêcher l'expression de la joie. En médecine chinoise, dans le cycle de génération ou de santé énergétique (cycle CHEN), le couple foie/vésicule biliaire nourrit le couple intestin grêle/cœur (comprenant le cerveau dans sa fonction lumière) qui nourrit l'immunité (la terre), elle-même nourrissant le couple poumon/gros intestin. Toute rupture de ce cycle de génération peut donner place à la naissance d'un cycle de destruction énergétique (cycle KO). La mise en place de ce cycle de destruction KO peut donc être responsable de l'agression du gros intestin par l'intestin grêle comme de l'agression du foie par le gros intestin. Ainsi, nous voyons déjà en médecine chinoise que l'étroite relation entre foie, intestin et cerveau est un fait avéré.

Par ailleurs, l'écoute de ses patients a conduit le Dr Jacqueline Warnet, gastro-entérologue, à ce questionnement récurrent : pourquoi les patients souffrant de troubles fonctionnels intestinaux – c'est-à-dire 70 % de ses patients – sont-ils « grognons » et/ou déprimés ?

Notre formation en nutrition, puis l'approche micronutritionnelle, nous ont ainsi permis de répondre à nos questionnements et de confronter nos intuitions aux constatations des grandes études nutritionnelles et aux résultats cliniques apportés par les dossiers de nos patients.

En effet, en reprenant ces dossiers sur plusieurs années, nous avons constaté que, sur les 351 questionnaires remplis par les personnes venues pour des troubles fonctionnels intestinaux, les moyennes des scores de troubles de l'humeur et du comportement (en moyenne : 10,2) étaient supérieures à ceux des troubles digestifs (7,4) ; les autres signes fonctionnels témoignant de troubles ostéo-articulaires (en moyenne 5), de troubles infectieux (en moyenne 3,3), des troubles cutanés (en moyenne 4,2) et des troubles circulatoires (en moyenne 4,3) étaient assez importants. Ces constatations vont de pair avec l'augmentation de parasites digestifs présents dans les selles, les examens biologiques montrant un terrain inflammatoire dans la moitié des cas et la mise en évidence de l'hyperperméabilité intestinale chez plus de 75 % des patients. Ces résultats sont cohérents avec la relation intestin-cerveau que nous souhaitons mettre en avant. Ils nous confortent ainsi dans l'idée que l'intestin est le génial artisan de notre santé.

L'intestin, génial artisan de notre santé

L'intestin se comporte en cerveau : la première place étant déjà occupée, la seconde lui revenait. Véritable champion par le nombre de neurones qu'il compte (plus de 100 millions, c'est-à-dire autant que la moelle épinière) et par sa capacité à élaborer vingt neuromédiateurs, il l'est encore davantage par la richesse de ses connexions pouvant envoyer neuf messages au cerveau qui lui en envoie un seul en retour. Il possède donc toutes les nuances possibles pour avertir le « chef » de son état physico-chimique, immunitaire et émotionnel.

Il est la base de notre « capital santé » et le premier pilier de la micronutrition. Carrefour de transformation alimentaire, il est le garant d'une assimilation de bonne qualité, d'une entente symbiotique avec nos précieuses alliées, les bactéries. Il apporte à nos cellules ce dont elles ont besoin pour croître, se multiplier et s'éliminer sans oxydation excessive. Enfin, il nous permet de privilégier notre identité (l'immunité intestinale que nous reverrons sous les noms de défense et de tolérance) pour nous renouveler en restant nous-mêmes en bonne entente avec les protéines étrangères qui vont nous restaurer ou en les éliminant si elles sont inutiles ou indésirables.

Tout dysfonctionnement de notre intestin contribue au déséquilibre de la santé, ce qui fait de lui le premier « maillon faible » incontournable à prendre en compte dans tous troubles fonctionnels quels qu'ils soient. S'il est mal nourri ou s'il dysfonctionne, nous nous éloignons de l'« équilibre santé ». Sa propre souffrance peut entraîner en cascade des perturbations fonctionnelles du corps, souvent invalidantes, comme les allergies, les migraines, les problèmes articulaires, etc. En fait, l'intestin est presque toujours le responsable silencieux et parfois caché de toutes ces affections.

Nous vous proposons donc de voyager ensemble dans son labyrinthe pour approcher les arcanes nécessaires à la vie. Pour ne pas nous perdre, nous utiliserons comme fil d'Ariane les précieux questionnaires (voir p. 44, 48, 69) révélant et évaluant les différentes plaintes de notre corps.

Quel est le rôle de l'intestin dans notre « équilibre santé » ?

Le système digestif : comment ça marche ?

Ce système comprend un tube digestif qui va de la bouche à l'anus et des glandes annexes (glandes salivaires, foie, vésicule biliaire, pancréas), alliées fonctionnelles indispensables. Son rôle est de transformer l'énergie alimentaire pour nourrir les cellules du corps, c'est-à-dire restaurer et entretenir leur vitalité, leur besoin de croissance et de multiplication ainsi que leur communication. En ce sens, le rôle du tube digestif est fondamental.

Le tube digestif reçoit et fait circuler les aliments de la bouche à la sortie (l'anus), les rend solubles, les transforme en aliments simples (sucres simples, acides gras, petits peptides et acides aminés...), assimilables pour aller de l'intestin dans les vaisseaux vers le foie s'ils ont été jugés bons pour le corps. Il brasse également tout cet ensemble pour qu'il chemine à bonne allure, c'est-à-dire l'allure adéquate pour optimiser le temps de contact avec les transformateurs biochimiques, enzymatiques, acidifiants ou neutralisants, pour favoriser une bonne absorption muqueuse, mais aussi pour contrecarrer tout développement microbien indésirable. Le tube digestif varie substantiellement d'une espèce animale à l'autre (par exemple, certains animaux ont des estomacs à plusieurs chambres). Synergie, coordination, propulsion, tolérance, distribution, élimination... : quand tout fonctionne, cette « machinerie » est silencieuse, indolore et agréable. L'intestin est alors en bonne santé et le corps a toutes les chances de l'être aussi.

L'un des rôles essentiels de l'appareil digestif, dévolu à l'intestin grêle, après la digestion est l'assimilation, qui se traduit par l'absorption ou le passage des nutriments dans la circulation sanguine et lymphatique. Cette assimilation nécessite un tri et une reconnaissance des nutriments par le système immunitaire intestinal qui reconnaît les aliments étrangers pour le corps et les laisse passer (c'est la tolérance intestinale) ou bien les rejette. Enfin, le côlon ou gros intestin finit la digestion essentiellement grâce à de nombreuses bactéries, réabsorbe de l'eau et ensuite élimine les éléments non assimilables, les selles.

L'appareil digestif possède également deux autres fonctions :
– la défense de l'organisme ;
– un rôle endocrinien.

Le trajet d'un sandwich dans le tube digestif

Pour votre déjeuner, vous avez acheté un sandwich (une demi-baguette de pain blanc) au poulet, nappé de mayonnaise au tournesol, garni d'une petite feuille de salade et d'une rondelle de tomate. Il est important de bien le mâcher en utilisant les deux côtés de la mâchoire. Le sandwich se trouve divisé en petits morceaux, que vous pouvez avaler une fois en bouillie. La **salive** a ainsi pu l'imprégner : c'est elle qui commence la digestion de l'amidon du pain avec des enzymes adéquates. En plus, elle a exercé une première action antibactérienne. Bien mâcher permet également aux fibres du goût de « prendre plaisir » à déguster ce sandwich. Le cerveau, bien prévenu, va réguler la quantité ingérée et donner, à partir d'une certaine quantité d'aliments mastiqués, la sensation de satiété. Le bol alimentaire (cette bouillie avalée) traverse l'**œsophage** qui l'accompagne avec des mouvements autonomes et coordonnés

Quel est le rôle de l'intestin dans notre « équilibre santé » ?

jusqu'à l'**estomac**. Si le sandwich est avalé « tout rond », sans être vraiment mâché, la descente dans l'œsophage peut être douloureuse, avec parfois une sensation de blocage angoissante. L'estomac peut également être embarrassé, car il doit transformer le bol alimentaire en liquide visqueux (chyme). Pour pouvoir assurer cette transformation, il utilise des mouvements de brassage avec des contractions rythmées, ainsi que des mouvements de reflux vers l'orifice d'entrée

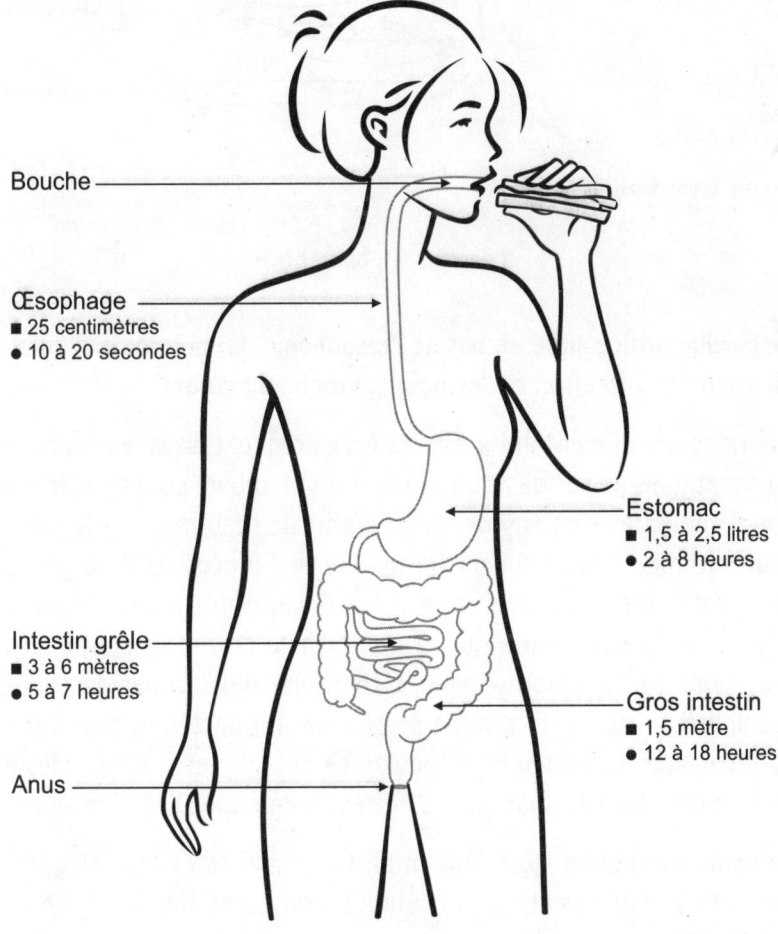

Bouche

Œsophage
■ 25 centimètres
● 10 à 20 secondes

Estomac
■ 1,5 à 2,5 litres
● 2 à 8 heures

Intestin grêle
■ 3 à 6 mètres
● 5 à 7 heures

Gros intestin
■ 1,5 mètre
● 12 à 18 heures

Anus

■ Longueur ou volume
● Temps de transit

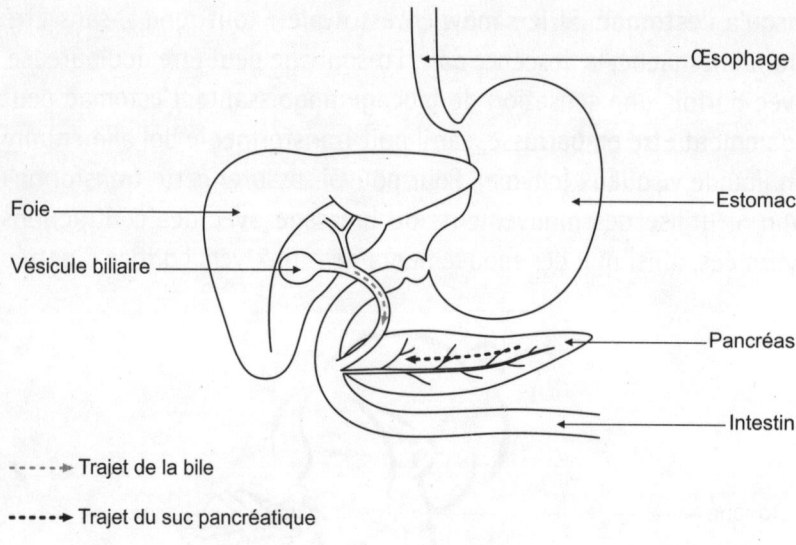

Le trajet des aliments

(le **cardia**, orifice situé en bas de l'œsophage, qui permet la communication entre celui-ci et l'estomac), proche du cœur.

Quand le bol alimentaire arrive dans l'estomac, toutes les capacités enzymatiques du suc gastrique sont mises en œuvre pour transformer le bol alimentaire en **chyme**. Celui-ci sort de l'estomac par le **pylore** à un rythme régulier suivant la qualité des processus de digestion (en premier les glucides, en dernier les aliments gras) et les capacités digestives du **duodénum** qui va accueillir le chyme et continuer la digestion. L'acide chlorhydrique, élaboré par des cellules gastriques spécialisées, assure un rôle de protection antibactérien puissant et va prédigérer les protéines du poulet, ce qui permet aux enzymes de continuer la transformation des protéines en molécules plus petites.

Le pain et le poulet sont déjà en partie transformés et les légumes préparés à ce qui les attend aux étapes ultérieures. Il faut attendre le **duodénum** pour que les graisses de la mayonnaise soient modifiées et rendues assimilables. Le **petit intestin** commence à la sortie du pylore : il comporte trois segments : le duodénum, le jéjunum et

Quel est le rôle de l'intestin dans notre « équilibre santé » ?

l'iléon. Le duodénum continue la digestion ; le **jéjunum** et l'**iléon** s'occupent de l'assimilation.

Au niveau du duodénum arrivent la bile nécessaire à la bonne digestion des graisses et les sécrétions pancréatiques qui complètent la digestion des glucides, lipides et protéines. La **bile** et les **sécrétions pancréatiques** vont rendre assimilables les corps gras, les protéines et les glucides. L'assimilation, c'est le passage des nutriments solubles au travers de la muqueuse, qui se fait tout au long du jéjunum et de l'iléon lorsque les nutriments sont à la bonne taille et bien tolérés par les cellules immunitaires intestinales. Les nutriments hydrosolubles assimilables sont les sucres simples issus des glucides (une bonne

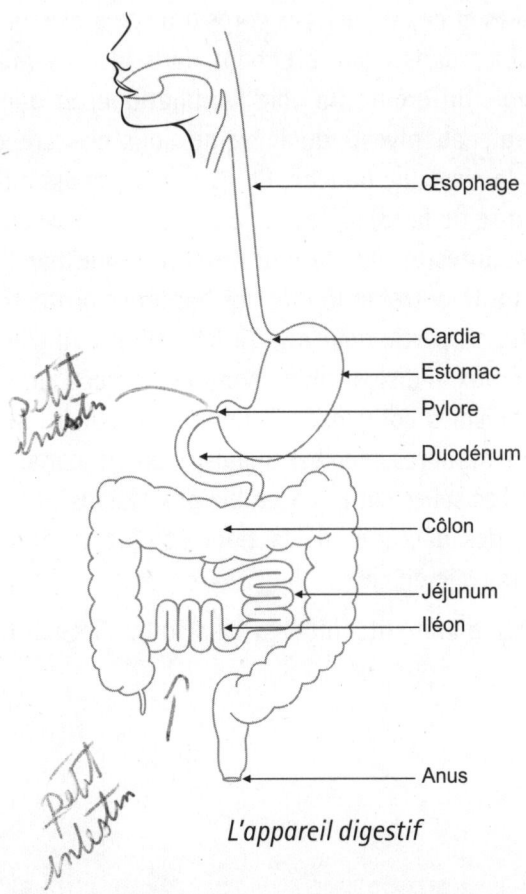

L'appareil digestif

23

partie du pain du sandwich), les acides aminés et les petits peptides (la fin de la digestion du poulet). Quant aux corps gras liposolubles (la mayonnaise et les graisses du poulet), ils sont rendus assimilables (les micelles) par un procédé astucieux de la chimie de l'intestin (l'émulsification), grâce à la bile. Tous ces nutriments hydrosolubles et les micelles (liposolubles) passent dans le sang au travers de la **muqueuse intestinale**. Les cellules intestinales distribuent ces nutriments selon qu'ils sont solubles dans l'eau (hydrosolubles) ou dans l'huile (liposolubles). Ceux qui sont hydrosolubles – pratiquement tous les constituants du sandwich à l'exception de la partie cellulosique de la salade et de la tomate – partent par voie sanguine et arrivent au **foie**, le grand régulateur (il fonctionne comme une usine qui gère entrées, transformations et sorties de matériaux de reconstruction des cellules et des tissus). Les corps gras de gros volume, qui ne sont pas solubles dans l'eau, prennent dans la sous-muqueuse intestinale une voie différente (la voie lymphatique) et gagnent la circulation générale au niveau de la veine sous-clavière gauche, c'est-à-dire sous la clavicule gauche. Ce qui n'est pas assimilé – par exemple, la cellulose de la salade et de la tomate – arrive au niveau du côlon (ou gros intestin). Ici, la digestion continue par l'activité de fermentation et de putréfaction de nos bactéries protectrices, en partie à leur profit, en partie pour nourrir les cellules du côlon. Puis, l'eau et les minéraux indispensables sont réabsorbés permettant, grâce à des mécanismes complexes, l'élimination par les selles des déchets (fèces ou matières fécales) expulsés par le canal anal au travers de l'anus. Les selles sont l'ensemble des résidus alimentaires non assimilables, des bactéries de la flore colique et des cellules ayant terminé leur cycle de vie.

Ainsi des 1 500 g d'aliments ingérés par jour, l'intestin rejette environ 100 g.

L'écosystème intestinal : l'approche micronutritionnelle

En micronutrition, nous regardons l'intestin comme un écosystème reposant sur un trépied fonctionnel : le microbiote intestinal (flore intestinale), la muqueuse intestinale et le système immunitaire intestinal qui agissent en synergie et en symbiose. Ce trépied fonctionnel assure la fin de la digestion, l'assimilation, la reconnaissance des nutriments et la création de notre « identité » (l'immunité intestinale que nous reverrons sous les noms de défense, tolérance) ainsi que l'élimination.

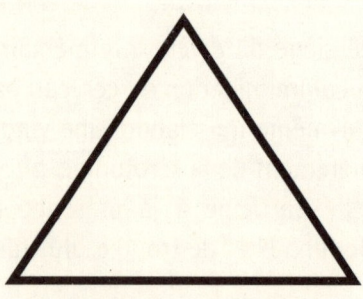

L'écosystème intestinal

Qu'est-ce que la micronutrition ?

Le début des années 1990 a marqué l'apparition d'une nouvelle approche nutritionnelle, confortée par des études scientifiques : la micronutrition. Elle s'intéresse à la fonctionnalité cellulaire qui dépend directement de l'apport alimentaire avec ses deux composantes : une composante énergétique (les macronutriments) associée à une composante non énergétique essentielle, déterminante et souvent sous-estimée (les micronutriments).

Elle a permis de porter un regard nouveau sur notre assiette et sur les aliments que nous consommons, en élaborant une stratégie « sur mesure », individuelle. Symptômes, poids, histoire personnelle... sont ainsi vus au prisme de la micronutrition, afin d'y apporter des solutions adaptées.

L'application des principes micronutritionnels passe par les constats suivants :

– nous sommes tous uniques : nous n'avons ni les mêmes besoins ni le même métabolisme ;

– en fonction de notre personnalité et de notre histoire, nous nous alimentons différemment ;

– un conseil en micronutrition doit prendre en compte l'état de santé de chaque individu ;

– une alimentation, même équilibrée et diversifiée, ne peut pas toujours apporter les micronutriments nécessaires en quantité optimale.

La micronutrition peut ainsi, selon les cas, jouer un rôle préventif ou curatif.

Pour en savoir plus, lire *Les Secrets de la micronutrition* du Dr B. Guérineau, Albin Michel, 2010.

Le microbiote (flore intestinale)

Le microbiote a de nombreux rôles :

– sa première fonction, à l'égard des cellules de la muqueuse intestinale, est d'« occuper le terrain ». En effet, tous les territoires cellulaires d'accueil sont occupés par une flore en bon état. Comme au jeu des chaises musicales, lorsqu'une bactérie, un virus ou un parasite se présente, si la place est occupée par une bactérie amie de la flore, l'intrus ne peut pas s'y mettre ; si la place est libre, il la prend ;

– il synthétise des molécules (bactériocines) qui sont de véritables tueuses des intrus. En outre, il sait fabriquer vite des peptides

adaptés à chaque intrus. La sécrétion de peptides antimicrobiens lui permet de participer aux défenses innées de l'intestin ;
– il stimule les macrophages (cellules infiltrant les tissus) ;
– il aide à fabriquer des vaisseaux ;
– il peut métaboliser les xénobiotiques (tout ce que vous avez ingéré et qui est étranger à votre organisme : médicaments tels que pilules, antibiotiques, anti-inflammatoires...) ;
– il peut activer la synthèse de certaines hormones, notamment sexuelles.

Nos 10 000 milliards de cellules ont besoin de ces bactéries pour rester en vie : nous leur offrons le gîte et le couvert, et elles nous le rendent bien ! De cette symbiose et de cette coopération dépendent notre vie et notre santé.

Origine et développement des bactéries
C'est au niveau de la sphère intestinale que vivent la plupart de ces germes.

In utero, le fœtus a un intestin stérile sans le moindre germe. Lors du passage de la naissance, le nouveau-né établit un contact avec la flore vaginale et des éléments de la flore digestive de sa mère. C'est dans ses deux premières années de vie que l'enfant constitue sa propre flore intestinale spécifique qui va permettre à son intestin de bien fonctionner. Nos bactéries trouvent dans notre tube digestif un milieu humide, riche en nutriments et donc idéal pour leur développement, et assurent de multiples activités bénéfiques pour elles et pour nous.

De quelles bactéries s'agit-il ?
L'ensemble des bactéries implantées dans notre intestin s'appelle le microbiote (flore intestinale). On estime qu'il y a plus de 500 espèces et 90 familles de bactéries. Un microbiote en bonne santé contient un échantillon représentatif et individuel de ces grandes familles spécifiques à l'espèce humaine. Cette spécificité se développe à

Quel est le rôle de l'intestin dans notre « équilibre santé » ?

partir de la naissance ; elle est différente d'un individu à l'autre (comme une carte ou des empreintes digitales, propres à chaque personne) et se met en place différemment en fonction de plusieurs facteurs : mode de naissance (naturelle ou par césarienne), allaitement maternel ou non, qualité de la diversification alimentaire, environnement géographique et conditions d'hygiène, vaccination trop précoce ou multiple...

Les différentes familles bactériennes ont pour mission de coexister sans laisser des souches potentiellement nocives se développer et nuire à leurs congénères et au bon fonctionnement intestinal.

Elles sont réparties ainsi : peu nombreuses dans l'estomac, très acide, et le duodénum, elles le sont de plus en plus dans l'intestin grêle et encore plus dans le côlon où elles finissent la digestion (voir p. 23).

La muqueuse intestinale

Deuxième élément du trépied (voir p. 26), la muqueuse intestinale est un tissu de revêtement extraordinairement bien développé. La surface de contact de la muqueuse avec le chyme est de 300 à 400 m² (environ deux terrains de tennis !) pour un intestin grêle de 3 à 5 m de long.

L'intestin est structuré ainsi : c'est un tube comprenant quatre couches successives, avec de dedans en dehors, la **muqueuse (en contact avec la lumière ou cavité digestive), la sous-muqueuse (tissu conjonctif support nutritif), la musculeuse (tissu musculaire, propulsant les aliments) et la séreuse (tissu conjonctif ayant un rôle de protection et de communication).**

La muqueuse de l'intestin grêle est la plus fine (4/100 mm) du tube digestif. Elle est recouverte par un abondant mucus faisant comme un film qui augmente le contact avec la flore intestinale et les nutriments digérés qui vont être absorbés.

À la muqueuse intestinale reviennent les fonctions de digestion, d'assimilation et de tolérance et une partie de la régulation de ces fonctions.

La muqueuse intestinale est en renouvellement constant : l'ensemble des cellules ou entérocytes se renouvelle en trois semaines. Les cellules muqueuses sont jointives comme une palissade reliées les unes aux autres par des fibres conjonctives complexes ou jonctions serrées. L'absorption des nutriments se fait au travers des cellules ou bien entre les cellules au travers de ces jonctions. Quand ces jonctions sont endommagées, elles se disjoignent et laissent passer dans le sang des molécules plus grosses, indésirables, toxiques (les molécules « buissonnières », voir p. 221). C'est le mécanisme principal de l'hyperperméabilité intestinale (voir p. 68). Pour assurer toutes les fonctions cellulaires, des carburants sont nécessaires : des acides gras essentiels qui constituent la membrane cellulaire, des protéines pour le renouvellement cellulaire (glutamine, arginine, vitamines, minéraux...) et des molécules antioxydantes pour la protection cellulaire. L'ensemble de ces nutriments entretient la vitalité et le bon fonctionnement de cette muqueuse.

Le système immunitaire intestinal

Le système immunitaire constitue un ensemble coordonné d'éléments de reconnaissance et de défense qui différencie le « soi » du « non-soi ». Ce qui est reconnu comme « non-soi », tel que les virus, les bactéries, les parasites, certaines particules ou molécules « étrangères » est détruit. Le tube digestif est la plus grande surface du corps exposée à l'environnement.

Pour pouvoir reconstruire notre corps à l'identique, le système immunitaire intestinal exerce deux fonctions essentielles et en apparence contradictoires. La première fonction du système immunitaire intestinal est la fabrication d'anticorps qui débute lorsque notre tube digestif est en contact avec des bactéries, virus ou parasites dangereux. La seconde concerne, au contraire, le blocage de la quasi-totalité des réactions immunitaires envers les protéines alimentaires, phénomène essentiel pour la nutrition. Il empêche ainsi les réactions immunitaires de se produire vis-à-vis des aliments. Il s'agit de la « tolérance orale » (tolérance aux aliments). Ces deux fonctions nous permettent d'assimiler ce qui est nécessaire pour nourrir toutes les cellules de notre corps en tolérant les aliments et les cellules du microbiote (et donc de refaire du « soi ») mais aussi de nous défendre contre tout inconnu susceptible de nous « parasiter » pour vivre à nos dépens et/ou nous intoxiquer (rejet du « non-soi »).

La construction du système immunitaire intestinal
Nous acquérons notre identité et notre autonomie immunitaires à travers notre filiation (hérédité génétique et affective) et notre adaptation à notre environnement qui comprend, entre autres, l'ingestion des aliments nécessaires pour grandir et se développer en santé. Le bébé grandit en assimilant ce qui lui permet de se construire et en rejetant ce qui ne lui convient pas. Son terrain immunitaire l'aide à se construire en tant que personne unique. La tâche est complexe : il s'agit de reconnaître ce qui vient en contact avec l'intestin et d'allier des mécanismes de défense pour rejeter ce qui est inassimilable ou nocif et des mécanismes de tolérance pour laisser entrer dans le corps par l'intestin des nutriments étrangers. Cela revient à laisser passer du « non-soi » pour en faire du « soi ». Nous sommes bien dans un mécanisme identitaire.

Les débuts de la vie sont précieux pour le système immunitaire directement lié à la flore intestinale. En effet, pendant la gestation, le système immunitaire général se façonne par la reconnaissance de l'identité maternelle qui doit, elle la première, « tolérer » ce nouvel hôte et s'y adapter sans le rejeter. De fait, l'immunité maternelle change pendant la grossesse. Le fœtus « apprend » lui

Les secrets de l'intestin

aussi l'identité de sa mère ; il la reconnaît sans la rejeter. Pendant ce temps de gestation, le système immunitaire intestinal du bébé n'est pas fonctionnel ; il est inactif jusqu'à la naissance. Ensuite, dès la naissance, son terrain immunitaire s'active et lui permet de se construire en tant que personne à exemplaire unique.

• *Une immunité différente selon le mode d'accouchement*

Lorsque le bébé naît par voie naturelle, l'activation de l'immunité commence au contact de la flore vaginale et intestinale de la mère. L'enfant développe sa propre flore à partir de ce contact et, ensuite, à chaque relation avec le lait maternel qui lui fournit nutriments et facteurs immuns. La qualité de l'alimentation et de l'immunité de la mère, notamment au niveau de sa flore digestive, est très importante pour le bébé. La flore intestinale qui se développe et le lait maternel activent le système immunitaire intestinal et le rendent fonctionnel. Cette maturation se développe au fur et à mesure que le bébé accueille et développe ses hôtes (les bactéries qui ne provoquent pas de maladies) : il les reconnaît comme bénéfiques et les tolère. Ces bactéries vont l'aider à développer ses cellules et ses facteurs immunitaires.

Quand le bébé naît par césarienne ou n'est pas nourri au lait maternel, sa flore intestinale s'en trouve différente. Une aide probiotique (voir p. 153) nous semble alors bénéfique. On choisira un probiotique avec des souches dont le rôle est d'optimiser et d'équilibrer la fonction de défense du nouveau-né inactive pendant la grossesse.

• *La diversification de l'alimentation de l'enfant*

Lorsque l'alimentation devient diversifiée, l'introduction de protéines étrangères (lait maternisé, lait d'une autre origine, aliments...) confronte l'intestin à la reconnaissance du « non-soi », représentant des futures parties de lui-même (le « soi »). Cela l'amène ensuite à tolérer leur passage au travers de la barrière intestinale pour en faire du « soi » ou à les rejeter soit d'emblée soit dans un second temps :

– soit par irritation de la muqueuse et production de mucus et de cellules : ces protéines étrangères seront éliminées sous forme de diarrhées (on parle de toxi-infection alimentaire) ;
– soit en utilisant un mécanisme de type allergique, avec rejet immédiat si c'est possible (comme les intoxications histaminiques après l'absorption de certains aliments, voir p. 213), ou en apprenant à les reconnaître comme des antigènes à rejeter et en développant des anticorps spécifiques (intolérance alimentaire aux lactés, par exemple). Ce mécanisme immun de production d'anticorps par une immunoglobuline est progressif et se manifeste en reconnaissant à chaque fois l'antigène. Il augmente jusqu'à donner des signes d'intolérance : ballonnements, diarrhées, douleurs abdominales, etc.

Ensuite, ces mêmes mécanismes de défense et de tolérance s'appliquent aux microbes étrangers ou aux virus : le nourrisson et le jeune enfant développent leurs capacités de reconnaissance et de protection jusqu'à l'âge de trois ans où le système immunitaire est mature. Toute tentative d'installation virale, parasitaire, microbienne ou toxique va être « traitée » par l'immunité digestive.

• *Faut-il faire vacciner un enfant avant l'âge de trois ans ?*
Pendant cette période de développement du terrain immunitaire, que se passe-t-il en cas de vaccination ? Selon le dogme pasteurien, admis dans nos contrées, il semble obligatoire de vacciner contre la diphtérie, le tétanos et la poliomyélite. En France, l'obligation légale, avant l'entrée de l'enfant en collectivité, est d'effectuer le DT Polio. Ce vaccin met en contact le tout jeune enfant avec un virus vivant atténué pour la polio et des toxines atténuées pour la diphtérie et le tétanos. (Depuis 2004, la vaccination contre la tuberculose n'est plus obligatoire pour l'ensemble des enfants.)

Est-ce opportun de vacciner un enfant en bas âge, à cette période de la vie où le système immunitaire en pleine maturation a fort à faire ? Par ailleurs, pour que le vaccin « prenne », on utilise la voie sous-cutanée, qui court-circuite les défenses intestinales en construction et demande aux défenses générales de se mobiliser pour forcer l'immunité à faire des anticorps contre les éléments du vaccin (toxines et virus). Dans les pays occidentaux, il y a une grande probabilité de ne jamais contracter les maladies en question. En outre, il existe des épidémies après vaccinations. Et est-ce raisonnable de faire sauter la barrière d'espèce en injectant dans un corps humain des particules venant d'autres espèces animales sans que l'intestin ait pu, en premier, se mettre en contact avec la particule bactérienne ou virale, comme cela se passe pour toutes les bactéries ou virus avec lesquels l'intestin rentre en contact à longueur d'année ? Rappelons qu'un microbiote en bonne santé s'associe à la muqueuse intestinale pour élaborer une immunité de qualité, pour l'enfant ou l'adulte, qui l'immunisera contre la maladie éventuellement contractée de manière définitive et sans complications vaccinales.

Les trois vaccins dits « obligatoires »

Les vaccins contre la diphtérie et le tétanos n'immunisent pas contre la maladie ; ils sont supposés en diminuer la gravité. La diphtérie a disparu de nos pays occidentaux.

Le tétanos touche essentiellement les sujets âgés. Le vaccin n'est pas anodin (complications neurologiques, rénales ou chocs anaphylactiques possibles) et ne se justifie pas tant que l'enfant ne marche pas. La prévention du tétanos consiste à laver et désinfecter les plaies cutanées qui ont été en contact avec de la terre (jardiniers, agriculteurs, etc.).

La poliomyélite a disparu en Europe et dans les Amériques (déclaration de l'OMS en 2002). Les virus des vaccins sont de deux sortes : dans le vaccin Sabin, un virus vivant, atténué, est absorbé oralement, imitant la contamination par la maladie ; il est ensuite éliminé dans les selles et peut ainsi se diffuser à l'entourage (ce qui augmente l'efficacité des campagnes de vaccination). Ce virus vivant peut se réactiver dans les selles et donner lieu à de petites épidémies de poliomyélite. Le second vaccin, Salk, est inactivé ; il est composé de virus tués et est administré par injection. La disparition de cette maladie ne justifierait pas de vaccination dans nos pays. Le vaccin injectable est indiqué pour les personnes se rendant en pays d'endémie (par exemple, Inde, Pakistan, Niger, Nigeria).

Il faut prendre en compte cinq facteurs pour déterminer l'utilité, ou non, de la vaccination (d'après le Groupe médical suisse de réflexion sur les vaccins).

1. Si le vaccin est utile lorsqu'il protège d'une maladie grave, alors qu'il n'a pas à protéger d'une maladie bénigne (par exemple, la varicelle).

2. Si la maladie n'est pas fréquente dans la population à vacciner, la vaccination est discutable. La plupart des maladies faisant l'objet d'un vaccin ont disparu en Europe.

3. Lorsque la maladie est facile à diagnostiquer et à traiter (par exemple, la tuberculose), la vaccination est discutable.

4. Son efficacité reste à prouver : d'une part, il n'y a pas d'études comparatives entre des populations vaccinées et non vaccinées ; d'autre part, le rôle des vaccins est difficile à prouver dans la décroissance des maladies infectieuses qui est plus en rapport avec les progrès d'hygiène, cette décroissance ayant commencé bien avant l'arrivée des vaccins ; par ailleurs, on a constaté que de nombreux enfants vaccinés sont atteints de la maladie ciblée par le vaccin.

5. S'il n'a pas d'effets secondaires invalidant l'état de santé : c'est ce qu'on appelle « l'innocuité ». Les effets secondaires sont évalués par la famille, le médecin et les études officielles. Ces dernières sont réalisées par les laboratoires fabriquant les vaccins et publiées avec leur accord. Ces études analysent les effets secondaires survenus seulement sur quelques jours alors qu'elles devraient inclure un suivi sur plusieurs dizaines d'années. En effet, chacun de nous réagit très différemment aux infections et aux vaccinations.

Pour le nourrisson dont le système immunitaire, en train de se constituer, est fragile, il nous paraît donc préférable de retarder les vaccinations pour attendre une meilleure maturation du système immunitaire. En France, l'obligation vaccinale prive les parents du pouvoir de décider comment protéger leurs enfants. En outre, il est difficile d'obtenir une vaccination unique et adaptée pour le nourrisson, car des souches vaccinales multiples ont été commercialisées incluant aussi des souches non obligatoires (méningite, coqueluche, oreillons, rougeole, *Haemophilus influenzae B*, hépatite B).

Par ailleurs, pour que l'organisme réagisse au vaccin injecté, des additifs sont intégrés à la particule vaccinale : des produits de conservation, des stimulants de la réaction immunitaire. De l'aluminium est ajouté comme « stimulant » de l'immunité (diphtérie, tétanos, coqueluche, polio, hépatite B et A, Gardasil, H1N1) avec les risques sérieux potentiels de cet ajout (sclérose en plaques et myofasciite à macrophages). Des sels de mercure (thimérosal) sont utilisés comme stabilisants, alors que ses potentiels effets toxiques sur le système nerveux et les reins sont connus. En outre, un lien a été établi entre les survenues de multiples cas d'autisme et la présence de thimérosal dans le vaccin contre la rougeole, générateur d'hyperperméabilité intestinale avec le passage de dérivés opioïdes de la caséine et du gluten dans le sang et vers le cerveau. Par ailleurs, le formaldéhyde utilisé dans certains vaccins pourrait expliquer certaines allergies.

S'il existe le moindre doute sur les capacités du nourrisson à bien tolérer le vaccin, des examens spécialisés sont possibles : dosage des lymphocytes T4 et T8 et des NK *(natural killer)*, et pour analyser le plus précisément son immunité personnelle, un typage HLA. Certains nouveau-nés ne sont pas aptes à supporter le vaccin.

Nous espérons qu'un jour l'obligation vaccinale sera réellement du ressort de l'autorité des parents éclairés et guidés par une information réellement impartiale. Selon nous, l'efficacité des vaccins, de même que leur innocuité, n'ont jamais été établies de façon certaine et objective. La parole des parents n'est souvent pas écoutée et l'information transmise aux médecins, généralement issue des laboratoires fabriquant les vaccins.

Le foie, partenaire essentiel de l'intestin

Associé et partenaire essentiel de cet écosystème intestinal, le foie, organe métabolique fondamental, est le plus gros viscère de l'organisme. Il pèse environ 1,5 kg. C'est l'organe qui effectue le plus grand nombre de transformations chimiques.

Le foie a pour rôle majeur de recevoir et de traiter en permanence le sang, et en particulier celui provenant du tube digestif, afin de l'adapter aux besoins des autres organes. Pour cela, comme tout autre organe, il dispose d'une artère, l'artère hépatique (qui y entre) et de veines hépatiques (qui en sortent). Mais, de façon unique dans l'organisme, le foie dispose également d'une veine qui le pénètre (issue de l'intestin) : la veine porte. Cette veine a une relation directe et privilégiée avec le tube digestif et ramène le sang du tube digestif, riche en nutriments. Ainsi, pour arriver au foie depuis l'intestin, les substances peuvent emprunter deux voies : la voie en relation directe avec l'intestin (veine porte : 80 % des entrées) ou la voie indirecte (artère hépatique : 20 % des entrées).

Les substances passant par la voie portale suivent un circuit en boucle que l'on appelle le « cycle entéro-hépatique » ou « entéro-porto-hépatique », véritable cycle de recyclage des acides biliaires. Quant aux substances passant en dehors de ce circuit, elles sont déversées dans la grande circulation avant d'arriver au foie par l'artère hépatique. Le foie possède deux sorties : les veines sus-hépatiques qui se jettent dans la veine cave inférieure et la sécrétion biliaire.

Quelles sont les principales fonctions hépatiques ?

Le foie assure de nombreuses fonctions comme :

- l'ensemble des processus de transformation des principaux nutriments (glucides, lipides, protéines) dans l'organisme après leur assimilation digestive ;
- la synthèse et le stockage de glycogène, de graisses, de fer, de vitamines liposolubles (A, D, E, K), hydrosolubles (B12), de minéraux (fer, cuivre) ;
- la synthèse de protéines plasmatiques nécessaires à l'inflammation, à la coagulation sanguine et au transport des hormones thyroïdiennes et au cholestérol ;
- l'élimination des globules rouges ;
- l'activation de la vitamine D en partenariat avec le rein et la peau ;
- la sécrétion des acides biliaires ;
- l'autorégulation ou l'homéostasie du cholestérol ;
- la détoxication des déchets, des médicaments, des hormones et autres composés organiques.

Il s'agit de fonctions de synthèse, de réserve, de sécrétion, d'autorégulation, d'élimination, immunitaires et endocriniennes.

Notons que le dysfonctionnement de l'autorégulation du cholestérol et de la détoxication hépatique peuvent à eux seuls être l'initiateur de déficiences avec les troubles fonctionnels associés (frilosité, ongles cassants, difficultés ou retards à la cicatrisation, haleine acétonémique ou ammoniacale, digestion lente, difficultés d'assimilation des lipides, hémorroïdes, etc.).

La sécrétion biliaire et le cycle entéro-hépatique

Le flux biliaire est généré sous forme d'acides biliaires formés dans le foie à partir du cholestérol. Ensuite, la bile est stockée dans la vésicule biliaire où elle sera libérée, c'est l'**effet cholagogue**.

Les substances qui favorisent la libération de la bile à partir de la vésicule biliaire sont dites « substances cholagogues ». Une fois arrivés dans l'intestin grêle, les acides biliaires présents dans la bile sont transformés par les bactéries intestinales en acides biliaires secondaires. Une partie de ces acides biliaires est réabsorbée pour revenir au foie par la veine porte : ce circuit en boucle s'appelle « le cycle entéro-hépatique ». Ce cycle permet l'adaptation de la production d'acides biliaires (qui n'est que de 2 à 4 g/jour) aux besoins fonctionnels de tout l'organisme (30 g/jour). Ainsi, ce cycle a lieu entre six à dix fois en 24 heures afin de pouvoir adapter les importants besoins fonctionnels à la faible production journalière. Une autre partie des acides biliaires, contenant une certaine quantité de cholestérol, est éliminée dans les selles.

Ces acides biliaires interviennent dans la digestion des graisses en permettant l'intervention des enzymes pancréatiques. La présence et la collaboration des sels biliaires est indispensable pour la digestion des graisses, donc pour l'activité des enzymes pancréatiques.

Ces acides biliaires assurent une autre fonction essentielle qui est la régulation du cholestérol.

L'autorégulation du cholestérol

La concentration en acides biliaires à l'intérieur des cellules hépatiques détermine l'activation ou la freination de la transformation du cholestérol en acides biliaires. Donc, la quantité d'acides biliaires produite dépend directement de la quantité de cholestérol total en amont, sachant que le cholestérol total est produit pour les deux tiers par les cellules hépatiques elles-mêmes et, pour un tiers, est d'origine alimentaire.

Ainsi, le foie est le principal producteur du cholestérol (deux tiers) et de sa dégradation via la formation des acides biliaires. C'est le seul organe permettant l'élimination du cholestérol.

Le foie joue un rôle très important dans cette autorégulation puisqu'il contrôle le processus d'équilibre entre la synthèse, le transport et l'élimination du cholestérol après transformation.

Par l'intermédiaire de la sécrétion biliaire, le foie assure l'élimination de métabolites endogènes ou exogènes, potentiellement toxiques pour l'organisme, par la fonction de filtration.

La détoxification hépatique
Le foie est une véritable usine métabolique de traitement de tous les déchets du corps. Il nettoie notre corps en assurant l'élimination des toxines endogènes (produits de dégradation de notre métabolisme) et exogènes (provenant de notre environnement comme alcool, tabac, toxiques). L'ensemble de ces molécules xénobiotiques (c'est-à-dire les substances étrangères) est produit par notre organisme pour une petite partie, mais fourni pour une grande part par les médicaments (la pilule, par exemple), les excitants (café, tabac, alcool), les additifs ou les polluants alimentaires (voir p. 118).

La plupart de ces molécules étrangères sont lipophiles, c'est-à-dire solubles dans une graisse et non dans l'eau. C'est pourquoi elles sont stockées si elles ne sont pas transformées dans le tissu graisseux. Aussi pour que ces molécules soient éliminées, elles doivent passer par le foie pour être traitées et converties en composés solubles qui seront évacués soit par la bile soit par l'urine.

Les molécules xénobiotiques (hydrophobes) sont soit captées par les adipocytes et stockées sur place, soit captées par les cellules du foie (hépatocytes) où elles sont traitées en vue de leur élimination. La détoxication hépatique des molécules xénobiotiques se fait en deux phases. La première aboutit à une molécule intermédiaire active et la seconde la rend soluble afin qu'elle soit éliminée par la bile ou par les urines. La première phase passe par des enzymes particulières, les cytochromes, dont le fonctionnement est influencé par l'environnement. Par exemple, certaines molécules émises par le tabac ont la capacité d'augmenter l'activité de certains cytochromes. Les molécules issues de la phase 1 vont être transformées en dérivés conjugués pour être éliminés par la bile ou par les urines (phase 2). Ces mécanismes de conjugaison sont souvent défaillants.

Le soutien micronutritionnel et phytothérapeutique portera sur ces deux mécanismes. C'est l'une de nos préoccupations. En effet, si l'on augmente trop le fonctionnement des enzymes de phase 1 sans optimiser la phase 2, il peut y avoir un engorgement du foie, point de départ de certaines pathologies (maladies du foie, cancer, par exemple).

Notre foie est un élément clé au carrefour de nos métabolismes. Il traite et distribue l'information nutritionnelle productrice essentielle de l'énergie dont notre corps a besoin, puis il doit éliminer tous les produits de dégradation issus de notre propre métabolisme ainsi que les substances étrangères, les xénobiotiques. C'est dire l'importance qu'il revêt pour notre santé par ses différentes fonctions, mais surtout grâce à la collaboration synergique qu'il entretient avec le tube digestif.

Malgré ces grandes capacités de régénération, c'est un organe fragile dont le rendement est souvent altéré par de multiples facteurs bien avant que les marqueurs biologiques ne s'expriment.

Ces fonctions métaboliques essentielles à notre santé dépendent de notre aptitude à traiter, neutraliser et évacuer ces différentes substances étrangères. Sans oublier que nous possédons tous un patrimoine génétique qui nous est propre et que nous n'aurons donc pas les mêmes facultés à nous adapter à l'environnement.

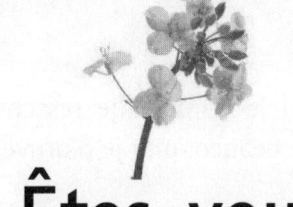

Êtes-vous en bonne santé ?

Afin de répondre à cette question, nous vous proposons de remplir deux questionnaires mis au point par l'Institut européen de diététique et micronutrition (IEDM, voir les coordonnées p. 306) :

– le questionnaire de **Dépistage de déficience micronutritionnelle** (DDM) ;
– le questionnaire **Dopamine Noradrénaline Sérotonine** (DNS).
Ces autoquestionnaires sont des outils qui permettent notamment de recueillir vos éventuelles perturbations fonctionnelles de façon bien plus large que le motif qui peut vous amener à consulter. Ces troubles fonctionnels sont eux-mêmes l'expression symptomatique de problèmes au sein de votre organisme. Ces symptômes ne sont pas à proprement parler des maladies, mais ils peuvent déjà révéler de potentiels troubles de votre « équilibre santé ».

Vos réponses aux DDM et DNS représentent votre appréciation subjective aux différentes questions et sont évaluées par un score de 0 à 3. Pour répondre à ces questionnaires, utilisez la cotation suivante :

Si la réponse est « non » (je ne ressens jamais ce symptôme), cochez 0.

Si la réponse est « un peu » (je ressens de temps en temps ce symptôme, mais il est peu gênant), cochez 1.

Si la réponse est « souvent » (je ressens ce symptôme de manière répétée, il est assez gênant et je souhaiterais m'en débarrasser), cochez 2.

Si la réponse est « tout le temps » (je ressens ce symptôme en permanence, il me gêne beaucoup et je n'arrive pas à m'en débarrasser), cochez 3.

Le questionnaire de dépistage de déficience micronutritionnelle (DDM)

Chaque partie du questionnaire permet de déceler des troubles de nature différente : la partie A dépiste les troubles de l'humeur et la fatigue ; la B, les troubles digestifs, etc. C'est un véritable « scanner fonctionnel » qui aide à la prise en charge globale de votre état de santé. Il permet de détecter des plaintes non évoquées, et, en reliant les différents signes entre eux, d'étudier l'influence de votre alimentation sur le fonctionnement de votre organisme.

Des déséquilibres alimentaires, sources de déficiences ou d'excès en micronutriments, peuvent entraîner une altération de vos fonctions. Si ces dysfonctionnements perdurent pendant des années, ils risquent de vous faire passer du stade de bien portant apparent à l'état de malade. Il existe donc entre bonne santé et maladie, un état intermédiaire dans lequel la recherche d'éventuels troubles fonctionnels prend toute son importance.

Dépistage de déficience micronutritionnelle (DDM)

(c) IEDM, Institut européen de diététique et micronutrition

A – FATIGUE ET TROUBLES DE L'HUMEUR

Je me sens fatigué(e).	0 - 1 - 2 - 3
J'ai des difficultés à me motiver.	0 - 1 - 2 - 3

J'ai des problèmes de sommeil.	0 - 1 - 2 - 3
J'ai des difficultés de concentration.	0 - 1 - 2 - 3
J'ai des difficultés de mémoire.	0 - 1 - 2 - 3
Je me sens anxieux(se).	0 - 1 - 2 - 3
Je me sens angoissé(e). Je me sens déprimé(e).	0 - 1 - 2 - 3

TOTAL SCORE A = .../21

B – TROUBLES DIGESTIFS

Je ressens des brûlures à l'estomac.	0 - 1 - 2 - 3
J'ai des reflux acides.	0 - 1 - 2 - 3
Je ressens des nausées.	0 - 1 - 2 - 3
J'ai des diarrhées.	0 - 1 - 2 - 3
Je suis constipé(e).	0 - 1 - 2 - 3
J'alterne diarrhée et constipation.	0 - 1 - 2 - 3
J'ai des ballonnements après le repas.	0 - 1 - 2 - 3
J'ai des crises de colite.	0 - 1 - 2 - 3

TOTAL SCORE B = .../24

C – TROUBLES OSTÉO-ARTICULAIRES ET DÉGÉNÉRATIFS

Je ressens des douleurs du dos et/ou du cou.	0 - 1 - 2 - 3
Je souffre des articulations des membres.	0 - 1 - 2 - 3
J'ai mal dans les muscles et/ou les tendons.	0 - 1 - 2 - 3
Quand je fais du sport, je me blesse facilement.	0 - 1 - 2 - 3
J'ai une maladie rhumatismale.	0 - 1 - 2 - 3
Je souffre des yeux (cataracte, yeux secs, etc.)	0 - 1 - 2 - 3

TOTAL SCORE C = .../18

D – TROUBLES INFECTIEUX

J'ai des infections ORL (maux de gorge, angine, rhume, sinusite, otite...).	0 - 1 - 2 - 3
J'ai des infections bronchiques ou pulmonaires.	0 - 1 - 2 - 3
J'ai des infections urinaires.	0 - 1 - 2 - 3

J'ai des infections génitales.   0 - 1 - 2 - 3
J'ai des infections digestives.   0 - 1 - 2 - 3
J'ai des infections cutanées.   0 - 1 - 2 - 3
                            TOTAL SCORE D = .../18

E – TROUBLES CUTANÉS

J'ai la peau sèche.   0 - 1 - 2 - 3
Je fais régulièrement de l'eczéma.   0 - 1 - 2 - 3
Je fais de l'acné.   0 - 1 - 2 - 3
J'ai souvent de l'herpès du visage.   0 - 1 - 2 - 3
Mes cheveux sont ternes, cassants et/ou fragiles.   0 - 1 - 2 - 3
Mes ongles sont cassants et/ou se dédoublent.   0 - 1 - 2 - 3
                                      TOTAL SCORE E = .../18

F – TROUBLES CIRCULATOIRES

J'ai les jambes lourdes.   0 - 1 - 2 - 3
Je gonfle des extrémités (œdème).   0 - 1 - 2 - 3
J'ai les extrémités froides.   0 - 1 - 2 - 3
J'ai des fourmillements aux extrémités. 0 - 1 - 2 - 3
J'ai des troubles avant les règles   0 - 1 - 2 - 3
   (seins tendus, douleurs, fatigue, déprime).
                              TOTAL SCORE F = .../15

G – JE CONSOMME RÉGULIÈREMENT...

Du tabac
De 1 à 4 cigarettes par jour = 1
De 5 à 15 cigarettes par jour = 2
Plus de 15 cigarettes par jour = 3

De l'alcool
Plus de 3 verres et moins de 75 cl de vin par jour = 1
Entre 75 et 150 cl par jour = 2
Plus de 150 cl par jour = 3

Un médicament
Régulièrement = 2
Tous les jours = 3

J'UTILISE...

Un contraceptif

Oral (pilule) = 3

Stérilet = 3

Je suis donneur de sang = 3

TOTAL SCORE G = .../15

SCORE GÉNÉRAL = .../129

Le score G apporte des informations sur le travail que devra effectuer le foie pour métaboliser certaines substances étrangères (médicaments, pilule, tabac, etc.) et les éliminer.

En outre, les renseignements complémentaires (non publiés dans cet ouvrage) recueillis par le DDM, dont le poids et la taille, nous permettent le calcul de l'IMC (p. 271) et la quantité d'activité physique hebdomadaire.

• *Les résultats*

Peut-être avez-vous (re)découvert des symptômes que vous aviez banalisés, minimisés, voire occultés.

Score total de 0 à 15 points : risque de déficit micronutritionnel mineur.

Score total de 15 à 25 points : risque de déficit micronutritionnel moyen.

Score total de 25 à 35 points : risque de déficit micronutritionnel fort.

Ce score total, qu'il s'accompagne ou non d'un score B (troubles digestifs) positif, évoque une forte probabilité d'hyperperméabilité intestinale.

Score total de plus de 35 points : risque de déficit micronutritionnel très fort.

Vous présentez des problèmes digestifs importants.

Lorsque nous parlons de problèmes digestifs, nous englobons toutes les manifestations du tube digestif des plus banales aux plus complexes. En revanche, dans l'analyse des déficits fonctionnels, nous tiendrons compte de leur importance et de leur intensité.

Le questionnaire Dopamine Noradrénaline Sérotonine (DNS)

Le DNS est un questionnaire fonctionnel de l'humeur. Lorsqu'un neurotransmetteur commence à être déficient, certains symptômes apparaissent. Ce sont ces symptômes qui ont permis de construire ce questionnaire. Dopamine (D), noradrénaline (N) sérotonine (S) sont les trois neuromédiateurs principaux de l'activité cérébrale pour nos humeurs, émotions et pensées et notre comportement.

Si la réponse est « non », cochez 0 ; un peu, cochez 1 ; souvent, 2 ; et tout le temps, 3.

Dopamine Noradrénaline Sérotonine (DNS)

(c) IEDM, Institut européen de diététique et micronutrition

Dopamine

Je me sens moins motivé(e).	0 - 1 - 2 - 3
Je porte moins d'intérêt à mes occupations.	0 - 1 - 2 - 3
J'ai tendance à me replier sur moi-même.	0 - 1 - 2 - 3
Je suis moins attiré(e) par mes *hobbies*.	0 - 1 - 2 - 3
Je recherche moins le contact avec mes amis.	0 - 1 - 2 - 3
J'ai des problèmes de concentration.	0 - 1 - 2 - 3
Je me sens l'esprit moins créatif.	0 - 1 - 2 - 3
J'ai des difficultés à faire de nouveaux projets.	0 - 1 - 2 - 3
Mon sommeil est agité, ne me repose pas et ne me satisfait pas.	0 - 1 - 2 - 3
Je me sens fatigué(e).	0 - 1 - 2 - 3

DPM

A Fatigue et troubles de l'humeur
1 2 3 1 1 2 1   11/21 ✓

B Troubles digestifs
1 - 3 - 1 - 2 - 1 - 1 - 2 - 0   11/24 ✓

C Troubles ostéo-articulaire
2 - 2 - 1 - 1 - 0 - 3   9/18 ✓

D Troubles infectieux
3 - 1 - 0 - 0 - 0 1   5/18 ✓

E Troubles cutanés
3 - 0 - 0 - 0 - 0 - 3   6/18 ✓

F Troubles circulatoires
3 - 0 - 1 - 0 - 1   6/15

G Consomme
0 - 1 - 3
S'enhibe 3   4/15   55/129
Problèmes digestifs
important.

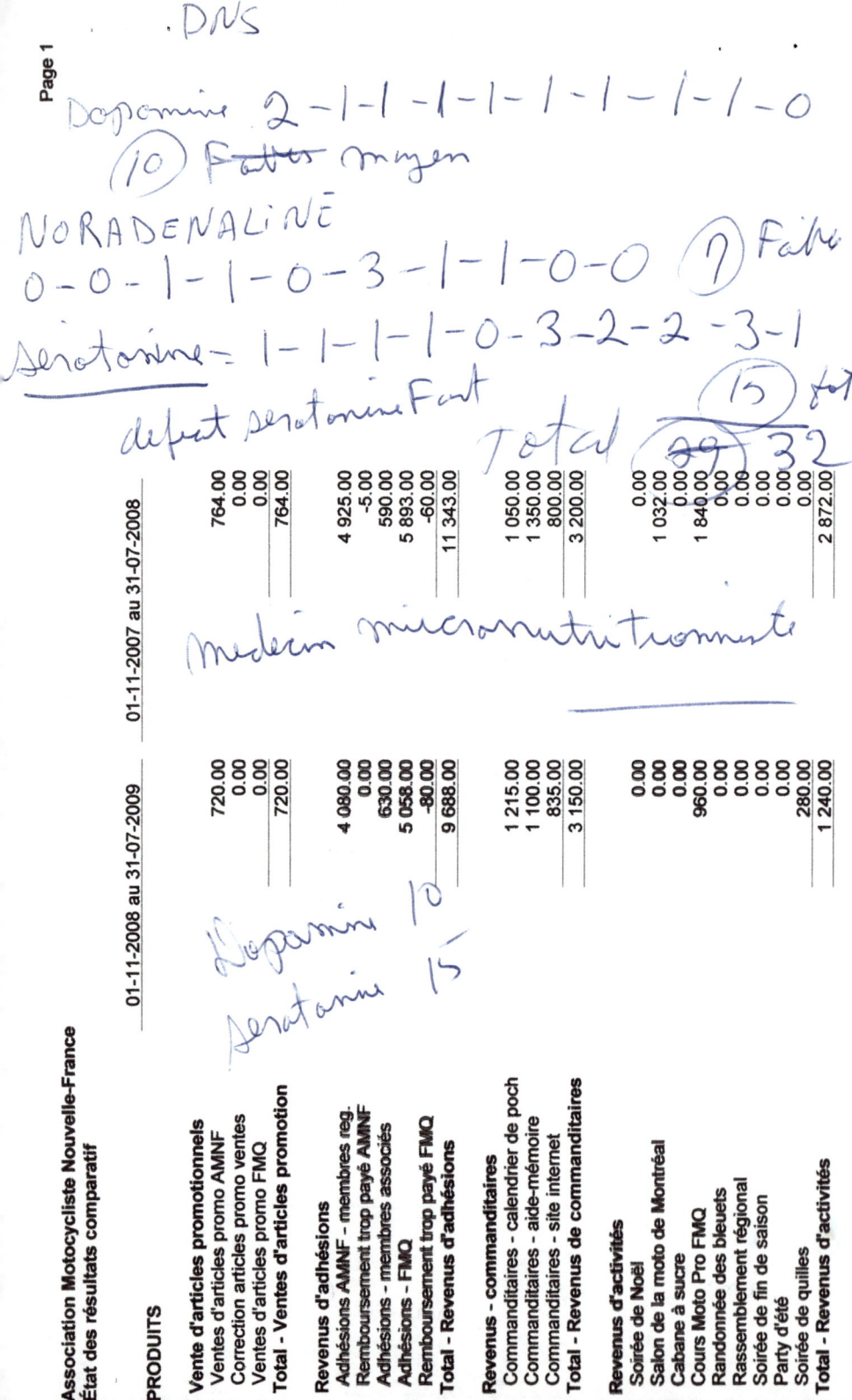

Association Motocycliste Nouvelle-France
État des résultats comparatif

Handwritten notes:
DNS
Dopamine 2-1-1-1-1-1-1-1-1-0 (10) Faible moyen
NORADENALINE
0-0-1-1-0-3-1-1-0-0 (7) Faible
Serotonine = 1-1-1-1-0-3-2-2-3-1
deficit serotonine Fort   Total (29) 32 (15) tot

Dopamine 10
Serotonine 15

Medecin micronutritionniste

PRODUITS	01-11-2008 au 31-07-2009	01-11-2007 au 31-07-2008
Vente d'articles promotionnels		
Ventes d'articles promo AMNF	720.00	764.00
Correction articles promo ventes	0.00	0.00
Ventes d'articles promo FMQ	0.00	0.00
Total - Ventes d'articles promotion	720.00	764.00
Revenus d'adhésions		
Adhésions AMNF – membres reg.	4 080.00	4 925.00
Remboursement trop payé AMNF	0.00	-5.00
Adhésions – membres associés	630.00	590.00
Adhésions – FMQ	5 058.00	5 893.00
Remboursement trop payé FMQ	-80.00	-60.00
Total - Revenus d'adhésions	9 688.00	11 343.00
Revenus - commanditaires		
Commanditaires - calendrier de poch	1 215.00	1 050.00
Commanditaires - aide-mémoire	1 100.00	1 350.00
Commanditaires - site internet	835.00	800.00
Total - Revenus de commanditaires	3 150.00	3 200.00
Revenus d'activités		
Soirée de Noël	0.00	0.00
Salon de la moto de Montréal	0.00	1 032.00
Cabane à sucre	0.00	0.00
Cours Moto Pro FMQ	960.00	1 840.00
Randonnée des bleuets	0.00	0.00
Rassemblement régional	0.00	0.00
Soirée de fin de saison	0.00	0.00
Party d'été	0.00	0.00
Soirée de quilles	280.00	0.00
Total - Revenus d'activités	1 240.00	2 872.00

Noradrénaline

Je me sens déprimé(e).	0 - 1 - 2 - 3
Je souffre moralement.	0 - 1 - 2 - 3
J'ai l'impression de fonctionner au ralenti.	0 - 1 - 2 - 3
Je ressens moins de désir.	0 - 1 - 2 - 3
J'ai des difficultés à prendre du plaisir.	0 - 1 - 2 - 3
Je ressens une baisse de mon appétit sexuel.	0 - 1 - 2 - 3
J'ai des difficultés avec ma mémoire.	0 - 1 - 2 - 3
J'ai des difficultés pour apprendre.	0 - 1 - 2 - 3
Je me sens mal aimé(e).	0 - 1 - 2 - 3
Je suis fatigué(e) moralement.	0 - 1 - 2 - 3

Sérotonine

Je me sens irritable.	0 - 1 - 2 - 3
Je me sens impatient(e).	0 - 1 - 2 - 3
J'ai des difficultés à supporter les contraintes.	0 - 1 - 2 - 3
Je me sens agressif(ve).	0 - 1 - 2 - 3
Je me sens incompris(e).	0 - 1 - 2 - 3
Je suis attiré(e) par le sucré en fin de journée.	0 - 1 - 2 - 3
Je me sens dépendant(e) d'activités répétitives comme le tabac, l'alcool, le grignotage, le sport...	0 - 1 - 2 - 3
J'ai des difficultés à m'endormir.	0 - 1 - 2 - 3
J'ai des difficultés à supporter le stress.	0 - 1 - 2 - 3
Je me sens d'humeur changeante.	0 - 1 - 2 - 3

Ce questionnaire permet d'avoir un aperçu fonctionnel de notre cerveau et de réaliser que certains de nos vécus émotionnels (humeur, pensées, attirances, etc.) ne sont pas obligatoirement et uniquement liés au psycho-événementiel mais aussi et souvent à la manière dont on se nourrit.

• *Les résultats*
Peut-être avez-vous (re)découvert des symptômes que vous aviez banalisés, minimisés, voire occultés.

Chaque score « D », « N » et « S » est compris entre 0 et 30 :

De 0 à 9 : déficits fonctionnels faibles.

De 10 à 14 : déficits fonctionnels moyens.

De 15 à 24 : déficits fonctionnels forts.

Supérieur à 24 : déficits fonctionnels très importants.

Vous constaterez, par exemple, que votre pulsion sucrée, irrésistible, qui se manifeste l'après-midi est un signe d'appel correspondant au déficit fonctionnel en sérotonine de votre cerveau. Ainsi tout score supérieur à 10 mérite impérativement, en plus d'une prise en charge nutritionnelle, un accompagnement micronutritionnel (p. 222). En cas d'échec de la prise en charge ou lorsque le score est supérieur à 20, consultez un médecin micronutritionniste.

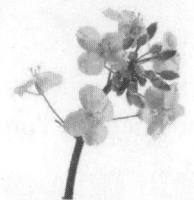

Que se passe-t-il quand votre deuxième cerveau parle ?

Nous avons vu l'importance au sein du tube digestif de l'écosystème intestinal. Avant d'analyser les causes et les conséquences du déséquilibre de l'écosystème intestinal, rappelons que l'écosystème (voir p. 26) est l'équilibre interactif et dynamique de trois éléments :

– **les cellules du système immunitaire intestinal (SII)** : 80 % des cellules immunocompétentes de l'organisme siègent au niveau du SII ;
– **les cellules qui recouvrent la paroi digestive** : la muqueuse intestinale. Avec ses 300 à 400 m² de surface d'échanges, cette immense étendue sert de protection, comme la peau, et de filtre pour laisser passer ce qui est utile à l'organisme et empêcher le passage de molécules et de débris microbiens qui n'ont rien à faire dans l'organisme. C'est dire l'importance de l'intégrité de cette muqueuse pour faciliter une bonne assimilation des nutriments et des micronutriments venant de l'alimentation et assurer une étanchéité correcte afin d'éviter une perméabilité excessive aux grosses molécules ;
– **le microbiote (flore intestinale)** : il comporte 100 000 milliards de bactéries dont la très grande majorité est constituée de bactéries « amies », favorables à l'organisme, et une flore beaucoup moins abondante, qui ne doit jamais s'installer, ni proliférer au risque de créer des perturbations importantes au sein de l'écosystème.
Il existe une véritable harmonie entre les cellules de notre corps et le microbiote qui est essentielle pour la physiologie de l'intestin

mais aussi pour le fonctionnement de l'organisme tout entier, donc indispensable pour la vie et la santé.

Ainsi le fonctionnement de l'écosystème digestif est silencieux. Ce silence est synonyme de santé. Que se passe-t-il lorsqu'il parle ? Quels sont ses modes d'expression, témoins, eux, d'une perturbation de l'équilibre optimal santé ?

Quelles sont les causes du déséquilibre de l'écosystème intestinal ?

Le déséquilibre de l'écosystème peut être en relation avec l'un des trois éléments du trépied fonctionnel (voir p. 26). Mais l'élément le plus vulnérable de cet écosystème intestinal est le microbiote (flore intestinale). On parle de dysbiose (déséquilibre de la flore intestinale).

Les causes les plus fréquentes de cette dysbiose sont :
– les prédispositions génétiques ;
– les conditions précoces de colonisation qui sont induites par le mode de naissance et le mode d'allaitement ;
– le mode alimentaire ;
– la prise d'antibiotiques (l'impact est individuel, même pour une seule prise et encore plus en cas de prises répétées) ;
– les vaccinations ;
– le stress ;
– les infections digestives ;
– la constipation ;
– les interventions chirurgicales.

Toute perturbation de ce microbiote (flore intestinale) peut avoir des conséquences importantes, car, en eubiose (équilibre), la flore intestinale assure le maintien d'un bon équilibre nutritionnel au sein du tube digestif et des défenses efficaces contre les agressions externes, par un effet barrière (elle empêche les bactéries pathogènes de s'installer) et un effet de modulation des cytokines, capitales dans la régulation de la réponse immunitaire.

Les différentes causes de ce déséquilibre, seules ou associées, sont responsables des perturbations de cet écosystème et de ses conséquences possibles à court, moyen et long terme, selon notre environnement (ce que nous respirons, mangeons et vivons) mais aussi selon notre vulnérabilité génétique.

Les prédispositions génétiques

Prenons pour exemple le cas des jumeaux. Les microbiotes de jumeaux monozygotes (« vrais » jumeaux, un seul œuf) sont plus similaires que ceux de jumeaux dizygotes, et ceux de jumeaux dizygotes, plus proches que ceux de personnes non apparentées.

Pour expliquer cette similitude (ou répartition particulière), certains scientifiques suggèrent l'existence d'un facteur génétique déterminant dans la composition de notre flore intestinale. Il entraînerait la similitude mais pas la même identité (les différences étant liées aux conditions environnementales).

Le mode de naissance et le mode d'allaitement

Rappelons qu'à la naissance le système intestinal du nouveau-né est stérile (voir p. 31). La colonisation de son tube digestif commence après la rupture de la poche des eaux. Le nouveau-né se retrouve brutalement plongé dans un univers bactérien riche et varié et se colonise rapidement à partir du microbiote maternel vaginal, intestinal et cutané ainsi que des micro-organismes de l'environnement. Continuellement exposé à de nouvelles bactéries, son microbiote va ensuite se diversifier. Dès le troisième jour de vie, des bactéries s'implantent.

Le mode d'accouchement (par voie naturelle ou par césarienne) et d'allaitement influence fortement la vitesse d'implantation du microbiote intestinal chez le nouveau-né (voir p. 32).

L'augmentation du nombre des accouchements par césarienne et la diminution de l'allaitement maternel pourraient être un facteur clé dans l'augmentation des allergies dans nos pays.

Le mode alimentaire

Nous avons vu l'importance du mode d'alimentation du nouveau-né.

En outre, la consommation d'une alimentation trop grasse et trop sucrée peut être à elle seule un facteur de dysbiose (voir p. 52).

La prise d'antibiotiques

Les antibiotiques ont une influence considérable sur le microbiote intestinal. Plusieurs études très récentes montrent un lien entre l'utilisation précoce d'antibiotiques et la survenue de certaines pathologies. Une étude, réalisée en Suède chez 1 098 enfants atteints de la maladie de Crohn et 6 550 enfants nés entre 1973 et 1997, établit un lien entre l'administration précoce d'antibiotiques (avant 5 ans) et la survenue de la maladie de Crohn.

De même, la prise d'antibiotiques au cours de la première année de vie est liée au risque de développer de l'asthme au cours de l'enfance, surtout chez les nourrissons ayant reçu quatre traitements antibiotiques ou plus.

La prise d'antibiotiques influence la composition du microbiote intestinal dès les premiers jours qui suivent le début de l'antibiothérapie pour atteindre un pourcentage de modification maximum après quatre jours. Mais, progressivement, en fonction de l'individu et/ou des affections intercurrentes, le microbiote d'origine retrouve son profil initial. Quoi qu'il en soit, cela nécessite généralement au moins 2 mois.

Chaque individu réagit différemment. Chez les adultes également, on a pu noter le développement occasionnel de désordres chroniques suite à l'antibiothérapie, favorisant parfois des infections opportunistes d'autant plus si les traitements sont longs et répétés.

Les vaccinations

Le contact avec le vaccin oblige l'immunité du receveur à se détourner vers le nouvel arrivant. L'objectif est que tous les germes ou particules virales injectés perdent leur virulence. Il est tout à fait possible que les informations décodées par le système immunitaire général et intestinal puissent être erronées : ni la dose vaccinale ni les particules vaccinales (virus, bactéries ou toxines injectés) ni leurs excipients ne sont adaptés à chaque personne. On introduit donc dans notre système immunitaire très sophistiqué, complexe et fragile, un système aveugle expérimenté sur des animaux. L'immunité générale réagit par des signes tels qu'une fièvre, des douleurs, une fatigue... Cet état qui ressemble à ce que le Dr Dantzer nomme le « comportement de maladie » correspond à l'inflammation du cerveau, qui est secondaire à l'inflammation intestinale. Celle-ci réagit en symbiose avec l'inflammation générale.

Dans les années 1990, dans un service de pédiatrie londonien, le Dr Andrew Wakefield a mis en évidence le lien entre une inflammation sévère de l'intestin et l'apparition d'un autisme chez des enfants vaccinés contre la rougeole. Par ailleurs, d'autres chercheurs ont montré la présence de particules virales du virus vaccinal de la rougeole dans le liquide céphalorachidien et dans le milieu intestinal des enfants vaccinés. Plusieurs études, notamment en Finlande, ont révélé l'accroissement des maladies inflammatoires de l'intestin (maladie de Crohn) chez les enfants après vaccination par le ROR.

Et n'oublions pas que les adjuvants des vaccins ne sont pas dénués de toxicité du fait de leur contenu en mercure, en aluminium, etc.

Le stress

Toute situation stressante influe sur l'intestin. Il suffit de penser, par exemple, aux diarrhées précédant un examen scolaire. C'est le cas également dans le syndrome du côlon irritable, dans les gastrites, les ballonnements, etc. L'insatisfaction, la colère et la peur, pour ne citer que quelques-uns de nos sentiments courants, ont une influence sur notre intestin et favorisent naturellement l'installation ou le maintien des déséquilibres.

Toute situation vécue comme stressante déclenche au niveau de l'organisme un « syndrome général d'adaptation » en trois phases : alarme, résistance et épuisement. Ces phases s'accompagnent de réactions biologiques avec notamment, dès la phase d'alarme, une sécrétion d'adrénaline accompagnée d'une fuite importante du magnésium hors de la cellule et son élimination urinaire. Cela entraîne une baisse importante de toutes les réserves en magnésium de l'organisme. Cette chute du magnésium est responsable d'une aggravation de l'état de stress (c'est le « cercle du stress »).

La baisse du magnésium a aussi de nombreuses conséquences importantes sur la santé : diminution de la fabrication de l'énergie par les cellules de l'organisme (donc fatigabilité), mais aussi au niveau de la flore intestinale avec des troubles de l'absorption intestinale et des perturbations des jonctions serrées, à l'origine de l'hyperperméabilité intestinale.

Voir aussi « Comment agir contre le stress ? » p. 166.

Les infections digestives

Les diarrhées ou gastro-entérites sont souvent d'origine alimentaire et peuvent entraîner malnutrition, infections à répétition, malabsorption, sensibilité accrue à d'autres infections et retard de croissance chez l'enfant avec comme conséquence une morbidité et une mortalité accrues, immédiate ou différée. Elles peuvent être mortelles.

La protection vis-à-vis des agents pathogènes (susceptibles de rendre malades) est assurée par l'écosystème intestinal : le microbiote, la muqueuse et sa sécrétion de mucine, le système immunitaire systémique et local (GALT) (voir p. 258).

Leur capacité à pénétrer dans l'organisme dépend à la fois de la virulence des agents pathogènes eux-mêmes et de nos facteurs de défense mais aussi de la faculté de ces agents pathogènes (virus, parasites, etc.) à détourner nos réponses inflammatoires pour favoriser leur croissance et ainsi pour nous infecter.

D'après notre expérience (patients présentant des colites graves ou des troubles fonctionnels intestinaux ou les mentionnant sur leurs questionnaires), les causes infectieuses les plus fréquentes de cette dysbiose sont les parasitoses, les mycoses, les bactéries entéropathogènes.

• *Les parasitoses*
Les parasitoses se manifestent souvent par des douleurs au ventre, des troubles du transit avec des selles molles ou liquides ou dures, des ballonnements, des gargouillis et parfois, par des démangeaisons au niveau de l'anus ou ailleurs sur la peau, un état de fatigue ou une allergie.

Il existe deux grandes familles de parasites : les parasites unicellulaires, dont les plus connus et les plus fréquents sont les amibes, et les vers. Sous nos climats, les parasites intestinaux sont fréquemment associés et transmis par les mains sales ou par des aliments parasités et mal cuits.

La prévention repose sur des règles d'hygiène simples : il faut se savonner les mains après avoir été à la selle et se brosser les ongles ; se laver les mains notamment avant de cuisiner ou de passer à table ; cuire suffisamment le porc et le bœuf et pour les amateurs de tartare, s'assurer de consommer une viande de qualité, non parasitée. Dans les pays tropicaux, les conditions de transmission sont les mêmes : la prévention consiste à boire une eau désinfectée au Micropur par exemple, ou bien une eau minérale dont la capsule est intacte avant consommation. Pour éviter les parasitoses transcutanées, il ne faut pas marcher dans les eaux stagnantes ou les rivières, mais seulement dans l'eau de mer.

Pour les diagnostiquer, sont nécessaires une technique irréprochable de recueil des selles et la compétence d'un parasitologue entraîné à reconnaître chaque parasite vivant et ses différentes formes.

Selon notre expérience clinique, la présence des parasites augmente. Dans deux tiers des cas, il existe une polyparasitose. Les amibes sont les plus fréquentes.

Chaque parasite a un traitement adapté qui sera proposé par un médecin rodé à la pratique de ces traitements.

• *Les candidoses*

Elles sont extrêmement fréquentes. Une antibiothérapie à forte dose ou à doses répétées, sans protection probiotique, fragilise nos bactéries dominantes ou même les décime, les *Candida albicans* prennent alors le dessus et perturbent l'immunité intestinale et le GALT (voir p. 258). L'intestin est alors en dysbiose souvent de manière durable et les *candida* peuvent provoquer à distance des candidoses vaginales, buccales, œsophagiennes...

Plus rares, on trouve aussi des bactéries comme le *Clostridium difficile*, *Campylobacter pylori*, *Helicobacter pylori*. Nous ne parlons pas ici des bactéries entéropathogènes qui peuvent infester de manière aigüe l'intestin (voir p. 184).

La constipation

On parle généralement de constipation quand les selles sont peu nombreuses, dures et difficiles à expulser. Ce temps de transit prolongé retentit sur la flore colique et en amont sur la flore intestinale. La constipation s'accompagne de ballonnements souvent douloureux et de l'émission de gaz plus ou moins odorants. Les examens des selles que nous avons pratiqués ont montré chez les personnes constipées une dysbiose avec déséquilibre de la flore intestinale portant autant sur la flore de fermentation que sur la flore de putréfaction.

En outre, cette dysbiose en relation avec la constipation retentit sur la production de sérotonine digestive favorisant l'apparition de troubles de l'humeur.

Les interventions chirurgicales

Les interventions chirurgicales abdominales, indépendamment de l'organe retiré, modifient les rapports anatomiques des organes digestifs et perturbent leur fonctionnement. Des ballonnements, des troubles du transit ou de l'humeur (sentiment dépressif) ne sont pas nécessairement en relation avec une dysbiose. Il faut donc réaliser un examen de selles spécialisé. La dysbiose peut être préexistante à l'intervention et inapparente. L'acte chirurgical, ainsi que l'anesthésie et le stress induit, peuvent la révéler. Par ailleurs, tout acte chirurgical, sur l'abdomen ou ailleurs, s'accompagne de la prise de médicaments anesthésiques, antalgiques et antibiotiques qui, outre le déclenchement ou l'aggravation de la dysbiose, vont retentir sur le cycle entéro-hépatique. Or, les dysfonctionnements de l'intestin et du foie sont intimement liés (voir p. 37).

Quelles sont les conséquences du déséquilibre de l'écosystème intestinal ?

Ce déséquilibre (dysbiose) au sein du microbiote (flore intestinale) peut entraîner plusieurs troubles.

Tout d'abord, la dysbiose est déjà un facteur favorisant la prolifération de germes pathogènes qui, en outre, est souvent responsable des perturbations suivantes :

– une inflammation de bas grade (inflammation chronique silencieuse) ou de haut grade de la muqueuse intestinale qui n'est plus en mesure d'assurer sa fonction de digestion et surtout d'assimilation ;
– une perte d'étanchéité de la muqueuse, c'est-à-dire la perte de jonction des cellules entérocytaires.

Ce défaut de jonction est responsable de l'installation d'une augmentation de perméabilité intestinale intercellulaire – **l'hyperperméabilité intestinale ou hyperperméabilité intestinale intercellulaire (HPI)** –, ce qui entraîne le passage inopportun de peptides ou de protéines issus des aliments mal digérés, ou de débris de micro-organismes bactériens venant de notre propre microbiote.

Cette situation active le système immunitaire intestinal (SII), sollicité pour neutraliser ces éléments, normalement non agressifs, mais qui le deviennent par digestion incomplète et assimilation insatisfaisante devenant ainsi des substances considérées comme étrangères à l'organisme.

Les conséquences de ces phénomènes de dysbiose, d'inflammation, d'hyperperméabilité intestinale intercellulaire et de l'activation du SII peuvent se manifester localement ou à distance et impliquer un ou plusieurs autres organes de l'organisme.

Les perturbations locales

Elles peuvent se révéler par des troubles fonctionnels digestifs, apparemment bénins, mais potentiellement chroniques jusqu'à l'installation d'une véritable maladie inflammatoire digestive, le plus souvent si vous présentez une haute vulnérabilité génétique. Il s'agit ici de troubles fonctionnels digestifs dits banals tels que l'inconfort digestif, les ballonnements, les douleurs abdominales, les troubles du transit (constipation, diarrhée...), les troubles digestifs organiques (maladie de Crohn, rectocolite ulcéro-hémorragique...).

Tous ces signes digestifs, même fonctionnels, ne doivent pas être minimisés : ils témoignent d'un dysfonctionnement et donc d'une altération de la fonction digestive. Cette fonction étant primordiale, tous ces « petits signes fonctionnels » doivent être pris en compte et en charge. Si malgré la prise d'un probiotique et de plantes détoxifiantes (voir p. 160), vous ne constatez aucune amélioration, consultez un médecin spécialisé en micronutrition.

Les perturbations à distance

Elles peuvent se manifester au niveau des autres muqueuses (urinaires, vaginales, sinus, pharynx, larynx, oreille, œil, bronches), des tissus cutanés, articulaires et péri-articulaires, etc., et s'exprimer sous forme d'infections ORL, urinaires, broncho-pulmonaires ou gynécologiques mais aussi d'urticaire, d'eczéma, de douleurs musculo-squelettiques...

Il existe aussi des manifestations plus sévères qui participent à l'installation ou à l'aggravation de maladies articulaires (polyarthrite rhumatoïde, spondylarthrite ankylosante...), d'allergies vraies, de fibromyalgie, de maladies auto-immunes (lupus, diabète, sclérose en plaques...), etc.

Les relations privilégiées entre l'intestin et les autres organes

L'écosystème intestinal entretient des relations privilégiées, réciproques, avec certains organes comme le cerveau et le foie. De fait, toute perturbation fonctionnelle de l'écosystème intestinal peut avoir des répercussions dans ces rapports avec ces deux organes et réciproquement.

La relation directe bidirectionnelle intestin-cerveau

La digestion et l'assimilation des aliments n'est pas la seule fonction de l'intestin. Il contient plus de 100 millions de neurones, sécrète au moins 20 neurotransmetteurs identiques à ceux que l'on trouve dans le cerveau, produit 70 à 85 % des cellules immunitaires de l'organisme et héberge 100 000 milliards de bactéries.

Les travaux de Michael D. Gershon présentent l'intestin comme un véritable deuxième cerveau. En travaillant sur des rongeurs, il a découvert la sécrétion de sérotonine au niveau intestinal, identifié ses récepteurs intestinaux, puis ses liens avec le système immunitaire. En constatant la richesse des relations de l'intestin avec le cerveau mais aussi les capacités d'indépendance et d'autonomie de l'intestin, il en a déduit que l'intestin est un deuxième cerveau.

D'autres équipes de chercheurs, notamment en France, les docteurs R. Dantzer et L. Capuron, ont approfondi les relations intestin-cerveau via les mécanismes de l'inflammation. Lorsqu'il y a inflammation intestinale, la flore est perturbée, la muqueuse intestinale devient hyperperméable ; le système immunitaire intestinal est activé. Toutes ces perturbations sont instantanément transmises au cerveau, en provoquant une modification de la perméabilité de la barrière hémato-encéphalique (hyperperméabilité cérébrale). Cela provoque cette sensation de fatigue et de désintérêt pour ce qui nous entoure qui nous est familière quand nous ne nous sentons pas bien.

Notre tube digestif est d'une part doué d'autonomie, et d'autre part il communique avec notre cerveau selon une relation bidirectionnelle. Cette communication se fait au travers du système nerveux autonome (SNA).

Structurellement et fonctionnellement, le système nerveux intestinal (ou système nerveux entérique) et le cerveau se ressemblent. Ils utilisent les mêmes structures de neurones sensoriels et moteurs, les mêmes circuits de traitement de l'information, les mêmes cellules gliales ainsi que les mêmes neurotransmetteurs (acétylcholine, noradrénaline, dopamine et sérotonine).

Dans la tuyauterie de l'intestin (plus de 7 mètres !), il existe un ensemble complexe de microcircuits dirigés par plus de neurotransmetteurs et de neuromodulateurs que l'on en trouve dans le système nerveux périphérique. Cela permet au système nerveux intestinal de réaliser bon nombre de ses tâches en dehors du contrôle du système nerveux central. Mais la connexion cerveau-intestin à travers le nerf vague crée une relation complexe entre les deux systèmes nerveux. Il existe donc des messages permanents entre le tube digestif et le cerveau.

Ce dialogue entre l'intestin et le cerveau peut être perturbé dans certaines circonstances comme la dysbiose et l'inflammation.

La dysbiose, associée à une alimentation déséquilibrée particulièrement grasse et/ou dépourvue de fibres alimentaires, perturbe la relation intestin-cerveau et peut être responsable d'un dysfonctionnement de la régulation du métabolisme dont il dépend. En effet, plusieurs travaux scientifiques récents montrent qu'une alimentation riche en graisses est responsable d'une augmentation des lipopolysaccharides (LPS) (voir p. 73). Ainsi, nous nous retrouvons devant un phénomène qui peut déclencher, entretenir et potentialiser la dysbiose.

Quelles sont les conséquences de la perturbation de la relation intestin-cerveau ?
Elles peuvent se manifester par une prise de poids, une insulinorésistance et une hyperglycémie, c'est-à-dire l'ensemble des principales caractéristiques du syndrome métabolique.

> **Qu'est-ce qu'un syndrome métabolique ?**
>
> Le syndrome métabolique est le résultat d'une prédisposition héréditaire alliée à certains facteurs inhérents au style de vie : l'âge, la sédentarité, le surpoids, une mauvaise alimentation, un manque chronique de sommeil, le stress, le tabac et le manque de soleil (déficit en vitamine D). Ce n'est pas une maladie à proprement

parler, mais un ensemble de signes qui accroissent fortement le risque de diabète, de maladies cardiaques ou d'accident vasculaire cérébral. Il est considéré comme un précurseur du diabète de type II, particulièrement marqué en cas de surconsommation d'aliments au goût sucré.

La dépression, en dehors des facteurs psychosociaux reconnus, peut aussi avoir pour origine et comme facteur d'entretien une inflammation d'origine digestive. Par extension, toutes les maladies inflammatoires (polyarthrite rhumatoïde, spondylarthrite ankylosante, obésité, maladie cardiovasculaire, maladies neuro-dégénératives...) peuvent avoir pour origine une dysbiose.

L'association de ces deux phénomènes – dysbiose et inflammation intestinale – favorise l'émission de messagers hormonaux. Par exemple, à partir de l'intestin, la dysbiose et l'inflammation activent le système nerveux de l'intestin ainsi que les cellules nerveuses dans différentes régions du cerveau et donnent lieu à des dysrégulations métaboliques telles que le diabète et l'obésité.

D'où l'intérêt majeur de dépister dans toutes les maladies dites de civilisation (surpoids, obésité, diabète, syndrome métabolique, etc.) une éventuelle dysbiose. Il ne faut pas omettre d'éliminer deux grandes causes infectieuses les plus fréquentes de la dysbiose avant toute prise en charge micronutritionnelle, à savoir les parasitoses mêmes mineures ainsi que les candidoses afin de les traiter et d'optimiser la prise en charge micronutritionnelle.

La relation directe bidirectionnelle intestin-foie

Nous avons déjà vu la place importante du foie en relation directe et permanente avec l'intestin au travers du cycle entéro-hépatique. Ainsi, l'efficacité fonctionnelle des acides biliaires, indispensable à l'assimilation des acides gras, dépend du bon fonctionnement de ce cycle entéro-hépatique. Toute altération de ce cycle retentit sur la digestion et donc sur l'assimilation des acides gras essentiels apportés par le contenu de notre assiette, sur les vitamines liposolubles (A, D, E, K) et les microconstituants lipophiles végétaux (flavonoïdes, caroténoïdes).

Cela signifie que, si vous présentez une carence en acides gras essentiels, en vitamines liposolubles ou en certaines molécules antioxydantes comme les polyphénols caroténoïdes ou flavonoïdes, il faut les réintégrer dans votre assiette (avec par exemple, les brocolis, les choux, les carottes, les oignons, les fruits rouges, le thé vert...) et vous occuper de l'état de vos intestins, de votre foie et de votre pancréas.

Toute altération de ce cycle entraîne aussi, à plus ou moins long terme, une perturbation de la régulation du cholestérol. Tout ralentissement de l'écoulement de la bile provoque en amont une accumulation des acides biliaires, qui freine la transformation du cholestérol en acides biliaires et est ainsi responsable d'une augmentation de la concentration sanguine de cholestérol. Cette hausse du cholestérol peut être à son tour responsable d'une modification de la composition de la bile exposant au risque de lithiase biliaire.

Notons enfin que certains médicaments (cholestyramine, néomycine, œstroprogestatif, etc.) et certaines pathologies comme les maladies inflammatoires chroniques de l'intestin (maladie de Crohn ou rectocolite ulcéro-hémorragique) sont responsables d'une rupture du cycle entéro-hépatique. Il faut donc les signaler à votre médecin micronutritionniste lors d'une consultation quel qu'en soit le motif.

La relation intestin-foie-cerveau

Le foie en tant qu'associé complémentaire et synergique de l'intestin exerce une fonction essentielle pour notre santé : la détoxification hépatique pour le traitement et l'élimination de tous les xénobiotiques (substances étrangères). Lors d'une exposition augmentée et quotidienne à des xénobiotiques, les besoins en vitamine B3 seront accrus, d'où la nécessité d'un statut micronutritionnel en vitamine B3 optimal. Vous la trouverez dans les céréales complètes, la levure de bière, les légumineuses, l'arachide, les petits poissons gras, le foie de veau, etc.

Les secrets de l'intestin

Toute déficience en vitamine B3 sollicite la synthèse de la B3 à partir du tryptophane à condition que le microbiote soit en équilibre. Et le tryptophane est le précurseur d'un neuromédiateur, la sérotonine, impliqué dans la régulation de l'humeur et du comportement. Tout déficit de la sérotonine provoque à plus ou moins long terme des troubles de l'humeur et du comportement se manifestant par un état anxieux, de l'irritabilité, voire de l'agressivité, des états dépressifs, des difficultés à trouver le sommeil ainsi qu'une attirance excessive pour les aliments sucrés. Voir aussi « Le "maillon faible" du cerveau » p. 82.

Quelle est l'influence de l'intestin dans les troubles de l'humeur ?

Pour un bon statut en tryptophane (acide aminé), il faut un apport en protéines adéquat, puis une digestion et une assimilation excellentes. Toute perturbation de l'un ou de plusieurs de ces trois éléments (portion protéique inadaptée, mauvaise digestion et/ou mauvaise assimilation) sera responsable d'un déficit d'approvisionnement en sérotonine. Les troubles de l'humeur seront d'autant plus précoces et intenses si l'apport en tryptophane est insuffisant.

> **Quelles sont les sources les plus importantes de tryptophane ?**
>
> – Tout d'abord, le cabillaud ou la morue ;
> – puis, les fromages, essentiellement à pâte cuite (gruyère, emmenthal, édam, parmesan…) ;
> – le riz complet ;
> – tous les poissons ;
> – la banane ;
> – le veau, le poulet et le canard ;
> – le lait ;
> – les amandes.
> Au dîner, nous vous recommandons de manger des légumineuses ou des produits céréaliers complets si vous avez des troubles du sommeil.

Pilule et troubles de l'humeur

Nous pouvons constater fréquemment ces mêmes mécanismes chez certaines jeunes femmes qui prennent la pilule et qui consultent pour des troubles de l'humeur souvent exacerbés avant les règles (irritabilité, agressivité, attirance pour le sucré en fin d'après-midi...), signes d'une déficience en sérotonine quantifiable grâce au score A du DDM ou « Sérotonine » dans DNS (voir p. 44 et 48).

La relation entre ces troubles de l'humeur et la prise de pilule est souvent ignorée. Pourtant, les mécanismes que nous venons d'évoquer – besoins accrus de vitamine B3 pour satisfaire le fonctionnement des enzymes de détoxification, sollicitation du tryptophane comme voie de secours pour la synthèse de la vitamine B3, le tout aggravé par la dysbiose – sont des éléments importants perturbant la relation foie-cerveau-intestin.

L'intestin dans cette relation est essentiel. Il assure en premier lieu, en partant d'une assiette équilibrée, la transformation et la mise à disposition des nutriments pour le reste des tissus et des organes.

Nous revenons à cette notion essentielle : une assiette équilibrée est certes indispensable, mais pas nécessairement suffisante. Elle doit être couplée avec un bon fonctionnement de nos capacités de digestion et d'assimilation, facteur clé du devenir métabolique des nutriments que nous absorbons, donc de notre santé.

Plus l'écosystème est perturbé, plus précoce sera l'expression de ce trouble de l'humeur, même si votre assiette est équilibrée.

La prise en charge de tout trouble fonctionnel ou l'accompagnement de la prise de pilule ou d'autres médicaments doit être individualisée en tenant compte :

– de l'assiette : qualité et quantité de l'apport protéique et densité micronutritionnelle ;
– de la qualité de la détoxification hépatique ;
– de la présence ou non de dysbiose ;
– de la présence ou non d'une inflammation silencieuse.

Comment dépister une hyperperméabilité intestinale ?

Le stress, des déséquilibres alimentaires, des états inflammatoires qui perdurent, le déséquilibre du microbiote (parasitoses, candidoses, etc.) sont autant de facteurs qui altèrent l'étanchéité de la paroi intestinale et la rendent perméable à des nutriments qui n'ont rien à y faire (que nous appelons molécules « buissonnières » voir p. 221) et à des bactéries.

Cette hyperperméabilité est à l'origine de pathologies locales ou à distance. Au niveau de l'intestin, l'hyperperméabilité se manifeste dans des maladies comme le syndrome de l'intestin irritable, les maladies inflammatoires chroniques de l'intestin (les MICI) et le cancer colique. Cette perméabilité peut prendre aussi de nombreux visages, affecter l'individu tout entier et être notamment à l'origine de dépressions, d'obésité, d'épilepsie, d'autisme, etc.

On peut savoir si l'on présente une vulnérabilité digestive en remplissant le questionnaire de vulnérabilité digestive (QVD, voir p. 69), mis au point par l'IEDM. Son objectif est d'identifier rapidement le risque et l'importance de votre vulnérabilité digestive.

Le point capital à retenir est l'influence du microbiote (flore intestinale) sur l'équilibre de l'écosystème intestinal, élément primordial pour maintenir un individu en bonne santé dans sa globalité.

Compte tenu de la place importante du tube digestif dans l'« équilibre santé », il est nécessaire d'avoir des éléments cliniques et biologiques permettant d'évaluer son fonctionnement, l'intensité de son dysfonctionnement ainsi que son rôle dans certaines pathologies. Il est important de savoir s'il s'agit d'un trouble digestif simple ou associé à une hyperperméabilité intestinale. Pour répondre à ces questions, nous disposons donc des questionnaires fonctionnels (voir QVD et DDM p. 69 et 44) ainsi que des examens biologiques spécialisés.

Les outils fonctionnels

Pour tenter de dépister et d'évaluer une hyperperméabilité intestinale (HPI), il existe en micronutrition deux questionnaires : le questionnaire de vulnérabilité digestive (QVD) (voir ci-après) et le questionnaire de dépistage des déficits micronutritionnels (DDM) (voir p. 44).

Le questionnaire de vulnérabilité digestive (QVD)

En consultation de micronutrition, et quel que soit le motif de la consultation, le QVD est souvent proposé en première intention, seul ou en complément du DDM (voir p. 44). Il permet de recueillir les indicateurs pertinents d'un terrain défavorable ainsi que des signes évocateurs de perturbations fonctionnelles ou bien des pathologies avérées. Son objectif est d'identifier rapidement votre niveau de perturbation digestive quels que soient les troubles fonctionnels présentés.

Il indique :
– la présence d'une perturbation digestive ;
– la suspicion d'une hyperperméabilité intestinale ;
– la suspicion d'une intolérance alimentaire ;
– la suspicion d'un terrain atopique (propice aux allergies).

Questionnaire de vulnérabilité digestive (QVD)

(c) IEDM, Institut européen de diététique et micronutrition

Cochez les cases pour chaque réponse positive.

Quels sont vos antécédents familiaux ?
Avez-vous un antécédent familial (père, mère, frère ou sœur) ayant présenté une ou des infections parmi les suivantes ?
Allergie ☐
Diabète ☐
Maladie de Crohn ☑
Maladie cœliaque ☑
Rhumatisme inflammatoire ☑
Psoriasis ☐
Total score A = total des cases cochées   3

Quels sont vos antécédents personnels ?
Avez-vous un antécédent personnel parmi les infections suivantes ?
Allergie ☐
Intolérance au lait ☐
Eczéma ☐
Urticaire ☐
Asthme 0 ☐
Infection digestive ☐
Total score B = total des cases cochées

Actuellement, êtes-vous sujet à... ?
Des troubles digestifs fréquents ☑
Une fatigue permanente ☐
Des troubles de l'humeur ☐
Des infections à répétition ☐
Des problèmes de peau ☑
Des douleurs chroniques des articulations ☑
Des migraines ☐
Total score C = total des cases cochées 3

Actuellement, présentez-vous... ?
Une intolérance alimentaire ☐
Une intolérance au gluten ☐
Un rhumatisme inflammatoire ☐
Un diabète ☐
Une maladie digestive ☐
De l'asthme 0 ☐
Une maladie de peau ☐
Total score D = total des cases cochées

4

• *Les résultats*
Si le score total (A + B + C + D) est inférieur à 3 : risque faible d'atopie (prédisposition génétique aux allergies), d'intolérance alimentaire ou d'hyperperméabilité intestinale.

70

Si le score total est compris entre 3 et 6 : risque moyen d'atopie, d'intolérance alimentaire ou d'hyperperméabilité intestinale avec risque ou présence avérée de maladie auto-immune.

Si le score total est supérieur à 6 : risque fort d'atopie, d'intolérance alimentaire ou d'hyperperméabilité intestinale ; score fréquemment rencontré chez les patients souffrant de fibromyalgie.

Pour évaluer le risque de présenter une hyperperméabilité intestinale, le DDM est également utile.

Le dépistage de déficiences micronutritionnelles (DDM)

Nous avons vu que ce questionnaire (voir p. 44) est un outil précieux dans le cadre du dépistage de déficits micronutritionnels mais aussi de l'évaluation d'une hyperperméabilité intestinale. Il permet d'identifier les symptômes de perturbations fonctionnelles, qui ne sont pas encore à proprement parler des maladies, mais se manifestent déjà. Pour l'analyse des résultats, voir p. 47.

En pratique, plus le score total du DDM est important avec des troubles fonctionnels combinés, plus le risque de présenter une hyperperméabilité intestinale est grand.

Ainsi, l'analyse du QVD ou du DDM seul, ou de l'association de ces deux questionnaires, permet d'évoquer une probabilité plus ou moins importante d'hyperperméabilité intestinale. Il est essentiel de retenir que les symptômes digestifs ne sont pas nécessairement constants et qu'ils s'expriment souvent hors de la sphère digestive (par exemple, infections ORL, cystites, vaginites, arthralgies, eczéma, migraines, etc.). Afin de confirmer la suspicion clinique de déficits micronutritionnels et de l'hyperperméabilité intestinale, il est utile de procéder à des examens biologiques.

Les examens biologiques

Rappelons que lorsque le tube digestif parle, ses manifestations sont dysbiose, inflammation, hyperperméabilité intestinale et activation du système immunitaire intestinal.

Il existe des examens coprologiques (étude des selles), des examens sanguins ou urinaires, qui permettent d'identifier ces troubles. Ils sont, pour la plupart, faciles à réaliser et à interpréter. Il est toutefois nécessaire de s'adresser pour leur prescription et leur réalisation aux professionnels de santé formés, compétents et entraînés à leur pratique et à l'interprétation des différentes techniques proposées.

Les examens des selles (coprologie)
Nous préconisons au niveau des selles deux types d'examens : d'une part, la coprologie complète avec une étude biochimique de la digestion et de la flore intestinale ainsi qu'une étude infectieuse, et d'autre part, l'étude des marqueurs inflammatoires et immunitaires digestifs.

Le premier examen est à réaliser sur deux selles. Il comprend l'étude fonctionnelle de la digestion, l'étude bactériologique et l'étude parasitologique.

La coprologie fonctionnelle apporte de nombreuses informations :

– sur la qualité de la digestion à tous les niveaux : gastrique, pancréatique, biliaire ;
– sur la qualité de digestion du microbiote (flore intestinale) ;
– sur la qualité de la muqueuse intestinale et de l'assimilation intestinale.

Ainsi, en fonction des troubles digestifs dépistés, vous pourrez obtenir des conseils nutritionnels et micronutritionnels spécifiques et un suivi de leur efficacité.

L'étude infectieuse comprend la recherche de bactéries, de levures (comme les *Candida albicans* par exemple) ou de parasites ; elle indique la présence ou non de bactéries pathogènes, de levures et de parasites.

Toute dysbiose secondaire à leur présence devra être au préalable traitée sous peine d'échec de la complémentation prébiotique et probiotique indispensable (voir p. 156).

Le second examen de selles comprend l'étude des marqueurs inflammatoires et immunitaires digestifs à savoir les IgAs (immunoglobulines A sécrétoires), la bêta-2-défensine et la calprotectine. Ces différents examens peuvent être prescrits de façon isolée ou associée. Ils sont non invasifs. Ces différents examens sont prescrits par des professionnels de santé formés à la micronutrition ainsi qu'à la biologie nutritionnelle et réalisés dans des laboratoires spécialisés.

Les examens sanguins

Trois examens sont utiles : le premier pour identifier et quantifier l'inflammation (CRPus) ; le deuxième pour apprécier le retentissement de l'inflammation sur l'organisme avec le risque de dénutrition (PINI ou index de pronostic nutritionnel inflammatoire) qui peut y être associé ; le troisième, l'intensité de l'hyperperméabilité intestinale (endotoxines ou lipopolysaccharides, LPS). Ces différents examens sont prescrits par des professionnels de santé formés à leur prescription et à leur interprétation.

Les autres examens possibles

Ils permettent d'analyser les conséquences des troubles fonctionnels digestifs qui peuvent être secondaires à des carences d'apport alimentaire, à des défauts d'assimilation et à des troubles de la perméabilité intestinale.

• *En biologie classique*

Nous pouvons constater le déficit d'apport et/ou d'assimilation de vitamines et de minéraux par le dosage de certains paramètres.

Dans le sang : la numération formule sanguine, le dosage de la vitamine D, de la ferritine, de la TSH, du potassium, de l'homocystéine, de la vitamine B9 sérique et érythrocytaire ainsi que la vitamine B12 sérique et B12 active.

Dans les urines : le dosage de l'iode, sur les urines de 12 heures, élément nutritif essentiel pour le fonctionnement optimal de la thyroïde.

• *En biologie nutritionnelle*

Plusieurs examens permettent de mesurer l'impact de notre alimentation sur notre santé. L'association des examens de biologie nutritionnelle avec les différents questionnaires permet de juger de la qualité de votre alimentation et de son impact sur votre santé.

Parmi les nombreux examens possibles, nous vous en présenterons quatre permettant d'évaluer l'impact de votre alimentation et de votre mode de vie sur votre santé.

• **L'évaluation du stress oxydatif**

La cellule est l'unité fonctionnelle de base de notre organisme. Pour entretenir leurs fonctions, communiquer, se réparer et se renouveler, les cellules ont besoin de nutriments ainsi que d'oxygène. Ainsi la respiration cellulaire, mécanisme biochimique naturel, est productrice de radicaux libres qui doivent être neutralisés pour ne pas devenir agressifs. La cellule est conçue pour faire face à ces réactions d'oxydation. Deux phénomènes peuvent entraver cette capacité antioxydante naturelle : le déficit en nutriments antioxydants et l'augmentation de l'exposition à des substances oxydantes (tabac, gaz d'échappement, pesticides, chlore, ozone, etc.). Si ces mécanismes sont présents et lorsqu'ils s'additionnent, les cellules s'affaiblissent et peuvent ainsi « rouiller » prématurément avec une accélération du vieillissement. C'est l'origine de nombreuses pathologies (maladies cardiovasculaires, cancer, diabète, etc.). Nous parlons de « stress oxydant ou oxydatif » lorsque les capacités naturelles antioxydantes des cellules sont dépassées par la production de radicaux libres endogènes (respiration cellulaire, insuffisance de détoxication hépatique, activité physique intense, états inflammatoires, dysbiose, infections virales et bactériennes, etc.) ou exogènes (exposition au soleil, pollution, certains médicaments, radiations ionisantes, « corps de Maillard », etc., voir p. 285). Dans ce cas, il faut aider l'organisme par une alimentation équilibrée et antioxydante et l'apport d'un complément alimentaire à visée antioxydante voir p. 289). Il faut en plus éliminer davantage de cellules vieillies d'où l'importance d'une bonne fonction hépatique.

La production de radicaux libres est normale pour tous les organismes vivant avec de l'oxygène et ne constitue pas en soi une situation de stress oxydatif parce que nos cellules disposent d'un système complexe de lutte contre les radicaux libres comprenant des enzymes et des micronutriments. Le stress oxydatif devient une situation pathologique dès que le système de protection est submergé par les radicaux libres.

Dans ce cas, le stress oxydatif peut être l'allié ou le promoteur de l'inflammation chronique silencieuse. Ce « couple infernal » devient alors un facteur aggravant de problèmes de santé aussi divers que l'athérosclérose, le diabète, le vieillissement, etc.

Afin de savoir si le système est « débordé », il est possible de faire un dosage sanguin de ces enzymes antiradicalaires (SOD, GPX) ainsi que de leurs cofacteurs (zinc, sélénium, etc.).

- **L'évaluation du statut en acides gras**

L'alimentation apporte différents types d'acides gras : des acides gras saturés (viandes, charcuterie, pâtisseries, viennoiseries, fromages), des acides gras monoinsaturés oméga-9 (huile d'olive, etc.), des acides gras polyinsaturés oméga-6 (huile de tournesol) et oméga-3 (huile de colza et de cameline, sardines, etc.). L'équilibre entre les différents acides gras est indispensable à une bonne santé et à la prévention de certaines pathologies (maladies cardio-vasculaires, dépression, surpoids, diabète, etc.).

Établir le profil des acides gras érythrocytaires consiste à doser les principaux acides gras des membranes des globules rouges qui ont une incidence sur la santé. C'est la seule méthode objective pour apprécier les concentrations des graisses alimentaires absorbées, ce qui est impossible à déterminer par l'enquête alimentaire. Ce bilan donne des informations sur les habitudes alimentaires – par exemple, sur le type d'huiles et l'origine des graisses (animale ou végétale) consommées – et sur les capacités de l'organisme à assimiler et à transformer ces acides gras.

Un excès en acides gras saturés, un déséquilibre du rapport en acides gras polyinsaturés peut entraîner des maladies cardiaques graves (infarctus), des troubles de la coagulation du sang et des maladies inflammatoires.

Après analyse de votre bilan, un médecin formé à la biologie nutritionnelle pourra vous donner des conseils personnalisés et un suivi permettra de juger de l'efficacité des recommandations et des complémentations.

- **L'ENA test**

C'est à ce jour le meilleur moyen de connaître votre aptitude à gérer la charge acide de votre alimentation. Ce test se fait sur les urines de 24 heures et uniquement dans des laboratoires spécialisés.

- **Le dosage de l'excrétion de potassium ou de sodium**

Ce test, de pratique plus courante, est effectué sur les urines de 24 heures. Il est souhaitable de le réaliser à trois reprises pour établir une moyenne. Il peut être fait dans tous les laboratoires.

À la différence de l'ENA test, qui mesure vos capacités à gérer la charge acide de votre repas, ce test mesure la charge acide de vos repas (apport en sel et en potassium), dont l'évaluation par l'enquête alimentaire seule est impossible. La combinaison de ces deux tests permet ainsi de connaître non seulement vos aptitudes à gérer la charge acide mais aussi la quantité apportée en sel et potassium par votre alimentation.

Afin de combattre les effets délétères, à bas bruit de l'acidose métabolique latente, en plus d'une alimentation variée, diversifiée et riche en fruits et légumes, nous vous conseillons l'apport de compléments alimentaires riches en minéraux sous forme de citrates (voir p. 152).

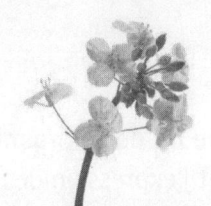

Les « maillons faibles » dans notre alimentation

Notre alimentation nous permet de fournir l'énergie nécessaire au bon fonctionnement de notre « machinerie » cellulaire. Cette relation d'interdépendance est évidente et incontestable. En micronutrition, nous pensons que toute plainte ou tout signe fonctionnel, quel qu'il soit, est déjà l'expression d'une perturbation de la qualité de cette relation d'interdépendance.

Le signe fonctionnel que vous présentez est l'expression d'un tissu qui « grince ». Or, la cellule est l'unité fonctionnelle de tout tissu. Un tissu qui « grince » est donc la manifestation de son unité fonctionnelle mal nourrie, expression de la cellule qui dysfonctionne.

Ainsi, tout signe fonctionnel est la preuve que le carburant (nutriment) qui alimente la cellule est inadapté à vos besoins. La corrélation entre la façon dont nous nous nourrissons et les signes fonctionnels présentés permet de hiérarchiser les priorités et ainsi de proposer les conseils nutritionnels optimaux pour une meilleure santé.

Il est donc essentiel d'analyser la nature de votre alimentation, carburant fondamental, qui fournit en permanence l'énergie nécessaire au fonctionnement et au renouvellement de nos cellules.

Une alimentation adaptée et équilibrée a une action favorable sur notre organisme de même qu'une alimentation déséquilibrée aura les effets inverses. Il existe bien une relation indissociable entre notre équilibre alimentaire et notre état de santé avec un certain nombre de points faibles au niveau de notre organisme qui sont autant de portes d'entrée permettant l'expression des troubles fonctionnels.

Ces points de vulnérabilité sont appelés en micronutrition les « maillons faibles », car ils sont très souvent impliqués dans la survenue des troubles fonctionnels. Ils sont au nombre de quatre et ils nécessitent, pour leur bon fonctionnement, une alimentation au quotidien variée et équilibrée, souvent accompagnée d'une complémentation adaptée.

Tout l'enjeu de la prise en charge adaptée et individualisée en micronutrition est de pouvoir identifier le « maillon faible » en danger et ensuite de fournir les apports nécessaires à son bon fonctionnement.

Les quatre « maillons faibles »

Le « maillon faible » digestif

Tout ce que nous absorbons pour devenir ensuite utilisable et utile pour notre organisme doit être traité par notre tube digestif. Les aliments doivent être digérés, assimilés, distribués. Ces différentes étapes requièrent la participation active et efficace du tube digestif. Si les étapes essentielles de digestion et d'assimilation ne se déroulent pas de façon optimale, certains nutriments apportés par la ration alimentaire ne seront pas disponibles.

N'oublions pas que la digestion est aussi dépendante d'enzymes. La capacité à synthétiser ces enzymes dépend étroitement de notre capital génétique. Ainsi, nous ne disposons pas tous de la même capacité digestive : pour deux personnes mangeant le même repas, l'utilisation que fera l'organisme des aliments sera différente.

Cette action de digestion devra être suivie par le processus d'absorption-assimilation. C'est de cette étroite et indispensable collaboration que nous tirons le bénéfice de ce que nous mangeons pour le plus grand bien de notre organisme. Ce processus dépend directement de l'« écosystème intestinal », dont l'efficacité fonctionnelle est liée à la synergie d'action des trois éléments qui le composent (le microbiote, la muqueuse intestinale et le système immunitaire intestinal, voir p. 26).

L'élément le plus vulnérable de cette synergie fonctionnelle est le microbiote (flore intestinale). Tout phénomène perturbateur de ce microbiote a une répercussion sur le processus d'assimilation-absorption et ne permet pas de profiter pleinement de la qualité de notre alimentation.

Rappelons les éléments perturbateurs :

– les antibiotiques ;
– les infections digestives ;
– les diarrhées ;
– la constipation ;
– l'inflammation ;
– le stress mal géré ;
– les intolérances alimentaires.

Tout aliment ingéré est soumis à la reconnaissance du système immunitaire, dont 80 % se trouvent au niveau digestif, avant d'être toléré et ensuite assimilé. Toute perturbation de l'écosystème peut fausser la reconnaissance de cet aliment par le système immunitaire intestinal qui devient alors responsable d'une intolérance alimentaire. Ce processus participe très souvent à la survenue de troubles fonctionnels ou pathologiques et doit être pris en compte dans les conseils alimentaires prodigués.

L'écosystème intestinal est donc un élément essentiel et prioritaire dans notre état de santé. Le microbiote intestinal en est l'élément de base. La prise en charge et la protection de cet écosystème passe par le rééquilibrage et le soutien du microbiote. La prise en charge se fait par des compléments alimentaires spécifiques : les probiotiques et les prébiotiques (voir p. 153).

Le « maillon faible » de la protection cellulaire

La protection cellulaire est un élément essentiel à la survie de la cellule. Pour assurer nos besoins, nos cellules utilisent l'oxygène pour fournir l'énergie nécessaire. Cet oxygène est réduit en eau, mais une partie échappe à la transformation complète et donne des molécules très agressives pour nos cellules. Ces molécules, les radicaux libres, nous aident également à nous défendre en activant la réponse immunitaire.

Les métaux lourds, la pollution, le tabac, les irradiations (UV, rayons X), les médicaments, les infections, l'inflammation, etc., sont de grands pourvoyeurs de radicaux libres.

Face à ces molécules agressives, l'organisme dispose de moyens de défense antiradicalaire : le système antiradicalaire et le système HSP *(Heat Shock Protein)*.

Le système antiradicalaire est constitué de deux lignes de défense : l'une, enzymatique, dont la synthèse dépend de nos capacités génétiques, mais dont le fonctionnement nécessite des cofacteurs comme le cuivre, le zinc, le manganèse, le fer, le sélénium, et l'autre, non enzymatique, avec les « piégeurs » de radicaux libres que sont les vitamines A, E, C et des flavonoïdes.

C'est l'alimentation qui fournit à l'organisme les molécules antioxydantes. Elles sont de natures très diverses. Nous ne savons pas synthétiser la plupart d'entre elles. Il faut donc les puiser dans notre ration alimentaire, et plus particulièrement, dans sa fraction non énergétique, là où se trouvent ces molécules. Les fruits et légumes en sont largement pourvus.

Ainsi, l'alimentation joue une place importante dans le bon fonctionnement de ces deux systèmes en fournissant les cofacteurs enzymatiques pour la première ligne de défense et les piégeurs de radicaux libres que sont certaines vitamines et flavonoïdes pour la seconde ligne de défense. C'est la qualité de votre alimentation et la capacité à l'assimiler qui détermineront l'efficacité de vos moyens de défense.

Une alimentation déséquilibrée, pauvre en fruits et en légumes (de faible densité micronutritionnelle, voir p. 103), a toutes les chances d'être responsable d'une protection antiradicalaire insuffisante. Elle peut entraîner des maladies dégénératives (arthrose, dégénérescence maculaire liée à l'âge, cataracte, etc.) mais aussi des complications des maladies métaboliques.

Le « maillon faible » de la communication cellulaire

La communication cellulaire repose sur la membrane cellulaire, zone de séparation intercellulaire mais aussi intracellulaire. C'est au niveau de la membrane que l'ensemble de l'information circule dans la cellule et entre les cellules. C'est par elle que l'information est transmise, permettant la communication entre les cellules, les tissus, les organes et les systèmes. C'est aussi grâce à elle que les nutriments pénètrent dans le milieu cellulaire.

Or, cette membrane est constituée essentiellement de lipides. Le fonctionnement de la membrane, et donc de la communication cellulaire, est étroitement dépendant de la qualité structurale de la membrane, c'est-à-dire de la qualité de sa composition en acides gras. Cela se joue surtout au niveau de l'apport nutritionnel des huiles d'assaisonnement : les acides gras essentiels (l'acide linoléique, chef de file des oméga-6 et l'acide alpha-linolénique, chef de file des oméga-3) doivent être consommés quotidiennement (voir p. 105) afin de pouvoir assurer une bonne qualité membranaire et par conséquent, une bonne communication cellulaire. Tout déséquilibre d'apport lipidique dans la ration alimentaire quotidienne affecte la qualité de la membrane.

En outre, les acides gras polyinsaturés oméga-3 sont de puissants anti-inflammatoires naturels.

La fonction et la structure de la membrane sont liées. Elles dépendent de la qualité et de la quantité d'acides gras essentiels de votre ration alimentaire quotidienne. Le choix des huiles alimentaires, la qualité de la digestion, de l'assimilation et du transport des nutriments lipidiques conditionnent tous les mécanismes hormonaux, nerveux, immunitaires et métaboliques dépendant de la membrane.

Il a été démontré que le rapport entre l'acide linoléique et l'acide alpha-linolénique doit être inférieur à 3 (voir p. 103). En outre, un rapport bas assure une meilleure protection sur le plan cardiovasculaire.

L'alimentation de type occidental, qui tend à apporter beaucoup plus d'acides gras oméga-6 que d'acides gras oméga-3, favorise des pathologies telles qu'inflammation, allergie, maladies cardiovasculaires, diabète, dépression et troubles visuels. Un rapport idéal dans l'alimentation entre oméga-6 et oméga-3 serait inférieur à 4/1, alors qu'il est estimé, dans nos contrées, entre 10/1 et 30/1. On doit ce rapport élevé notamment à l'élevage intensif des animaux nourris avec des tourteaux de maïs ou de tournesol, riches en oméga-6, et non plus avec les végétaux habituels comme l'herbe, le trèfle et la luzerne sources d'oméga-3. Notre physiologie, notre biochimie et nos gènes sont adaptés à un rapport plus bas.

Cette recommandation est sans aucun doute la plus importante : 2 à 3 cuil. à soupe d'huile de colza ou d'un mélange d'huile de colza-noix, de préférence biologiques et première pression à froid suffisent à satisfaire cet apport nécessaire.

Le « maillon faible » du cerveau

Le cerveau peut être représenté de façon très schématique comme une boîte noire inanimée composée de graisse, dont l'unité fonctionnelle est le neurone. Pour que cette boîte noire survive, il faut qu'elle reçoive un apport en oxygène et en glucose. Pour qu'il y ait animation, pensée, émotions et comportements, la présence de neuromédiateurs, molécules-messagers de notre cerveau, est nécessaire. L'origine de ces molécules est directement issue de votre assiette et de leur transformation par notre métabolisme.

Trois neuromédiateurs ont un rôle important dans la gestion de notre comportement, de notre humeur et de nos pensées :

– la dopamine ;
– la noradrénaline ;
– la sérotonine.

Ces neuromédiateurs sont synthétisés dans le cerveau à partir de deux acides aminés qui sont apportés par l'alimentation. Les protéines animales et végétales sont les sources de ces deux acides aminés, la tyrosine et le tryptophane.

Le précurseur tyrosine se transforme au niveau du cerveau en dopamine et noradrénaline. Le précurseur tryptophane (voir p. 66) se transforme dans le cerveau en sérotonine et en mélatonine.

Votre alimentation influe donc sur vos comportements et sur le fonctionnement de votre cerveau. Ainsi, des apports nutritionnels inappropriés peuvent entraîner des perturbations fonctionnelles d'intensité variable.

Tout apport protéique inapproprié est responsable d'un déficit d'apport des précurseurs et peut être responsable d'un trouble du comportement, de l'humeur ou de la cognition, nos besoins en précurseurs étant accrus en cas de stress chronique et d'inflammation.

Le cerveau étant une boule de graisse, il va dépendre de l'équilibre du deuxième maillon (protection cellulaire) assurant la survie de l'unité fonctionnelle du cerveau, le neurone, et de ses réseaux.

Il dépend aussi du troisième maillon, à savoir de la membrane et de la communication cellulaires qui sont les éléments structuraux de cet organe.

Et enfin, la transformation des précurseurs des neuromédiateurs au niveau du cerveau nécessite la présence de cofacteurs enzymatiques, apportés par l'alimentation, dont la disponibilité dépend d'une bonne assimilation (quatrième maillon).

Ainsi, les quatre « maillons faibles » sont la cible privilégiée d'une alimentation inadaptée. Aussi, dans l'approche micronutritionnelle, il paraît logique d'analyser non seulement votre façon de vous alimenter mais aussi l'impact de votre alimentation sur les « maillons faibles » et l'ensemble de votre organisme.

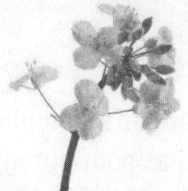

Quelles sont vos habitudes alimentaires ?

Pour répondre à cette question, nous disposons d'un outil simple qui permet d'analyser votre alimentation sur une journée : le questionnaire alimentaire (QA). Vous pouvez ainsi faire le point sur votre alimentation, même si ce n'est pas l'objet de votre consultation, et sur la relation entre votre façon de manger et les risques de déficit micronutritionnel.

Le questionnaire alimentaire (QA)

Ce questionnaire aide le médecin formé à la micronutrition à identifier, par exemple, les personnes présentant un risque de stress oxydatif (voir p. 74), comme les petits consommateurs de fruits et de légumes, les gros mangeurs de viande, de charcuterie ou de fromage mais aussi de lier, par exemple, des ballonnements intestinaux à une consommation excessive de produits laitiers, de repérer un apport insuffisant en protéines, source de fonte musculaire et de fatigue, etc.

Il a pour objectif d'évaluer l'équilibre et la diversité de votre alimentation et joue un rôle important dans votre « équilibre santé » parce que l'alimentation tient une place primordiale dans votre apport énergétique et non énergétique. Toute perturbation fonctionnelle est un dysfonctionnement cellulaire, expression d'une souffrance nutritionnelle cellulaire. Or, n'oubliez pas que cette nutrition cellulaire dépend en priorité de votre assiette, d'où la nécessité qu'elle soit équilibrée et variée.

Toutefois, cette étape essentielle (alimentation équilibrée et variée), si elle est nécessaire, n'est pas pour autant suffisante pour garantir à elle seule un « équilibre santé ». En effet, la capacité de l'aliment à être digéré, assimilé, distribué, dépend elle aussi, et surtout, de notre tube digestif.

Questionnaire alimentaire (QA)
(c) IEDM, Institut européen de diététique et micronutrition

Quelles sont vos habitudes alimentaires ?

    Je prends un petit déjeuner   ☐

        un déjeuner   ☐

        un dîner   ☐

    Je grignote entre les repas   ☐

    Je prends un goûter   ☐

    Mon repas le plus important est le _____

Quelle quantité buvez-vous chaque jour... ?

1 – d'eau (en litre)   _____

    de vin (nombre de verres de 12 cl)   _____

    de café (nombre de tasses)   _____

    de thé (nombre de tasses)   _____

    de soda (nombre de canettes de 25 cl)   _____

    d'autres verres d'alcool (apéritifs, digestifs, etc.)   _____

Sur la base de 7 petits déjeuners, 7 déjeuners et 7 dîners, combien de fois par semaine consommez-vous :

2 – De la viande _____   mode de cuisson _____

    de la volaille _____   mode de cuisson _____

    du poisson _____   mode de cuisson _____

    des œufs _____   mode de cuisson _____

Quelles sont vos habitudes alimentaires ?

Combien de fois par semaine consommez-vous :
3 - Des produits laitiers (quantité par jour)
    Lait entier _____   ½ écrémé _____   écrémé _____
    Lait de vache _____ de chèvre _____   autre _____
    Fromage   _____   Lesquels ? _____
    Yaourts   _____   Lesquels ? _____

Combien de fois par semaine consommez-vous :
4 - Des céréales _____   Lesquelles ? _____
    Du pain   _____   Lequel ?   _____
    Des féculents (pâtes, riz, pommes de terre, etc.) _____
    Des légumineuses (lentilles, pois, haricots, fèves, etc.) _____

Combien de fois par semaine consommez-vous :
5 - Des fruits   _____   Des légumes cuits _____
    Des crudités _____

6 - Des pâtisseries (gâteaux, sucreries,
    barres chocolatées, etc.)   _____
    Des viennoiseries (croissants, pains au chocolat, etc.) _____

7 - Quelle(s) huile(s) d'assaisonnement utilisez-vous ? _____

Combien de portions consommez-vous ?

Pour l'eau :
1 portion = 1 verre de 25 cl.
Pour les protéines non laitières :
1 portion = 1 morceau de viande, de volaille
          = 2 œufs
          = 1 part de poisson, de coquillages.
Pour les protéines laitières :
1 portion = 1 bol de lait = 1 yaourt
          = 1 part de fromage (1/8 de camembert).

> **Pour les produits céréaliers :**
> 1 portion = 1 bol de céréales, de muesli, de flocons d'avoine = 1 morceau de pain = 1 part de tarte = 1 assiette de riz, de pâtes, de pommes de terre = 1 assiette de lentilles, de haricots = 1 assiette de semoule.
> **Pour les fruits et légumes :**
> 1 portion = 1 poignée de fruits = 1 compote = 1 assiette de légumes cuits = 1 assiette de crudités = 1 salade.
> **Pour les sucreries et boissons sucrées :**
> 1 portion = 1 canette de soda = 5 bonbons = 1 gâteau = 1 croissant.

Une fois le nombre de vos portions calculé, remplissez le tableau ci-dessous afin de matérialiser votre alimentation sur une journée.

Nombre de portions	Eau	Protéines non laitières	Produits laitiers	Produits céréaliers	Fruits et légumes	Sucreries et boissons sucrées
	Groupe 1	Groupe 2	Groupe 3	Groupe 4	Groupe 5	
Petit déjeuner						
Déjeuner						
Goûter						
Dîner						
Hors repas						

Les différents éléments recueillis vous permettront de construire votre pyramide. Nous nous servons pour cela du modèle de pyramide alimentaire proposé par l'IEDM que nous avons modifié (pyramide de Garnier et Waysfeld), notamment au niveau du groupe 3, en y

Quelles sont vos habitudes alimentaires ?

incluant en priorité l'apport indispensable des acides gras essentiels santé (huile de colza et petits poissons gras des mers froides) et en diminuant l'apport de produits laitiers à un par jour s'ils sont bien tolérés.

Selon nous, une pyramide alimentaire bien équilibrée se présente ainsi :

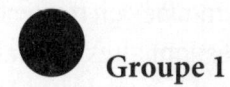

Groupe 1
1 quantité d'eau suffisante : environ 1,5 litre
(6 verres de 20 à 25 cl)

Groupe 2
2 portions de viandes, poissons, œufs

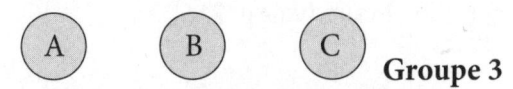

Groupe 3
A – 3 portions d'huile de colza
ou de mélange d'huile de colza-noix

B – 1 portion de poissons gras des mers froides
(maquereau, sardine, saumon…)

C – 1 portion de produits laitiers (lait fermenté, fromages…)

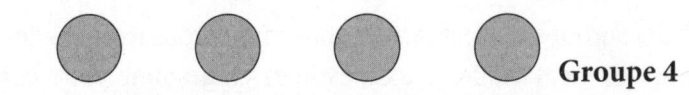

Groupe 4
4 portions de féculents, céréales, légumineuses, pain

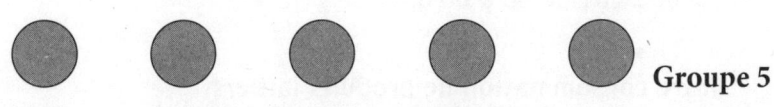

Groupe 5
5 à 6 portions de fruits et légumes

Comment analyser votre pyramide alimentaire ?

Une fois vos portions alimentaires quotidiennes évaluées grâce au questionnaire alimentaire (voir p. 86), vous pourrez compléter votre pyramide.

Idéalement, votre pyramide doit ressembler à celle du schéma ci-avant. Si vous avez des questionnaires « parlants » (c'est-à-dire si vous avez plus de 2 aux scores des troubles de l'humeur, digestifs, articulaires, infectieux, cutanés, circulatoires) et une pyramide analogue à celle proposée, vous avez un dysfonctionnement de l'intestin, qui ne laisse pas passer les bons nutriments. Cela peut être dû ou être lié à une insuffisance d'apports par rapport à vos besoins spécifiques, à une alimentation de pauvre densité micronutritionnelle (pas de fruits et légumes, trop d'aliments raffinés, pas de bonnes huiles) ou à une intolérance alimentaire (voir p. 216).

Premier regard

Votre consommation d'acides gras essentiels

L'objectif est d'être au plus proche des recommandations de la pyramide (groupe 3, B). Si ce n'est pas le cas, reportez-vous aux « Gestes santé » essentiels, p. 104.

Pour le groupe 3, il est rare de consommer tous les jours des poissons gras des mers froides. Aussi, estimez en gramme votre consommation hebdomadaire et établissez ainsi votre moyenne journalière, qui doit être de 50 à 60 g.

Votre consommation de produits laitiers

L'objectif est d'être au plus proche des recommandations de la pyramide (groupe 3, C), en mangeant de préférence des fromages à pâte molle (type brebis ou chèvre) et des laits hautement fermentés. Cette consommation dépend de votre tolérance aux lactés.

Si vous avez une consommation normale habituelle de produits laitiers, c'est-à-dire une portion par jour, plutôt le matin au petit déjeuner et que votre score C du DDM est > à 3, que vous présentez, en plus, des douleurs articulaires, des troubles cutanés (type acné) ou des infections récidivantes, tous ces troubles fonctionnels sont peut-être des signes d'intolérance alimentaire. Voir aussi les « Gestes santé » essentiels, p. 104.

Deuxième regard

Votre consommation de fruits et légumes
L'objectif est d'être au plus proche des recommandations de la pyramide (groupe 5). Si ce n'est pas le cas, essayez de trouver quel fruit ou légume, quelle salade ou quelle crudité peut être introduite dans votre alimentation. Voir aussi les « Gestes santé » essentiels, p. 104.

Troisième regard

Votre consommation de produits céréaliers
L'objectif est d'être au plus proche des recommandations de la pyramide (groupe 4). Si ce n'est pas le cas, souvenez-vous que tous les aliments de cette famille n'ont pas la même valeur nutritionnelle. Voir aussi les « Gestes santé » essentiels, p. 104.

Quatrième regard

Votre consommation de protéines animales
L'objectif est d'être au plus proche des recommandations de la pyramide (groupe 4). Si vous n'en mangez pas quotidiennement et

que votre score A du DDM est > à 3 avec des signes de fatigue très présents, c'est peut-être le signe d'une baisse de vos réserves en fer. Voir aussi les « Gestes santé » essentiels, p. 104.

Cinquième regard

Votre consommation d'eau
La consommation quotidienne d'eau recommandée est de 1,5 litre. Voir aussi les « Gestes santé » essentiels, p. 104.

Sixième regard

Le groupe annexe
Ce groupe n'est pas matérialisé sur la pyramide. L'idéal est d'éviter la consommation régulière de produits sucrés. Si elle n'est pas régulière et que vous ne présentez aucun problème métabolique particulier, elle ne pose pas de problème à condition de ne pas dépasser une consommation de produits sucrés 2 à 3 fois par semaine, soit un gâteau ou 2 ou 3 cuil. à café de confiture. Cela entraîne de toute façon une hyperglycémie réactionnelle et une sécrétion d'insuline pour faire baisser la glycémie : attention plus l'hyperglycémie est forte, plus l'hypoglycémie réactionnelle le sera ; c'est un cercle vicieux. Si vous consommez régulièrement des produits sucrés, c'est-à-dire de deux à trois fois par jour, voire plus, regardez votre consommation du groupe 4. Si cette dernière est < à 4, regardez votre score S du DNS qui pourrait montrer une sérotonine perturbée.

Quelle relation y a-t-il entre mon alimentation et les « maillons faibles » ?

Votre pyramide ressemble-t-elle à la pyramide idéale de la p. 89 ?

L'objectif, en micronutrition, est d'étudier chaque étage de votre pyramide et ensuite de rapprocher cette analyse des informations apportées par la forme de votre pyramide et par le DDM, puis de voir leur lien avec les « maillons faibles ».

Grâce à l'analyse des informations fournies par les questionnaires fonctionnels (DDM et DNS) et alimentaires (QA), il est possible d'établir des liens entre certains étages de la pyramide alimentaire et l'expression de symptômes fonctionnels recueillis sur le DDM et les corréler aux « maillons faibles », représentant les grandes fonctions de l'organisme.

Quels sont les liens entre les troubles fonctionnels et les « maillons faibles » ?

Les corrélations sont les suivantes :

– les items du score B du DDM correspondent au « maillon faible » digestif (voir p. 78) ;
– les items des scores C et D du DDM correspondent aux « maillons faibles » de la protection cellulaire (voir p. 80), face aux agressions, en particulier le stress oxydatif ;
– les items des scores E et F du DDM correspondent au « maillon faible » de la communication cellulaire (voir p. 81) (notamment la qualité des membranes) et de l'équilibre qualitatif et quantitatif en acides gras essentiels ;
– les items du score A du DDM correspondent au « maillon faible » du cerveau (voir p. 82) (avec une attention particulière portée

aux neuromédiateurs). Il est nécessaire de remplir également le questionnaire DNS (voir p. 48) afin de voir sur quel(s) neuromédiateurs porte(nt) le déficit responsable du trouble de l'humeur.

En pratique : comment faire ?
Avec les informations apportées par le QA et le DDM, il faut vous interroger sur les effets de votre alimentation sur vos pathologies et les troubles exprimés sur le DDM et DNS. Et si vous ne ressentez pas encore les impacts négatifs d'une alimentation « à risques » sur votre organisme, quels sont les conseils préventifs à appliquer ?

C'est l'analyse des liens entre les résultats du DDM et les « maillons faibles » qui est la base de notre raisonnement. Une fois définies, les questions suivantes se posent :

– à partir des réponses aux questionnaires DDM et DNS (troubles fonctionnels) : quels sont les « maillons faibles » perturbés ?
– à partir du QA : quels sont les « maillons faibles » en danger ?

Quelles sont les corrélations entre ces deux informations (QA et DDM/DNS) ?

La réponse à ces questions nous amène :

– à conseiller, par exemple, de faire une biologie nutritionnelle à visée antioxydante si le « maillon faible » de la protection cellulaire est en danger ;
– à proposer un conseil alimentaire adapté et individualisé, orienté vers une « alimentation santé » antioxydante ;
– à prendre un complément alimentaire adapté et individualisé. Notre choix ira vers un complexe antioxydant équilibré à visée généraliste et à dose micronutritionnelle (A, E, B2, B3, B6, B9, B12, zinc, sélénium, lycopène, porphyral).

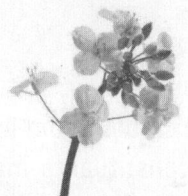

Qu'est-ce qu'une « alimentation santé » ?

Sur le plan biologique, l'organisme a besoin, comme toute machine, d'énergie pour fonctionner. Cette énergie est amenée principalement par l'alimentation. L'organisme ne peut pas utiliser directement les aliments absorbés ; ils doivent être préalablement digérés. C'est grâce à la digestion que les aliments sont transformés en nutriments qui seront ensuite rendus utilisables pour l'organisme si l'assimilation se passe bien.

Aucun aliment ne fournissant l'ensemble des nutriments nécessaires, diversité et variété sont conseillées. Les aliments que nous consommons apportent des macronutriments énergétiques (les lipides, les glucides et les protéines) et des micronutriments qui, eux, ne jouent aucun rôle énergétique, mais sont essentiels à la bonne utilisation des macronutriments et au bon fonctionnement de l'ensemble de nos mécanismes. Ces micronutriments sont les vitamines, les minéraux, les oligoéléments, les acides gras essentiels et aussi les flavonoïdes, les acides aminés, etc. C'est à partir de tous ces éléments que l'on peut évaluer la densité nutritionnelle de votre assiette.

Les macronutriments : la composante énergétique

Ce sont donc les glucides, les lipides et les protéines qui fournissent l'apport énergétique.

Les **glucides** ou hydrates de carbone sont les sucres et les substances apparentées. Ils sont les constituants majeurs des végétaux, des céréales et des légumineuses. Ils constituent la principale source d'énergie dans l'alimentation.

Les **lipides** se partagent en deux grandes familles : les acides gras saturés (AGS) et les acides gras insaturés (AGI). Les acides gras insaturés se décomposent en deux catégories : les acides gras mono-insaturés ou acides gras oméga-9 et les acides gras polyinsaturés. Les acides gras polyinsaturés se divisent en deux sous-groupes : les oméga-6 et les oméga-3. Ainsi nous pouvons dire qu'il existe trois grands groupes chimiques d'acides gras : les saturés, les mono-insaturés (oméga-9), les polyinsaturés (oméga-6 et oméga-3).

Où trouve-t-on des graisses dites saturées ?

Dans le règne animal, on les trouve dans :
– le gras de la viande et le lard ;
– la charcuterie ;
– les produits laitiers entiers ;
– les fromages affinés ;
– le beurre ;
– la crème fraîche ;
– le saindoux.

Dans le règne végétal, on les trouve dans :
– l'huile d'arachide ;
– l'huile de palme ;
– l'huile de maïs ;
– les margarines dures ;
– tous les produits transformés ou prêts à l'emploi contenant les aliments cités.
Dans les margarines et les huiles raffinées, les graisses végétales portées à haute température sont hydrogénées et transformées en acides gras trans responsables entre autres de maladies cardio-

vasculaires. On retrouve ces graisses végétales hydrogénées dans de nombreuses préparations : *corn flakes*, et autres céréales précuites, frites, aliments panés et frits à l'huile végétale, mélanges pour pâtisserie, pâtes à tarte, biscuits, confiseries, viennoiseries, barres chocolatées, pâtes à tartiner chocolatées, potages lyophilisés, pizzas, etc. Lisez les étiquettes !

Où trouve-t-on des oméga-6 ?

On en trouve en proportion importante dans :
– les viandes ;
– les œufs ;
– les huiles de tournesol, de soja, de maïs, d'arachide et de bourrache.
Ces graisses, consommées en excès (tel que c'est le cas dans notre alimentation actuelle), sont à l'origine de la fabrication des prostaglandines pro-inflammatoire de type 2.

La majeure partie des acides gras qui composent les différentes familles peut être synthétisée par l'organisme, sauf deux d'entre eux : l'acide linoléique (oméga-6) et l'acide alpha-linolénique (oméga-3). Ces deux acides gras sont dits « essentiels », car l'organisme ne peut pas les synthétiser. Ils devront être impérativement présents dans votre assiette, de façon régulière. Le premier, l'acide linoléique, est le chef de file de la famille des oméga-6, le second, l'acide alpha-linolénique, est le chef de file de la famille des oméga-3.

Les **protides**, sont composés d'une vingtaine d'acides aminés dont huit sont dit « essentiels » à l'organisme humain. Leur présence dans la ration alimentaire est donc indispensable, l'organisme étant incapable d'en assurer la synthèse. Il s'agit de valine, leucine, isoleucine, thréonine, tryptophane, phénylalanine, méthionine et lysine. Ces protéines peuvent avoir deux origines : animale ou végétale.

Les micronutriments : la composante non énergétique

La composante non énergétique est représentée par les fibres alimentaires, les minéraux, les vitamines, les oligoéléments, etc. Ces micronutriments sont des nutriments nécessaires à l'organisme en petites quantités, mais dont le rôle est essentiel pour son fonctionnement et son maintien en bonne santé. Ils doivent être obligatoirement apportés par l'alimentation.

Les **vitamines** (hydro et liposolubles) sont des substances organiques nécessaires à notre métabolisme, à des doses infimes, allant du microgramme à plusieurs milligrammes par jour. Elles sont les cofacteurs enzymatiques de certaines de nos fonctions métaboliques et sont donc indispensables. Elles doivent être apportées de façon régulière par l'alimentation, l'organisme étant incapable de les synthétiser.

Les **minéraux** (calcium, phosphore, potassium, chlore, sodium, magnésium, fer, etc.) et les **oligoéléments** (zinc, cuivre, manganèse, iode, molybdène, sélénium, etc.) sont des sels minéraux classés en fonction de leur concentration dans l'organisme.

Les **phytomicronutriments** (antioxydants et anti-inflammatoires) viennent des végétaux, c'est-à-dire des fruits ou des légumes : polyphénols, caroténoïdes, flavonoïdes, phytoestrogènes, phytostérols, composés soufrés, HSP (*Heat Shock Protein*).

Les **acides gras polyinsaturés** ont cette particularité de pouvoir être utilisés à la fois comme macronutriments et micronutriments en fonction de la quantité apportée.

Les **acides aminés essentiels** (tyrosine, tryptophane, valine, leucine, isoleucine, etc.) ont des indications précises dans certaines situations de risque de déficit.

Les **fibres alimentaires** doivent être consommées en quantité, car elles échappent à la digestion par l'intestin grêle et servent au développement de la flore au niveau du côlon.

Il est donc important de manger varié et diversifié, car aucun aliment ne peut apporter, à lui seul, tous les nutriments dont notre corps a besoin.

Un modèle d'« alimentation santé » est-il possible ?

La santé, selon l'OMS, est un « état de complet bien-être physique, mental et social, et ne consiste pas seulement en une absence de maladie ou d'infirmité ». Cette définition, en date de juin 1946, est-elle toujours d'actualité ? Qu'en est-il du lien entre ce que l'on mange et notre santé à court, moyen et long terme ?

Il est aujourd'hui parfaitement établi que notre alimentation et l'état nutritionnel qui en découle participent de façon essentielle au développement et à l'expression des maladies aujourd'hui les plus répandues en France.

Toutes les maladies qui suivent représentent un véritable enjeu de santé publique dans lequel la nutrition est fortement impliquée.

Pour proposer un modèle d'« alimentation santé », il nous faut un référentiel, c'est-à-dire trouver les éléments de réponse parmi les données scientifiques validées. Le modèle de référence, validé scientifiquement depuis des années, sur lequel reposent nos conseils santé est donc le modèle crétois que nous avons adapté (voir p. 102).

Les secrets de l'intestin

> **Les maladies les plus répandues en France**
> • Maladies cardiovasculaires : première cause de décès (170 000 décès/an, soit 32 % des décès dont 10 % à moins de 65 ans), coût : 3 milliards d'euros/an ;
> • Cancers : 29 % des hommes pour 23 % de femmes, 240 000 nouveaux cas/an, coût : 8 milliards d'euros/an ;
> • Obésité : 7 à 10 % des adultes ; 12 % des enfants de 5 à 12 ans ; coût : 1,8 milliard d'euros/an ;
> • Ostéoporose : 10 % de femmes à 50 ans, 20 % à 60 ans, 40 % à 75 ans ; coût : 1 milliard d'euros/an ;
> • Diabète : 2 à 3 % tous âges confondus ; coût essentiellement lié à ses complications : coût : 17 milliards d'euros/an.
> Source : Inserm, 2009.

Nous vous proposons ainsi quelques-unes des principales études scientifiques qui nous ont permis de valider les relations entre l'alimentation et la santé et d'établir ainsi un modèle d'« alimentation santé ».

Il existe deux types d'études pour valider ce constat : les études d'observation (comment mange la population étudiée et quelles sont les pathologies morbides ainsi que les causes de décès qui en découlent ?) et les études d'intervention (quelle est l'efficacité ou non de l'élément à tester par rapport à un groupe témoin ?).

L'étude d'observation

L'étude des sept pays d'Ancel Keys

Le scientifique américain Ancel Keys a observé, il y a plusieurs décennies (1950-1965), le lien potentiel entre le modèle alimentaire de certaines populations, dans leur consommation spontanée et naturelle, et le nombre de décès et de maladies (mortalité-morbidité) qui survenaient au sein de ces populations sur une période de plus de dix ans. Les pays concernés par son observation étaient la Finlande, les Pays-Bas, les États-Unis, la Yougoslavie, l'Italie, le Japon et la Crète.

À l'analyse des résultats, ces sept populations pouvaient être réparties en trois grands groupes, très disparates :

– le groupe nordique (Finlande, Pays-Bas, États-Unis) avec une morbidité et une mortalité très élevées notamment au niveau cardiovasculaire (en moyenne, 400 décès/100 000 habitants par an) ;

– le groupe méditerranéen (les pays restants moins la Crète) qui a suscité beaucoup d'espoir et d'investissement tant au plan de la communauté scientifique que de l'agroalimentaire, car ce modèle montrait un certain nombre de différences (beaucoup moins de décès dus à des maladies cardiovasculaires par rapport aux pays du Nord : en moyenne, 165 décès/100 000 habitants par an) ;

– et enfin l'*outsider*, dérangeant au vu de ses résultats épidémiologiques : le modèle de la Crète. La Crète présentait des résultats contradictoires avec toutes les données des connaissances scientifiques de l'époque, seulement 9 décès par maladie cardiovasculaire pour 100 000 habitants par an, contre les 165 en moyenne du modèle traditionnel méditerranéen qui était à l'époque la référence.

On se retrouvait donc avec deux grands groupes par rapport au groupe nordique avec des résultats significatifs : un modèle méditerranéen avec, certes, de bons résultats et un *outsider*, le modèle crétois avec des résultats extraordinaires interpellant la communauté scientifique européenne. Parce qu'en apparence proches, on a souvent confondu les modèles méditerranéen et crétois qui n'ont pourtant pas les mêmes résultats en termes de santé.

Dans le modèle méditerranéen : consommation quasi exclusive d'huile d'olive, pas assez d'acides gras alpha-linoléniques, moins de fruits et de légumes, plus de viandes rouges et de poissons (des mers chaudes), des produits laitiers (vache), du beurre.

Dans le modèle crétois : de l'huile d'olive certes, mais beaucoup d'acide gras alpha-linoléique, peu de viande, beaucoup de végétaux (dont le pourpier), des fromages de brebis et chèvre. Globalement, on y trouve : aubergines, champignons, légumes variés, pain trempé dans l'huile d'olive, un peu d'agneau, de poulet, de poisson ou d'escargots (2 fois/semaine) accompagné de salade, dattes, noix ou fruits frais et vin.

Les études d'intervention

L'expérience finlandaise

Il s'agit de l'application du modèle crétois à l'échelle d'une population. La Finlande détient le triste record de mortalité cardiovasculaire dans l'étude des sept pays avec 466 morts pour 100 000 habitants par an.

Selon les principes du modèle crétois, les conseils suivants ont été adoptés :

– les graisses saturées ont été réduites de 21 à 16 % et les acides gras polyinsaturés oméga-3 augmentés de 3 à 5 % ;
– les margarines (à base de colza) ont remplacé le beurre et la crème ;
– l'huile de colza est devenue la principale huile utilisée ;
– les viandes maigres ont été privilégiées et la consommation de poisson a augmenté continuellement.
– la consommation de fruits a doublé et celle de légumes a triplé.

En appliquant le modèle crétois adapté à sa population, on a noté en Finlande, sur 25 ans :

– un déclin spectaculaire de la mortalité cardiovasculaire chez les personnes entre 35 et 64 ans ;
– un déclin spectaculaire de la mortalité par cancer chez les personnes entre 35 et 64 ans.

L'étude de Lyon ou l'application du modèle crétois chez des personnes ayant eu un infarctus récemment

Le modèle crétois a servi d'inspiration au Pr S. Renaud qui est le seul à avoir proposé un modèle alimentaire sans aucune complémentation supplémentaire appliquée à une population.

Pour aller au bout de son hypothèse, le Pr S. Renaud a choisi comme critère de départ des patients ayant eu un infarctus 3 mois au maximum auparavant, répartis pour moitié dans le groupe témoin et pour l'autre moitié, dans le groupe placebo. Le groupe placebo appliquait les conseils nutritionnels que préconisait l'Association américaine du cœur (AHA), et les patients du groupe témoin suivaient les conseils issus du modèle crétois en respectant les six critères ci-dessous :

– davantage de céréales complètes, de légumes secs ;
– davantage de légumes ;
– davantage de poisson ;
– moins de viandes grasses (bœuf, veau, porc), remplacées par de la volaille ;
– pas un jour sans fruit ;
– ni beurre, ni crème, remplacés par la margarine de colza fournie ;
– pas d'huile de tournesol ou de maïs, remplacée par de l'huile de colza.

Des résultats spectaculaires ont été obtenus dans le groupe témoin (modèle crétois) :

– dès la sixième semaine, diminution de près de 70 % du nombre de personnes présentant des récidives cardiovasculaires ou des complications d'insuffisance cardiaque, de crise cardiaque ou d'accident vasculaire cérébral ;
– baisse de 50 % du nombre de cancers après 4 ans.

La place importante de l'acide gras alpha-linolénique, l'une des hypothèses de départ du Pr S. Renaud, a donc été confirmée.

En outre, cette étude montre l'impact de la nutrition (densité micronutritionnelle) et du choix des huiles en termes de santé, que le résultat obtenu s'est fait sans qu'il y ait une baisse du cholestérol, que les acides gras polyinsaturées oméga-3 ont un rôle essentiel tant sur les maladies cardiovasculaires que sur la santé en général. Ce constat rejoint notre démarche et correspond à la hiérarchie établie dans nos conseils nutritionnels en termes de santé globale.

Les « gestes santé » essentiels

Même si votre alimentation déséquilibrée n'entraîne pas encore de troubles fonctionnels, à l'aide de votre pyramide alimentaire (voir p. 89), vous avez pu détecter les « maillons faibles » de votre organisme qui sont en danger.

Il est souvent bien moins facile de se motiver pour changer son alimentation de manière préventive, c'est-à-dire afin d'éviter une éventuelle maladie, que curative, pour résoudre un problème immédiat (douleur, fatigue, symptômes mettant en péril votre forme, votre performance, voire votre apparence, etc.). L'intérêt de la démarche micronutritionnelle est de vous sensibiliser plus précocement à votre alimentation, puisque les perturbations fonctionnelles liées à une inadaptation des apports alimentaires sont beaucoup plus fréquentes que les maladies, qui apparaissent souvent tardivement, et parfois trop tardivement.

Ainsi, le choix de l'examen complémentaire éventuel, du conseil alimentaire, de la complémentation sera facilité, car adapté à chacun.

On peut définir des conseils d'« alimentation santé » généralistes, essentiels, applicables par tous, à partir desquels on proposera des conseils plus personnalisés, déterminés en fonction de votre terrain, des dysfonctionnements cliniques observés et des déficits micronutritionnels confirmés par la biologie nutritionnelle.

Nous allons détailler dans l'ordre de priorité, optimal selon nous, les « gestes santé » que nous vous proposons d'adopter.

Choisir les « bonnes huiles »

Qu'est-ce que « manger gras » ?
Si notre « (bonne) conscience diététique » a longtemps été bercée par des formules aussi dogmatiques qu'erronées – « Manger gras, c'est dangereux pour la santé ! », « Les graisses animales sont les pires ! » – nos connaissances actuelles en matière de nutrition nous permettent de mettre fin à ces préceptes encore fortement ancrés dans les mentalités. « Manger gras » n'est un danger qu'en cas de consommation excessive et/ou mal équilibrée. Cessons donc de diaboliser systématiquement les graisses. L'apport recommandé de graisses dans l'alimentation a d'ailleurs été reconsidéré à la hausse (+ 5 % par rapport à 2001). On considère aujourd'hui comme « raisonnable » un apport de lipides représentant 35 à 40 % de l'apport énergétique total pour un adulte.

Ainsi, il y a souvent une confusion entre nos besoins physiologiques minimaux nécessaires pour ne pas présenter de carences et nos besoins physiologiques optimaux, qui nous aident à prévenir certaines maladies telles que l'obésité, le diabète, les maladies cardiovasculaires, certains cancers et les pathologies neuropsychiatriques.

De même, on ne fait plus l'amalgame entre graisses animales et graisses saturées. On s'intéresse davantage à la qualité des graisses pour les juger bonnes ou mauvaises, hypercholestérolémiantes ou non. Leur apport devrait représenter de 8 à 12 % de l'apport énergétique total pour un adulte en 2010.

Le premier geste, simple mais fondamental pour une « alimentation santé », est donc de changer vos huiles de table.

La qualité et la quantité de votre huile de table
• *La qualité*
Adoptez les huiles suivantes : l'huile de colza ou un mélange d'huile de colza-noix (60-40 %). Privilégiez les huiles biologiques,

de première pression à froid, car elles gardent toutes leurs qualités chimiques, les acides gras polyinsaturés sont respectés et il n'y pas de transformation en acides gras trans délétères. Évitez les bouteilles en plastique, car le contact de l'huile avec le plastique la charge en produits perturbateurs des glandes endocrines, féminisants, le bisphénol A (voir dans la bibliographie l'ouvrage de S. Simon et dans la filmographie *Mâles en péril* p. 306).

• *La quantité*
Il est recommandé de consommer chaque jour, en moyenne :

– 2 cuil. à soupe (30 ml) d'huile de colza ou du mélange d'huile de colza-noix si vous êtes une femme ;
– 3 cuil. à soupe (45 ml) d'huile de colza ou du mélange d'huile de colza-noix si vous êtes un homme.

L'apport des autres acides gras importants
Ils sont apportés par la consommation hebdomadaire, pour un adulte, de 400 g de poissons gras des mers froides (maquereaux, sardines, anchois, harengs, etc.). Choisissez-les de préférence non fumés et non salés, car les procédés de fumage peuvent produire des nitrosamines cancérigènes. En outre, l'excès de sel peut entraîner une hypertension et le déséquilibre sodium-potassium modifie le pH sanguin en provoquant une acidose à l'origine de pathologies comme l'hypertension artérielle, l'ostéoporose, le diabète, la fonte musculaire et les lithiases rénales.

Vous pouvez aussi consommer des crevettes ou des calamars sauvages et de temps en temps du saumon biologique ou sauvage. Attention les gros poissons sont pollués en mercure et en dioxine (voir encadré ci-après).

Quels poissons est-il bon de consommer ?

Cette question recoupe deux réalités : quels poissons sont bons pour ma santé et quels poissons puis-je manger sans participer à la surexploitation des fonds marins ?

Quels poissons sont bons pour ma santé ?
Vous pouvez manger autant de poissons que vous voulez, mais pas n'importe lesquels. Pour votre santé globale et pour une bonne communication cellulaire, vous avez besoin de 400 g par semaine de poissons gras des mers froides (apportant les oméga-3 essentiels). Nous vous conseillons les petits poissons, car ils ont nagé librement et non dans un élevage (évitez ceux issus de l'embouchure de la Seine, à cause de la pollution aux PCB polychlorobiphényles). Par petits, entendez : sardines, maquereaux, harengs, anchois, cabillaud (un peu moins riches en acides gras EPA). Soyez vigilants également sur leur provenance : lieux et modes de pêche, fraîcheur, etc. Évitez le saumon d'élevage ; vous pouvez consommer de temps en temps du saumon biologique ou sauvage (on parle à certains endroits de pollution à la dioxine). Les élevages portant le « label rouge » sont de qualité. Le saumon du Pacifique, près des côtes d'Amérique latine, est moins pollué. Évitez les gros poissons d'élevage ou sauvages comme le thon, l'espadon et le flétan, sujets à la pollution au mercure et faisant l'objet d'un commerce non respectueux du renouvellement des espèces. Consommez des poissons frais si possible, crus ou cuits, et pas trop souvent, des poissons fumés. Vous pouvez consommer des surgelés, car avec une surgélation ultra-rapide, les cristaux de glace formés sont petits et n'endommagent pas les cellules des aliments. Écartez les plats de poisson cuisinés, souvent préparés avec une huile de tournesol ou une huile végétale dont l'origine n'est pas précisée, et le plus souvent avec des additifs alimentaires. Bref, lisez les étiquettes !

> *Quels poissons manger sans participer à la surexploitation des fonds marins ?*
> Tout un réseau se développe pour une consommation durable des produits de la mer et l'achat d'espèces qui ne sont pas en voie d'extinction. La mise en place de cet objectif est expérimentée par trois grands aquariums : l'Acquario di Genova (Italie), l'Aquarium Finisterrae (Espagne) et Nausica, Centre national de la mer (France), rassemblés sous l'égide du Réseau Océan Mondial. Vous trouverez sur Internet tous ces renseignements sur le site de Mr Goodfish (http://www.mrgoodfish.com), dont le but est de sensibiliser le public et les professionnels de l'industrie poissonnière à ce sujet afin de développer une attitude : « bon pour la mer, bon pour vous ». Ce site publie une liste d'espèces recommandées, établie, pour chaque saison, par un comité d'experts (des représentants des pêcheurs et des éleveurs, un scientifique spécialiste des ressources marines, un représentant du commerce et de la distribution et un scientifique du Réseau Océan Mondial).

Ces apports couvrent en moyenne 60 % des besoins en acides gras journaliers nécessaires (en moyenne, pour une femme de 60 kg et pour un homme de 70 kg) et surtout, couvrent les bons « rapports santé » que sont le rapport acide gras linoléique/acide gras alpha-linolénique et, deuxièmement, le rapport oméga-6/oméga-3 qui doit être inférieur à 3 (voir p. 109).

Ces deux rapports sont sans conteste l'un des éléments fondamentaux du conseil alimentaire en termes de santé.

Les 40 % restants des acides gras sont apportés par le reste de l'alimentation.

> **La consommation idéale de graisses**
>
> – Consommez 2 à 3 cuil. à soupe d'huile de colza ou du mélange d'huile de colza-noix par jour ;
> – mangez 400 g par semaine de poissons gras des mers froides type maquereaux, sardines, anchois, harengs, etc. ;
> – diversifiez vos sources de graisses animales, en privilégiant les viandes blanches ;
> – tendez vers un rapport oméga-6/oméga-3 inférieur à 3, que vous atteindrez sans problèmes en suivant nos conseils ;
> – augmentez votre consommation d'acide alpha-linolénique : si vous ne consommez pas d'huile de colza ou du mélange d'huile de colza-noix, comme conseillé ci-dessus, prenez 5 ml d'huile de cameline par jour en plus de votre huile d'olive par exemple ;
> – évitez l'huile de tournesol.
>
> La mesure des taux d'acide alpha-linolénique, d'EPA et de DHA dans votre sang est un bon indicateur de votre consommation en acides gras à longues chaînes (huile de colza, cameline, etc.) et à très longues chaînes (maquereaux, saumon, sardines) ainsi que de votre risque de maladies cardiovasculaires.

Pas un jour sans fruits et légumes

Consommez 5 à 6 portions par jour de fruits et de légumes, crus ou cuits, variés et colorés. Choisissez-les mûrs et de saison, si possible issus de l'agriculture biologique (voir encadré p. 110). Préférez les produits de saison et de proximité. De saison, car la nature a prévu un « capital vitaminique » optimal lorsque le fruit ou le légume arrive à maturité, cultivé en pleine terre et exposé au soleil. De proximité, car le beau fruit mûr ou le légume voit son « capital vitaminique » diminuer au fil des jours après la maturité, notamment pour la vitamine C des légumes à feuilles qui s'oxyde à température ambiante (la perte de vitamine C est de 30 à 50 % par 24 heures à partir de la récolte). Plus le transport est long, plus la perte augmente. Il y a une perte également des autres vitamines. Attention aussi aux modes de cuisson à privilégier ou à éviter (voir p. 130).

Peut-on manger la peau des fruits et des légumes ?
Ce serait l'idéal puisque la plus grande partie des vitamines se trouve dans la peau des fruits et des légumes. Pour cela, il faut les choisir « bio », car épargnés par les pesticides, ils peuvent être consommés avec leur peau. Attention aux fruits qui ne s'épluchent pas, comme les fraises, les framboises ou les raisins, car la quantité de traitements utilisée est souvent très importante.

Si vous utilisez des fruits et des légumes qui ne sont pas issus de l'agriculture biologique, épluchez-les, lavez-les et cuisez-les à la vapeur, car celle-ci permet de laisser partir les produits phytosanitaires dans l'eau d'évaporation qui, bien sûr ne se boit pas.

> **Pourquoi est-il préférable de manger « bio » ?**
>
> L'agriculture biologique, avec le label AB, apporte un certain nombre de garanties : l'absence d'utilisation des produits phytosanitaires (engrais, pesticides, herbicides) pour l'agriculture ou l'élevage ; des animaux nourris avec des aliments labellisés « bio » (de 90 à 100 % selon les espèces) et sans OGM ; un recours aux antibiotiques limité au profit notamment de l'homéopathie, etc. Les agriculteurs « bio » recherchent la diversité dans leur production, qu'elle soit végétale ou animale. Ces pratiques font l'objet de contrôles et de certifications, car, comme le souligne P. Bourgault, dans *100 Réflexes pour manger bio et pas cher* : « Verdir l'emballage ne suffit pas ! »

Nous vous encourageons ainsi à privilégier les aliments « bio », que nous devrions nous soucier de retrouver dans les cantines de nos enfants (voir *Nos enfants nous accuseront*, film de Jean-Pierre Jaud, p. 306).

En attendant la fin d'études comme celle du Pr Joyeux (étude ABARAC comparant des produits issus des agricultures biologique, raisonnée et conventionnelle : http://www.professeur-joyeux.com/alimentation_resultats_abarac.htm), nous restons très soucieux de l'augmentation des maladies de civilisation (obésité, maladies cardiovasculaires, cancers, maladies auto-immunes, autisme, etc.). Il nous semble important de préférer une alimentation moins polluante et respectueuse des ressources de la planète et de la biodiversité et permettant de respecter le travail et la santé des agriculteurs ainsi que la nôtre. L'abus de produits phytosanitaires ne cesse d'augmenter : en 2006, le rapport annuel de la Commission européenne sur les résidus de pesticides dans les aliments produits dans les États de l'Union européenne atteste que « sur 60 000 échantillons analysés, le nombre de produits présentant des résidus est passé de 37 à 44 % en dix ans ; 13 % des fruits et légumes dépassent la limite maximale admise ». Il nous paraît donc impératif de consommer des huiles biologiques, de première pression à froid, du beurre de baratte biologique, des céréales complètes ou des pains complets biologiques. Pour les fruits et légumes, nous vous conseillons également d'acheter « bio » ou de vous tourner vers des producteurs dont vous connaissez les méthodes de travail et de culture. Choisir le « bio » est particulièrement important pour le raisin, les fraises et les tomates pour lesquels l'utilisation de pesticides est souvent abusive (voir ci-dessus).

> Le bouillon de légumes « bio » est riche en minéraux « ressourçants » (en potassium, en particulier).
> À défaut de produits biologiques pour les œufs et les viandes, optez pour ceux de la filière Bleu-Blanc-Cœur (http://www.bleu-blanc-coeur.com).

Des céréales, complètes, diversifiées et associées à des légumineuses

Privilégiez le pain complet au levain d'origine biologique. Les phytosanitaires utilisés sont concentrés dans l'enveloppe des céréales.

Pour les céréales, choisissez-les complètes ou semi-complètes, plutôt d'origine biologique, car elles sont beaucoup plus riches en protéines, en oligo-éléments et en minéraux utiles que les céréales blanchies et leur index glycémique est plus bas, respectant ainsi la stabilité de votre glycémie.

Optez de préférence pour un mélange céréales complètes-légumineuses (par exemple, riz-haricots rouges, semoule-pois chiches, haricots rouges-maïs) non seulement pour la richesse en vitamines, en minéraux et en sucres lents (glucides simples) à index glycémiques bas, mais aussi parce que leur association constitue une source équilibrée d'apport en protéines végétales.

Qu'est-ce que l'index glycémique d'un aliment ?

Les aliments contenant des glucides n'augmentent pas la glycémie de façon équivalente. Jusqu'aux années 1980, on considérait que les sucres simples (saccharose, fructose, etc.) étaient rapidement assimilés et augmentaient fortement la glycémie ; à l'inverse les glucides complexes étaient réputés pour être assimilés lentement et élever faiblement la glycémie.

En fait, la réalité est plus complexe, car certains glucides dits « simples » n'augmentent pas la glycémie. Ainsi, l'indice glycémique, créé en 1984, indique la vitesse d'absorption par l'organisme des différents types de glucides. Plus l'absorption est rapide, plus cet indice est élevé. L'index glycémique de référence est celui du glucose (100). Il est alors possible de classer les aliments en fonction de leur index glycémique fort, moyen ou faible. Ainsi les termes de glucides lents et glucides rapides ne devraient plus être utilisés. Notre alimentation actuelle privilégie les glucides à index glycémique fort, ce qui donne, dans la phase de digestion, une hypoglycémie réactionnelle responsable de nombreux troubles (troubles de l'humeur, déficits de l'attention, fringales, etc.) qui nous pousse à re-consommer des aliments sucrés pour faire face à l'hypoglycémie.

Attention : les céréales à consommer régulièrement sont des céréales complètes, non soufflées et non sucrées. Les autres doivent être considérées comme des sucreries.

Des protéines animales mais pas trop de viande rouge

Pour votre apport protéique, privilégiez les viandes blanches, les petits poissons gras des mers froides ainsi que les autres poissons en général et les œufs. Limitez la consommation de viandes rouges à deux fois par semaine, car elles sont beaucoup plus riches en graisses saturées cachées et en oméga-6.

Pour la qualité des produits, voir « Quels poissons est-il bon de consommer ? » (p. 107) et « Pourquoi est-il préférable de manger "bio" » ? p. 110.

Boire suffisamment sans attendre le signal de la soif

Boire est un besoin physiologique essentiel pour réguler notre température, permettre nos échanges internes et éliminer nos déchets. Nous sommes constitués à 72 % de l'eau.

Le 1,5 litre quotidien conseillé est une donnée indicative de la quantité d'eau (de liquide) à boire dans une ambiance tempérée pour une activité physique modérée.

Ne buvez pas trop d'eau pendant le repas : il est préférable de boire 1 verre d'eau tiède qui « réchauffe » l'estomac plutôt qu'un thé vert, même tiède, qui ralentit son métabolisme. En pratique, buvez un grand verre d'eau (au minimum 20 cl) 30 minutes avant chacun des trois repas et un autre 2 h 30 après le repas ; le dernier verre étant pris avant le coucher. Si vous avez bu du vin, prenez 2 verres d'eau supplémentaires. Tout liquide bu, autre que l'eau, nécessite la même quantité d'eau pour être assimilé sans problème et ne pas se déshydrater.

Si vous ne buvez pas assez les risques sont les suivants : fatigue, baisse de vigilance et de performance, peau sèche, calculs rénaux ou biliaires, infection urinaire...

La consommation de vin rouge
Si vous appréciez le vin rouge, vous pouvez en boire 1 verre par jour si vous êtes une femme, ou 2 si vous êtes un homme, pour sa richesse en polyphénols. Il est évident que la richesse en alcool ne justifie pas une consommation excessive de boissons alcoolisées (il n'y a alors que les méfaits de l'alcool).

Les aliments et les habitudes à limiter

– les graisses cuites (fritures) ;
– les boissons sucrées, les sodas, les glaces, les pâtisseries, etc. ;

> – les huiles raffinées oxydées (fritures et huiles chauffées dans les aliments comme les viennoiseries et les biscuits industriels) ;
> – le sucre blanc ;
> – les cuissons à haute température.

Les conseils personnalisés

Proposer des conseils personnalisés nécessite de procéder à des adaptations en fonction de chaque individu. Vous trouverez dans cet ouvrage des propositions de changements nutritionnels et dans la seconde partie, des conseils micronutritionnels en fonction de vos symptômes. Si vous ne ressentez pas d'amélioration, une consultation chez un médecin micronutritionniste sera également l'occasion d'un conseil individualisé.

Nous ne sommes pas des « libres mangeurs » !

Nous ne nous orientons pas spontanément vers une alimentation en fonction d'une réflexion intellectuelle, puis d'une connaissance de la composition des aliments. Nous sommes avant tout déterminés par un certain nombre de facteurs.

Les déterminants sociaux, psychologiques, symboliques et culturels

Nos choix alimentaires sont au carrefour de déterminants complexes : sociaux, psychologiques, symboliques et culturels. Notre personnalité intervient également dans nos choix, dans la composition de nos menus, dans notre façon de faire les courses, etc.

Les besoins physiologiques
Il existe encore un niveau plus profond de nos besoins : ce sont les besoins physiologiques individuels, les besoins métaboliques en macronutriments et micronutriments qui sont variables d'un individu à l'autre, avec cette notion importante de densité micro-nutritionnelle (voir p. 103) fonctionnelle qui conditionne l'utilisation énergétique des macronutriments.

Les antécédents familiaux et personnels
En plus de cet aspect énergétique (macronutriments) et fonctionnel (micronutriments) (voir p. 95 et 98), certains constituants de l'aliment sont capables de moduler l'expression de nos gènes. Cela représente un moyen d'action sur certains processus physiologiques que l'on peut optimiser en fonction de nos antécédents familiaux et personnels.

La tolérance alimentaire
La tolérance peut être un facteur déterminant et prioritaire à tout préalable de digestion et d'assimilation. Chaque individu a une certaine tolérance ou intolérance aux différents groupes d'aliments.

La tolérance alimentaire regroupe deux aspects distincts, en relation avec l'aliment :

– la capacité à reconnaître et accepter l'aliment, ce qui n'est pas automatique et qui est dévolu au système immunitaire dont l'essentiel se trouve au niveau digestif intestinal ;
– la capacité, pour ce même système digestif intestinal, de digérer l'aliment et ensuite de l'assimiler.

Toute intolérance alimentaire importante doit être prise en compte et entraîner l'éviction temporaire de cet aliment. Les apports nutritionnels de l'aliment supprimé seront compensés par un ou plusieurs aliments couvrant les besoins manquants.

Ainsi, lors d'une consultation médicale personnalisée, le rôle du médecin, formé à la nutrition et à la micronutrition, sera de recueillir les informations, de les analyser et de les corréler afin de proposer une exploration biologique éventuelle et une prise en charge nutritionnelle et micronutritionnelle adaptée et individualisée, à l'aide d'outils fonctionnels individualisés tels que le questionnaire alimentaire (voir p. 86).

Les questionnaires DDM et DNS (voir p. 44 et p. 48) associés au questionnaire alimentaire permettent de savoir si les besoins énergétiques (macronutriments) et de densité micronutritionnelle (micronutriments) sont bien adaptés, c'est-à-dire si votre alimentation répond à vos besoins réels. Ces différents éléments sont la base d'une alimentation ajustée aux besoins de chacun.

Ensuite, les liens établis à partir de ces différents éléments fonctionnels (DDM, DNS, QA) indiqueront les explorations biologiques à réaliser pour permettre une prise en charge nutritionnelle et une éventuelle complémentation micronutritionnelle adaptée et individualisée.

La prise en charge tient compte en permanence des capacités fonctionnelles du tube digestif qui conditionnent le devenir métabolique de tout aliment absorbé. En micronutrition, notre priorité reste toujours de restaurer l'utilisation des micronutriments fournis par l'alimentation. Pour conserver cette utilisation, l'optimiser ou la restaurer, il faut prendre en compte toutes les fonctions du tube digestif, notamment celles de digestion, d'assimilation ou de détoxication qui sont souvent les plus fragilisées.

**Les principaux acteurs
d'une « alimentation santé »**

Il est certes important d'adopter une alimentation équilibrée et diversifiée – première étape vers l'« équilibre santé » – mais vous ne devez pas perdre de vue des éléments importants, à savoir :
– la place incontournable du tube digestif qui va « valoriser », « bonifier » ce que vous mangez, car sans

> sa collaboration, votre alimentation aussi équilibrée soit-elle, ne vous sera pas profitable : le devenir métabolique (transformation en énergie) de votre alimentation dépend du bon fonctionnement de l'intestin ;
> – l'« alimentation santé » elle-même, fondée sur des « gestes santé » essentiels ;
> – la tolérance alimentaire, c'est-à-dire la capacité pour notre tube digestif à tolérer les aliments que nous absorbons. Cette tolérance est souvent sous-estimée, voire banalisée, sous prétexte de l'importance de certains aliments d'un point de vue nutritionnel. Mais n'oublions pas que, quelle que soit son importance en termes d'apport nutritionnel, tout élément perturbateur (intolérance ou hypersensibilité) devra être écarté, car il a des conséquences en termes de santé globale bien plus importantes que celles de l'éviction de l'aliment en question.

Les aliments et produits à éviter

Avant de voir les écueils à éviter, précisons qu'il n'y a pas de « mauvais aliments ». Il existe des aliments pris en excès, mal cuits ou mal choisis en raison d'intolérances spécifiques, des aliments reconstitués dans des conditions d'hygiène défectueuse ou avec des produits de base que vous n'achèteriez jamais si vous en connaissiez les dangers (par exemple, les merguez industrielles à cause de la qualité de la viande utilisée, des acides gras saturés et du mode de cuisson associé). En outre, certaines déficiences sont dues aux associations de différents aliments ou à l'accumulation de nourritures « sans vitalité ».

En bref, plus vous vous éloignez de ce que fournit la nature et plus les risques de transformation risquent d'apporter des éléments indésirables, parfois réellement toxiques et souvent nutritionnellement « vides ».

Les « calories vides » ou la *junk food*

L'énergie apportée par les aliments est traditionnellement mesurée en calories. Cependant, il faut distinguer les bonnes calories absorbées des mauvaises. Lorsque leur teneur en micronutriments (vitamines, minéraux...) est élevée et que leur apport énergétique est faible, les aliments ont une densité nutritionnelle élevée. C'est notamment le cas des fruits et des légumes, mais aussi des produits céréaliers, des poissons, de certaines viandes et de certains produits laitiers. Au contraire, lorsque l'apport de micronutriments est faible, mais que l'apport énergétique est important, la densité nutritionnelle est basse.

Les « calories vides » désignent les aliments qui, bien qu'apportant beaucoup de calories, sont très pauvres en nutriments essentiels. En bref, ces aliments nous apportent une certaine dose d'énergie sans aucune valeur nutritive pour nos cellules. Ils sont souvent très concentrés en sucre ou en gras, sans pour autant contenir des vitamines, des fibres et des minéraux. Ils privent ainsi le corps des nutriments dont il a besoin pour conserver force et santé. Les produits alimentaires raffinés, par exemple, ont perdu leur vitalité, c'est-à-dire les micronutriments nécessaires à notre santé.

Les « calories vides » sont souvent converties dans le corps en graisses et stockées. Dans une optique de perte de poids, elles sont ainsi à proscrire, car elles se comportent comme un coupe-faim à court terme : elles donnent l'impression d'être rassasié et entraînent un stockage de graisses saturées (les fameux bourrelets inesthétiques) sans avoir apporté de vitalité et d'énergie au cerveau. Et les variations de glycémie recréent un énervement, voire une excitation, puis une sensation de fatigue pouvant amener de la tristesse, des nausées puis une fringale incontrôlable (phases d'hyperglycémie, puis d'hypoglycémie en réponse à la sécrétion d'insuline).

Que sont ces « calories vides » ?

Sous ce terme sont regroupés :
– les gâteaux, les charcuteries, les sucreries, les aliments type *snacks*, très concentrés en sucre ou en gras sans pour autant contenir des micronutriments ;
– la bière et toutes les boissons alcoolisées : le vin, riche en polyphénols n'en est pas moins très calorique ;
– les aliments à haute teneur en graisses, tels les panures, les hamburgers, les hot-dogs, le poulet frit, les quiches, les chips, les pizzas et les frites ;
– les bonbons et les friandises ;
– les barres chocolatées industrielles ;
– les boissons gazeuses et sucrées : une canette de soda apporte 40 g de sucre sans aucun intérêt nutritionnel ;
– les glaces, les beignets, etc.

Il faut donc exclure le recours régulier, et encore moins quotidien, aux *fast-foods*, aux viennoiseries, aux aliments panés ou frits, aux bonbons, aux sodas... Ils perturbent, directement ou non, le devenir des graisses dans le corps et entraînent une prise de poids ; ils peuvent provoquer des modifications de la glycémie, une perte d'énergie et de vitalité, des troubles sexuels, des troubles de l'humeur et des addictions. Le chemin vers l'inflammation, l'obésité, le diabète, le cancer est ainsi commencé. Une consommation régulière de cette *junk food* entraîne un comportement addictif aussi fort que celui à la cocaïne ou à l'héroïne (des études américaines constatent que les sites de la dopamine sont atteints).

Les sodas, rois des « calories vides »

Les sodas contiennent 40 g de sucres raffinés pour une canette de 33 cl, qui n'ont aucun intérêt nutritionnel et qui demandent une régulation de la glycémie incessante. Une canette de soda équivaut à 6 à 8 bonbons ou à 1 croissant. Le soda contient également de la caféine et dans sa version « light » des édulcorants nocifs pour la santé comme l'aspartame (E951) et l'acésulfam-K (E-950) (voir p. 122). Il contient, en outre, de l'acide phosphorique qui présente un risque de décalcification important pour les enfants et adolescents. Le colorant E150 ou caramel naturel ou chimique peut être fabriqué à partir de maïs transgénique et pourrait contenir du glutamate monosodique E621, cancérigène et mutagène. Le pH des sodas est de 2,8, donc très acide.

Les buveurs de sodas ont souvent une alimentation qui s'éloigne de l'« alimentation santé », préférant aux poissons, légumes, bonnes huiles et fruits des hamburgers avec des frites ou des chips : cette alimentation entraîne une acidification sévère et dommageable de l'organisme.

Les sodas « light » sont souvent consommés dans le but de perdre du poids ou de limiter la prise de poids. Or, en l'absence d'une diversification alimentaire telle que nous l'avons définie, il ne peut y avoir de perte de poids. En outre, ils n'entraînent pas, a priori, de modifications de la glycémie, et ils créent un effet d'accoutumance amenant à augmenter la consommation de sodas.

Le soja

Le soja fait l'objet de nombreux débats dans des publications plus ou moins indépendantes.

Signalons tout d'abord qu'il ne faut pas confondre le soja, dont nous allons parler, avec le haricot mungo, plante tropicale ou subtropicale, consommée en Asie sous forme de graines ou de germinations. Ce dernier est cultivé sous forme de jeunes pousses ou de graines germées, appelées à tort « soja » dans les boutiques « bio ». Ce haricot mungo est vert et contient des protéines végétales.

Notre réflexion sur le soja (à graines jaunes) est fondée sur diverses études internationales et notre pratique de nutritionnistes.

Rappelons que les Chinois consomment des graines de soja fermentées, car la graine de soja, non fermentée, comporte beaucoup de toxines naturelles pour se défendre contre ses prédateurs. Les graines de soja non fermentées contiennent des inhibiteurs d'enzymes, comme la trypsine, qui entraînent une mauvaise digestion des acides aminés. On y trouve également de l'hémagglutinine qui favorise la formation de caillots sanguins. Chez l'enfant, les inhibiteurs de la trypsine et de l'hémagglutinine inhibent la croissance.

Dans le soja, certains facteurs, comme l'acide phytique, facilitent l'apparition de goitres thyroïdiens. Le soja est, plus que d'autres céréales, riche en cet acide, substance qui peut bloquer l'absorption par l'intestin des minéraux essentiels : particulièrement le zinc mais aussi le magnésium, le calcium, le cuivre et le fer. Cela provoque donc des risques de carences en minéraux. Ces dérivés du soja sont largement présents dans les cantines scolaires, dans les pâtisseries, dans les boissons à basses calories et dans les produits de restauration rapide.

Quant aux isoflavones, elles ne peuvent être efficaces que si elles sont métabolisées par le tube digestif, ce qui est loin d'être le cas chez la majorité des individus qui en prennent.

Nous déconseillons de donner aux bébés des laits maternisés à base de soja quand on sait que les bébés alimentés avec ces laits reçoivent, ramené au poids corporel du bébé, l'équivalent de cinq pilules contraceptives par jour.

Les additifs alimentaires et l'aspartame

Le principe adopté par l'industrie pour les additifs alimentaires est simple : pour susciter l'envie de consommer certains aliments qui nous rappellent de bons souvenirs (les bons repas chez notre grand-mère, par exemple !) et pour les rendre attractifs à l'œil, colorants, édulcorants, exhausteurs de goût, agents de sapidité, antioxydants, émulsifiants viennent compléter les plats contenant sel, acides gras saturés, acides gras trans et sucres raffinés.

Vous trouverez ci-dessous ce que nous vous conseillons d'éviter.

Le glutamate monosodique (E621)

Le glutamate monosodique (GMS), découvert en 1908, est un additif alimentaire largement utilisé comme exhausteur de goût qui a pour rôle de rendre les aliments plus savoureux, d'exciter nos papilles gustatives et de nous donner l'envie de manger encore plus de produits en contenant. Il est très utilisé dans la cuisine asiatique et indienne. On le trouve dans un nombre considérable de produits : chips, soupes en sachets, plats surgelés, plats préparés, bonbons, pâtes à tartiner, produits de « régime »...

> **Sous quelle dénomination et où trouve-t-on le glutamate monosodique E621 ou GMS ?**
>
> Il est répertorié du code E621 au E625 sous les dénominations suivantes :
> – glutamate monosodique ;
> – glutamate ;
> – acide glutamique.
>
> On le trouve dans les produits suivants :
> – huiles ou graisses végétales hydrogénées ;
> – protéines hydrogénées ;
> – gélatine ;
> – caséinate de sodium ou de calcium ;
> – levure ajoutée ;
> – extraits de levure ;
> – glutamate monopotassique ;
> – certaines huiles de maïs ;

- extraits et arômes de malt ;
- bouillons déshydratés ;
- arômes artificiels ;
- arômes naturels de porc ou de poulet ;
- extraits d'épices ;
- protéines de blé ;
- nombreux assaisonnements ou épices (qui sont souvent des produits chimiques et non pas du sel, des herbes ou du poivre) ;
- maltodextrine ;
- sauces au soja ;
- produits fermentés ou fortifiés aux protéines ;
- acide citrique (ou concentré) ;
- sirops de maïs ;
- arômes de caramel (colorant) ;
- protéines de soja (ou concentré) ;
- isolat de protéine de soja ;
- protéines de blé (ou concentré), de riz ou d'avoine ;
- protéines de lait (parfois fortifiées) ;
- carragheen (fibre soluble extraite des algues utilisée comme épaississant) ;
- enzymes, etc.

• *Quels sont les effets secondaires liés à la toxicité du glutamate monosodique neurotoxique (GMS) ?*
Ses effets secondaires sont variés : troubles cardiaques avec, entre autres, palpitations, douleurs musculaires ; troubles digestifs et neurologiques ; troubles du comportement ; troubles de la vue, de la respiration, de l'élocution ; problèmes cutanés et uro-génitaux, etc. Le Dr Blaylock explique les méfaits de l'aspartame et du glutamate monosodique considérés comme « excitotoxines » qui touchent le système nerveux (en excitant les neurones jusqu'à les détruire) et sont cancérigènes.

Tous ces symptômes ou ces maladies sont le reflet d'une intoxication sévère de l'organisme. Une réflexion attentive sur nos différents maux est nécessaire. N'oubliez pas que les questionnaires proposés vous permettent d'apprécier votre état de santé. Tous vos maux ne sont pas en relation avec la prise d'additifs alimentaires, cependant comme il est difficile de tout éviter, mieux vaut rester vigilant(e) en lisant attentivement les étiquettes des produits que vous consommez et envisager votre alimentation dans sa globalité (cet aliment contient-il plusieurs additifs ? est-ce que j'en consomme tous les jours ? etc.).

L'aspartame (E951)
Il a fait l'objet d'expertises et de contre-expertises : l'énumération de ses effets toxiques incite fortement à s'en passer.

L'aspartame, édulcorant de synthèse, aurait été découvert en 1965 par un chimiste américain à la recherche d'un traitement pour soigner les ulcères. Dès 1973, des chercheurs américains indépendants ont mis en évidence ses potentiels effets cancérigènes et destructeurs sur le cerveau. Sa mise sur le marché a été faite en 1980 à grands renforts financiers.

Il est impossible de faire la liste exhaustive des milliers de produits qui en contiennent. L'aspartame est utilisé dans la plupart des produits « light », sodas, chewing-gum, et dans de nombreux médicaments. Vérifiez toujours si ce type de produits contient de l'aspartame ou de la phénylalanine.

Rappelons qu'il a des effets sur le système nerveux et de nombreux organes mais aussi ses potentiels effets cancérigènes.

Il contient trois composants : phénylalanine (50 %), acide aspartique (40 %) et ester de méthyle (10 %). Avalé, il se transforme en méthanol (alcool de bois toxique) à partir d'une température de 30 °C, facilement obtenue dans l'estomac. Le méthanol se modifie en formaldéhyde, en acide formique et en diketopipérazine : ces trois produits sont tous responsables du développement de tumeurs au cerveau.

> **Sous quelle dénomination et où trouve-t-on l'aspartame ?**
>
> Il se présente sous différentes dénominations :
> – aspartame ;
> – aspartam ;
> – E951.
> Tout produit contenant de l'aspartame doit nécessairement mentionner la présence d'une source de phénylalanine. Encore une fois, lisez et relisez les étiquettes, quitte parfois à utiliser une loupe ! En effet, le plus souvent, seule la mention « sans sucre » ou « light » est mise en évidence.

L'aspartame détruit le système immunitaire et empêche la production d'ADN qui induit et contrôle toutes les activités cellulaires. La puissante FDA (*Food and Drug Administration*, organisme américain d'administration et de contrôle de l'alimentation et des médicaments), aux États-Unis, a retenu 92 effets secondaires de l'aspartame.

• *Puis-je sucrer avec des édulcorants ?*
Les édulcorants créent un leurre pour le cerveau qui se trouve perdu. Si après quelques jours sans sucre ajouté à un aliment, vous continuez à l'aimer, c'est que vous aimez cet aliment tel quel ; si vous ne l'aimez que sucré, c'est donc le goût du sucre que vous aimez plus que l'aliment en question. Si pour des raisons médicales, vous devez arrêter ou limiter votre consommation de sucre et que votre tête n'est pas d'accord, c'est votre « mental » qu'il faut changer. Nous verrons plus loin comment cultiver des pensées rationnelles (voir p. 168), bonnes pour votre santé. C'est valable pour tout régime qu'il soit sans sel, sans alcool, sans gluten, sans lactés, etc.

Si vous pouvez manger du sucre, consommez de préférence du sucre roux, du sirop d'agave ou de la stévia. Cette plante originaire du Paraguay a permis la mise au point de l'édulcorant naturel le plus récent, que l'on trouve surtout dans les magasins diététiques.

Son pouvoir sucrant étant très important, une très petite quantité suffit pour sucrer une boisson ou une préparation culinaire. Si la feuille remplace le sucre, les autres formes nous semblent discutables comme édulcorant. En effet, même si l'Afssa a donné l'autorisation de son utilisation, le Parlement européen ne l'a pas ratifiée. On peut l'utiliser pour cuisiner. Il n'entraîne pas de déclenchement excessif de la production d'insuline.

• *Avons-nous besoin de manger du sucre ?*
Le sucre n'est pas un aliment essentiel à la vitalité. Le glucose, qui est nécessaire au fonctionnement des cellules, est produit par la dégradation des glucides et des lipides par les enzymes digestives et celles du microbiote intestinal. Nos ancêtres préhistoriques ne mangeaient pas d'aliments sucrés, sauf quand ils trouvaient du miel. La confection de produits sucrés est récente dans notre histoire et leur consommation s'est mise à flamber à partir du XXe siècle : elle est passée de 38 kg par an et par personne en 1900 à 80 kg en 2000. Ce siècle-là a vu naître les nombreuses maladies de civilisation : obésité, maladies cardiovasculaires, diabète, cancers, maladies auto-immunes, etc. L'addiction au sucre entraîne des modifications de la glycémie, puis une résistance à l'insuline et le début d'un syndrome métabolique ; elle va souvent de pair avec un déficit en sérotonine et des troubles de l'humeur.

• *Comment arrêter la consommation de sucre et d'édulcorants ?*
Dans notre pratique, l'arrêt spontané de la consommation de sucre et d'édulcorants est difficile, car elle est souvent liée à des déficits micronutritionnels associés à une conduite addictive. Dans la plupart des cas, un accompagnement micronutritionnel est nécessaire.

• *Quelques produits à éviter*
Les sulfites E220 à E227, les acides benzoïques E210 à E219, mais aussi les cyclamates E952, interdits aux États-Unis, sont également

à éviter. Chez la souris, on a noté que tous provoquent des cancers de la vessie.

> **Sous quelle dénomination et où trouve-t-on ces produits ?**
>
> On les trouve sous les dénominations suivantes :
> – pour les sulfites : anhydride sulfureux ou dioxyde de soufre (E220) ;
> – pour tous les autres sulfites : sulfite (par exemple, sulfite de sodium) ;
> – pour l'acide benzoïque (E210) et les benzoates : benzoate (par exemple, benzoate de sodium ou parahydroxybenzoate) ;
> – pour les cyclamates (édulcorants) : acide cyclamique et ses sels de sodium et de calcium.
> On en trouve en abondance dans les boissons allégées recommandées par certains nutritionnistes dans le cadre de régime ou pour prévenir l'obésité chez les enfants. Lisez les étiquettes, ne faites pas confiance aux publicités rassurantes ou aux effets de mode.

Attention également aux nitrites E239 et E250 et aux nitrosamines. Les nitrites, inoffensifs en soi, se mélangent aux protéines de la viande et forment les nitrosamines. On en trouve dans les charcuteries. Ces nitrosamines sont utilisées en laboratoire pour provoquer des tumeurs cérébrales expérimentales. Elles peuvent entraîner aussi chez l'animal des tumeurs de nombreux organes : foie, poumon, rein, pancréas, œsophage et vessie.

L'eau des nappes phréatiques contient de nombreux nitrates. Il ne faut pas boire certaines eaux potables qui en contiennent beaucoup (comme celles de Bretagne par exemple). Ces eaux arrosent nos fruits et légumes qui, par chance, contiennent des antioxydants comme les vitamines C et E, ce qui n'est pas le cas de l'eau potable. Rappelons que certains aliments grillés peuvent former des nitrosamines.

Qu'est-ce qu'une « alimentation santé » ?

Il faut aussi de méfier des produits bon marché venus de pays où les critères de santé sont différents : ils peuvent être préparés en dehors des normes européennes d'hygiène, reconditionnés avec beaucoup d'additifs inapparents ou illisibles sur l'étiquette et congelés, voire recongelés. Mais c'est malheureusement parfois le cas en France aussi.

La vigilance est donc de rigueur et la lecture des étiquettes s'imposent. Si vous avez des doutes sur un produit, mieux vaut ne pas le consommer. Envisagez votre alimentation dans sa globalité (cet aliment contient-il plusieurs additifs ? est-ce que j'en consomme tous les jours ? etc.) et n'oubliez pas que le corps a toujours raison. Si vous vous plaignez d'un symptôme inhabituel ou si vos troubles habituels s'aggravent après l'absorption d'un aliment ou d'une boisson, regardez-en la composition. Vous serez souvent étonné(e) de tout ce que contiennent les produits alimentaires proposés à la consommation.

Les OGM

Beaucoup de sites scientifiques conseillent la plus grande prudence concernant les OGM (organismes génétiquement modifiés). Pourquoi offrir à notre corps de nouveaux intrus alors qu'il existe déjà de nombreuses intolérances aux aliments actuels ?

Les nouveaux venus dans les OGM sont des protéines greffées. Si vous souhaitez en savoir plus, vous pourrez connaître les intentions qui ont sous-tendu leur fabrication, les étapes pour y parvenir ainsi que les résultats publiés et ceux qui ont été cachés en lisant *OGM : tout s'explique* de C. Vélot.

Un certain nombre de fromages d'appellation d'origine contrôlée ou protégée (AOC ou AOP) sont le gage d'une bonne alimentation, de terroir – cela ne signifie pas pour autant qu'elle est biologique c'est-à-dire sans utilisation de produits phytosanitaires et sans OGM. Il en est de même pour les produits « Label rouge ». Pour savoir si l'animal a mangé des tourteaux de soja OGM, vous pouvez consulter le site de Greenpeace (http://www.greenpeace.org/france/) et y télécharger un guide des produits garantis sans OGM. Le groupe Carrefour a lancé, en octobre 2010, un étiquetage « Nourri sans OGM » pour 300 références alimentaires de produits animaux dans tous ses magasins en France. Cela concerne tous les produits « Engagement Qualité Carrefour », comme le porc, le veau, les volailles, les œufs ou les poissons d'élevage.

Quels modes de cuisson choisir ?

Choisissez des modes de cuisson qui préservent la vitalité des aliments, leurs qualités nutritionnelles (vitamines, oligoéléments, etc.).

Précisons que cuire un aliment n'est pas sans conséquence. Si la cuisson a des effets bénéfiques (elle peut rendre comestibles certains aliments qui ne le sont pas crus, elle favorise l'absorption intestinale de certains nutriments en améliorant leur biodisponibilité ; elle « attendrit » certains aliments en cellulose dure tels que les légumes à feuilles vertes ou les poireaux selon le temps et la température de cuisson, elle tue les bactéries et les parasites et augmente la durée de conservation des aliments), elle peut aussi être néfaste en modifiant la composition des aliments, en détruisant certaines enzymes et vitamines et en rendant moins assimilables les minéraux. Lorsqu'un aliment est chauffé des réactions chimiques complexes se produisent et peuvent faire apparaître des substances toxiques. Ces toxiques révélés par la couleur brune de l'aliment s'appellent les « corps de Maillard » ; ils sont formés par une combinaison entre protéines et sucres, sont indigestibles et peuvent devenir cancérigènes. C'est pourquoi il faut éviter absolument le brunissage des aliments et si les aliments sont brûlés ou carbonisés ne pas les manger.

Les modes de cuisson à privilégier

La cuisson à la vapeur
Utilisez un cuit-vapeur à étages ou un couscoussier, non hermétique, équipé d'un couvercle bombé, car l'eau de condensation ne doit pas retomber sur les aliments. Mettez les aliments dans le cuit-vapeur lorsque l'eau est bouillante et non à froid.

À utiliser pour les légumes non « bio », les céréales, les légumineuses et les poissons.

• *Les avantages*
Pour les légumes non « biologiques » : la vapeur fait éclater les cellules périphériques et entraîne leur contenu (herbicides, insecticides) dans l'eau du récipient inférieur qui sera jetée.

Pour les viandes, la cuisson vapeur fait fondre en partie les graisses.

• *Les inconvénients*
Moindre respect des vitamines et de l'architecture moléculaire que dans la cuisson à l'étouffée ; appauvrissement en minéraux.

La cuisson à l'étouffée
Elle permet la cuisson à feu doux de l'aliment dans sa propre eau. Au départ, il faut mettre un peu d'eau pour que l'aliment n'attache pas et placer en premier les légumes les plus riches en eau.

À utiliser pour les légumes « bio », les viandes et les poissons.

• *Les avantages*
Elle respecte l'architecture moléculaire, la composition en minéraux et en oligoéléments et conserve la majorité des vitamines si les aliments restent à l'abri de l'air (pas d'oxydation).

Elle respecte la couleur et la saveur des aliments crus (les cellules végétales sont intactes).

• L'inconvénient
Il est d'ordre économique : les faitouts à fond thermique sont chers, mais inusables.

La cuisson en papillote
C'est un « modèle réduit » de la cuisson à l'étouffée. L'aliment est mis nature, avec des aromates et des épices, dans du papier sulfurisé. Évitez le papier aluminium qui peut laisser passer des particules d'aluminium dans l'aliment. L'aliment cuit dans son eau de structure, à l'abri de l'air et sans ajout de corps gras.

À utiliser essentiellement pour les poissons de petite taille, les crevettes et les pommes de terre.

• Les avantages
Les mêmes que ceux de la cuisson à l'étouffée.

Les cuissons à utiliser avec précaution

La cuisson à l'eau bouillante
À utiliser pour les légumes non « bio », les céréales et les légumineuses, les œufs, les poissons, les crustacés, les viandes à pot-au-feu, car elles sont ainsi dégraissées.

• L'avantage
Riche en oligoéléments, en minéraux, avec un peu de vitamines, l'eau de cuisson peut être bue.

Attention : elle risque d'être trop salée.

• Les inconvénients
L'aliment s'appauvrit en libérant, dans l'eau, minéraux et vitamines hydrosolubles.

Il peut y avoir une saveur moindre, ce qui pousse à saler davantage.

La cuisson sous pression ou à l'autocuiseur
• *Les avantages*
C'est une cuisson facile, rapide et savoureuse.

• *L'inconvénient*
Elle détruit les vitamines.

La cuisson au wok
• *Les avantages*
La cuisson est rapide et permet de garder les légumes croquants.

• *L'inconvénient*
Elle nécessite l'usage d'huiles supportant des températures élevées, telle que l'huile d'olive ou d'arachide. Les autres se décomposent à température plus basse et forment des corps toxiques cancérigènes.

La cuisson à la chaleur sèche : au four, à la poêle, à la sauteuse, en tajine
• *Les avantages*
Elle permet une cuisine variée et peut rendre les aliments croustillants. Elle est indispensable notamment pour le pain, les viandes rôties, les gratins, les pâtisseries, etc.

Il faut faire attention à ne pas altérer la qualité de l'aliment en surveillant l'intensité et la durée d'exposition à la source de chaleur. Les deux erreurs à éviter sont la carbonisation et l'utilisation excessive de corps gras qui sont cancérigènes (si la graisse « fume », la température critique est dépassée).

Pour la poêle, attention au type de revêtement : s'il est en Téflon et qu'il commence à s'abîmer, il devient toxique. Dans ce cas, jetez l'ustensile. Après la cuisson à la poêle, jetez l'huile de cuisson.

• *L'inconvénient*
La chaleur agit directement sur l'aliment qui n'a plus d'intermédiaire (l'eau ou la papillote, par exemple) pour le protéger.

Les secrets de l'intestin

Les cuissons à éviter

De manière générale, évitez les températures excessives qui transforment les sucres ou les protéines, évitez les woks trop brûlants, les cuissons dans le papier aluminium et le barbecue à grille horizontale. Privilégiez les cuissons lentes, à 120 °C maximum.

La cuisson au micro-ondes
Le four à micro-ondes est très controversé parce qu'il transforme la nature physique des protéines. Par exemple, le lait du biberon passé au micro-ondes ne contient plus la proline sous sa forme assimilable la L-proline. Elle se transforme en D-proline toxique pour le système nerveux, le foie et les reins. Ce mode de cuisson modifie profondément la structure électronique des aliments avec un appauvrissement en électrons de la nourriture du corps, ce qui favorise à long terme l'oxydation ou la mort cellulaire, c'est-à-dire le contraire de la vitalité apportée par les électrons.

Par ailleurs, si l'on décongèle un plat au micro-ondes sans le consommer tout de suite et si on le réchauffe au four à micro-ondes, les différentes bactéries qui ont pu se développer par temps chaud ne seront pas détruites et risquent d'entraîner une intoxication alimentaire.

Les fritures
La cuisson est assurée par un corps gras porté à ébullition. Le point critique, dit « de fumée », de chaque corps gras indique la température à laquelle il se dénature, se sature, donne des composés indigestes ou toxiques (cancérigènes). L'huile d'olive a son point critique à 210 °C, l'arachide à 220 °C. Elles peuvent être utilisées, dans ce but, une à deux fois par mois. Les autres corps gras sont à proscrire pour les fritures (point critique des huiles polyinsaturées entre 140 et 160 °C, du beurre : 130 °C, de la margarine : 140 °C). La cuisson au gaz atteint très vite des températures très élevées. (La température de l'huile de friture ne doit pas dépasser 180 °C.)

Qu'est-ce qu'une « alimentation santé » ?

La graisse de canard n'a pas ces inconvénients et peut être utilisée pour des pommes de terre sautées de temps en temps. Tout autre corps gras est proscrit pour la friture (saindoux, huile de palme, palmiste et coprah…) pour éviter les apports excessifs en acides gras saturés favorisant les surcharges métaboliques et les corps toxiques cancérigènes.

La cuisson au barbecue
Elle nécessite des précautions importantes. Si la viande est noire, carbonisée, cela signifie qu'elle s'est transformée en produits toxiques (les benzopyrènes), cancérigènes. Il y en a davantage dans les viandes grasses, si la cuisson est prolongée et si la graisse brûle en dessous de la pièce à griller.

La cuisson au charbon de bois ou directement sur la flamme peut entraîner aussi une formation de benzopyrène. On en trouve également en surface des viandes et des poissons fumés, beaucoup plus que dans la chair elle-même, ainsi que dans le café grillé. Et sachez que les fumées venant des viandes cuites au barbecue en transportent (la pollution de l'air à la surface du globe se trouve ainsi augmentée).

S'il vous est difficile de vous passer de votre barbecue, souvent signe de convivialité estivale, choisissez-en un à grille verticale, électrique. Utilisez, de préférence, des viandes maigres, ne les carbonisez pas et accompagnez-les de fruits et légumes, « bio » de préférence, pour aider le corps à lutter contre les toxines. Évitez les chips et les sodas, qui accompagnent souvent les grillades, sources de colorants ou d'additifs qui ne sont pas bons pour la santé.

Les modes de conservation

L'idéal est de faire son approvisionnement au moins deux fois par semaine en choisissant des produits « bio » dont nous avons vu les caractéristiques p. 110 ou issus de la filière Bleu-Blanc-Cœur (http:// www.bleu-blanc-coeur.com). Conservez vos produits frais au réfrigérateur ou dans un garde-manger au frais. Mangez-les rapidement après cuisson ou congelez-les.

Les principaux modes de conservation des aliments ont pour but :
– la prolongation de la durée de vie des produits ;
– une meilleure qualité hygiénique des produits consommés.

Les anciens procédés de conservation, comme les salaisons, les saumures et le séchage sont abandonnés ou moins fréquents. Le fumage continue pour certaines viandes ou poissons. Les procédés modernes actuels utilisent le froid, la chaleur ou l'irradiation. On trouve sur les produits conservés une date d'utilisation (une DLC, date limite de consommation ou une DLUO, date limite d'utilisation optimale qui n'est pas une date limite de conservation, mais une date en deçà de laquelle les propriétés gustatives sont optimales). Par principe de précaution, nous déconseillons la consommation d'aliments irradiés.

Quelques conseils pratiques importants

Lorsque vous faites vos courses, achetez les produits surgelés ou congelés et les produits réfrigérés au dernier moment, juste avant le passage aux caisses. Transportez-les dans des récipients ou des emballages qui permettent d'éviter toute élévation de température (sacs isothermes, par exemple), et replacez-les le plus rapidement possible dans un appareil apte à en assurer la conservation.

Ne décongelez pas les aliments à température ambiante, mais dans le réfrigérateur ou dans un récipient d'eau à température de la pièce. Nettoyez régulièrement votre réfrigérateur et vérifiez sa température (en plaçant un thermomètre dans un verre d'eau) afin de repérer la zone la plus froide où vous placerez les aliments les plus fragiles.

Surtout ne recongelez jamais un produit qui a été décongelé, car les risques d'intoxication sont alors importants.

Les grands principes de la journée type

Plus vous vous approprierez les grands principes de notre « modèle alimentaire », simple, voire très simple, plus vous serez convaincu(e) de la relation directe entre votre alimentation et les troubles fonctionnels que vous présentez. Plus vous vous interrogerez sur les « maillons faibles » impliqués dans vos troubles fonctionnels et chercherez à les renforcer, plus vous raisonnerez à partir de votre pyramide, plus vous aurez de chances d'adopter l'alimentation qui vous convient. Vous sortirez ainsi du cadre rigide des « recettes standards », valables pour tous, pour vous orienter vers un modèle adaptable à chacun.

Les repas doivent rester un plaisir et un moment de partage, d'échanges sensoriels et relationnels. Offrez-vous la satisfaction de vous occuper de votre état de santé sans culpabiliser.

Une alimentation répondant aux besoins en acides gras essentiels
C'est sans aucun doute le principe le plus important de l'« alimentation santé », c'est pourquoi le choix des huiles de table (colza, mélange colza-noix) à consommer quotidiennement est déterminant. Ces huiles doivent être biologiques et de première pression à froid en évitant si possible les bouteilles en plastique (voir p. 105).

Une alimentation de haute densité micronutritionnelle
Pour la densité micronutritionnelle, voir p. 103.

Privilégiez les fruits frais de saison, les céréales complètes, le pain complet au levain plutôt que le pain blanc. Mettez des légumineuses dans votre assiette : haricots rouges, lentilles en évitant les conserves si possible.

Une alimentation favorisant l'équilibre acido-basique
La charge acide est l'un des fléaux de notre alimentation moderne qui favorise certaines pathologies.

L'alimentation est un équilibre entre des aliments acides et des aliments alcalins. De nos jours, nous mangeons de plus en plus d'aliments acides au détriment des aliments alcalins, entraînant un risque d'acidose métabolique latente. Par exemple, les fromages et la viande sont plutôt acides et peuvent être neutralisés par les fruits et les légumes. En effet, les fruits et les légumes apportent, en plus de la densité micro-nutritionnelle (vitamines, minéraux et oligoéléments), la capacité de neutraliser l'acidité grâce à leur grande richesse en malates, citrates et bicarbonates. L'acidité ou l'alcalinité des aliments est indiquée par un index, le PRAL (traduction : charge rénale acide potentielle).

ALIMENTS	PRAL ALCANISANT (mEq/100 g)	ALIMENTS	PRAL ACIDIFIANT (mEq/100 g)
Avocat	– 8,2	Agneau	13,5
Banane	– 6,9	Bœuf	13
Châtaigne	– 9	Cacahuète	5,7
Courgette	– 4,3	Camembert	13
Endive	– 3,5	Comté	24
Épinards crus	– 11,9	Dinde	14,4
Épinards cuits	– 10,3	Fromage de chèvre frais	15,8
Fenouil	– 7,3	Fromage de chèvre sec	27,9
Goyave	– 6,8	Gruyère	21,2
Haricots rouges	– 1,4	Lapin	15,1
Laitue	– 4,3	Lentilles	2,1
Mangue	– 3	Maquereaux	10,68
Oignon	– 2,1	Œufs	7,5
Persil	– 11,1	Pâtes	2,8
Poivre noir	– 25,4	Poulet	14,6
Pomme de terre	– 5,2	Raclette	18,4
Quinoa	– 0,2	Riz brun cuit	1
Raisin rouge	– 6,1	Roquefort	13,8
Raisins secs	– 14,3	Sardines	12,6
Thym	– 35,5	Saumon	7,6
Tomate	– 3,7	Semoule, blé	5,9

Tableau de PRAL *(Potential Renal Acid Load)*, adapté d'A. Houlbert, *La Meilleure Façon de manger*. Informations complètes sur le site www.nutrition.fr

Les causes de l'acidification sont multiples. Elle peut être due à :

– un environnement et un mode de vie stressants : pensées négatives, colère, violence, surmenage, fatigue, manque de sommeil ou d'activité physique, etc. ;

– une surconsommation d'aliments et de boissons acides et/ou acidifiants (par exemple, la surconsommation de sodas favorise l'acidification de l'organisme) et, par conséquent, un manque de consommation d'aliments alcalins.

Qu'est-ce que l'équilibre acido-basique ?

La composition du milieu intérieur de notre corps, c'est-à-dire le liquide dans lequel vivent toutes nos cellules, obéit à des règles essentielles et précises pour assurer leur bon fonctionnement. Une de ces règles concerne le taux d'acidité, résultat de l'équilibre entre les apports acides ou basiques et mesuré par le pH (potentiel hydrogène ou indice d'acidité). Le pH doit être voisin de la neutralité (7,4), voire légèrement alcalin. Ainsi lorsque le pH augmente, nous parlons d'alcalose et lorsqu'il diminue, nous parlons d'acidose.

La richesse de notre alimentation actuelle en produits transformés (céréales, pains, farines raffinées, etc.), en viandes, en sel et sa grande pauvreté en fruits et légumes est pourvoyeuse d'acidité latente.

Dès que cette valeur descend, l'organisme met en jeu de nombreux mécanismes de compensation afin de retrouver l'équilibre optimal et de lutter contre cet état d'acidose latente. Le maintien de l'équilibre acido-basique de l'organisme fait intervenir différents organes (les reins, les poumons, les os et les muscles) afin de maintenir l'équilibre acide base.

Pour tenter de pallier l'acidité latente, l'organisme va puiser, partout où il peut, des éléments alcalins, notamment des minéraux. Cela entraîne notamment une perte des minéraux osseux, une fonte des protéines musculaires ou la constitution de calculs rénaux.

Et il faut ajouter à tout cela les déficits d'apports en minéraux et l'augmentation de leurs déperditions urinaires (calcium, magnésium, etc.). L'excès de sel dans l'alimentation actuelle amplifie l'acidose.

Cette acidité est responsable entre autres de la perturbation du fonctionnement des échanges cellulaires. Ainsi, l'acidose serait suspectée d'être impliquée dans des pathologies comme l'hypertension artérielle, l'ostéoporose, le diabète, la fonte musculaire et les lithiases rénales.

Dans le cadre de la prise en charge de ce dysfonctionnent, des boissons spécifiques à reconstituer (poudre à diluer dans 0,5 à 1 litre d'eau et à boire au cours de la journée), riches en citrates de potassium, de magnésium, de calcium vous seront conseillées par un micronutritionniste.

Une alimentation dotée d'un rapport sodium/potassium (Na/K) satisfaisant
Avec l'alimentation moderne, nous consommons de plus en plus de sodium et de moins en moins de potassium. La plus grande partie de ce sodium ne vient pas uniquement du sel rajouté (salière), mais de la consommation de sel « caché » dans les plats préparés industriellement, le pain, les pâtisseries, la charcuterie, les fromages. Ce rapport Na/K ne cesse d'augmenter ; il est à l'origine de déséquilibres sévères et de maladies graves, comme l'hypertension artérielle, les accidents vasculaires cérébraux, l'ostéoporose, etc.

– Assaisonnez de préférence avec des sels de citrate de potassium et limitez vos apports en aliments très riches en sel de sodium tels que le pain, le fromage et la charcuterie ;
– favorisez les associations d'aliments telle que salade, fromage et fruit ; légumes verts, viande et fruit ;
– privilégiez les eaux minérales riches en bicarbonates et pauvres en sodium, telles que Arvie (- 23 mEq/litre) et Salvetat (- 19 mEq/litre).

Si vous avez une complémentation en potassium, nous vous conseillons d'utiliser des compléments alimentaires avec du potassium sous forme de citrates, en évitant les chlorures qui favorisent la déperdition des autres minéraux.

Le rapport sodium/potassium peut être contrôlé dans les urines.

Une alimentation bien tolérée

Tout ce qui n'est pas accepté par notre système immunitaire intestinal peut être responsable de troubles fonctionnels digestifs locaux mais aussi de troubles à distance (voir p. 61) sans liaison apparente avec le tube digestif. Et pourtant, c'est bien dans le tube digestif que se situe 80 % de nos cellules immunes et que la reconnaissance ou la non-reconnaissance se fait avant l'assimilation.

Tout aliment peut être impliqué dans ce type de réaction avec certes une prédominance pour certains aliments, comme les produits laitiers, le gluten, les œufs et le soja (voir p. 197).

Ainsi, toute intolérance alimentaire passe par le rééquilibrage de l'écosystème intestinal pour d'abord diminuer sa réactivité et ainsi le rendre plus tolérant.

Dans ce cas, la prise en charge passe nécessairement par la complémentation en probiotiques, éventuellement associée à la prise d'un prébiotique (voir p. 153 et 156).

Une alimentation équilibrée et diversifiée

Aucun nutriment ne fournit à lui seul tous les éléments indispensables à notre fonctionnement cellulaire, d'où cette notion essentielle de diversification, de variété, importante pour notre métabolisme mais aussi nécessaire afin d'éviter la monotonie. C'est bien la variété, la diversité et l'équilibre micronutritionnels, en se basant sur notre pyramide, qui sont un gage d'efficacité.

Un exemple de journée type respectant les différents grands principes

Le petit déjeuner
Privilégiez un apport en protéines.

– 1 boisson non sucrée : eau, thé vert, infusion (voir encadré ci-dessous), éventuellement café. Évitez les jus de fruits ;
– 1 œuf (coque, par exemple) ou 1 tranche de viande ou de jambon cru (50 g) ou 2 sardines ;
– 60 à 80 g de pain complet ou semi-complet aux céréales biologiques ou 1 bol de céréales complètes non sucrées ou quelques « pains des fleurs » ou du pain sans gluten pour les intolérants au gluten ;
– 1 morceau de fromage de brebis ou de chèvre si vous les tolérez bien (30 g) ou 12,5 cl de lait hautement fermenté non sucré ou de lait végétal. Évitez le lait de soja ;
– 1 fruit de saison si vous ne pouvez en manger au déjeuner ;
– de la salade ou 1 tomate en saison (mai-juin à octobre) (facultatif) : assaisonnez avec de l'huile de colza ou d'un mélange d'huile de colza-noix et si vous ne prenez pas d'huile de colza ou en quantité insuffisante, prenez 1 cuil. à café (= 5 ml) d'huile de cameline ou 4 à 5 noix fraîches en saison (septembre à décembre) ;
Confiture et miel à éviter.

> **Je n'ai pas envie de prendre un petit déjeuner : comment faire ?**
>
> Prévoir, c'est aussi gérer les besoins ; vous pouvez certains jours ne pas avoir envie de petit déjeuner. Ne confondez pas envie et besoin. L'équilibre alimentaire n'est pas dépendant d'un repas et même uniquement de ceux de la journée, ne vous sentez donc pas obligé(e) de petit-déjeuner. Si n'avez pas pris de petit déjeuner, prévoyez par exemple une poignée d'amandes, non grillées, non salées, non traitées (c'est-à-dire pas sous forme de purée à moins qu'elle ne soit biologique).

Le déjeuner

Privilégiez les protéines avec les légumes et un peu de céréales ou de féculents.

– des tranches de tomates ou de la salade, avec une bonne huile d'assaisonnement (1 cuil. à soupe d'huile de colza ou d'un mélange d'huile de colza-noix) ;
– 1 morceau de poulet (100 g environ) ou 150 g de poisson (à midi ou le soir) et de la viande rouge, une fois par semaine, et plutôt au déjeuner (apport en fer) ;
– 250 à 300 g de légumes verts crus ou cuits ;
– 30 g de pain complet ou de céréales complètes (riz, quinoa, etc.) ;
– 1 cuil. à soupe d'huile de colza ou d'un mélange d'huile de colza-noix ;
– 1 poignée de graines germées pour l'apport vitaminique ou de la levure de bière, à saupoudrer, si vous n'êtes pas intolérant(e) au gluten ;
– des algues alimentaires (apport iodé, rééquilibrage acide-base et aide du transit) à saupoudrer sur vos aliments ;
– 1 fruit ou 1 salade de fruits frais ou 1 compote sans sucre ajouté si vous n'avez pas pris de fruit au petit déjeuner ;
– pas de produit laitiers.

> **J'ai peu de temps pour déjeuner : comment faire ?**
>
> Évitez d'avaler un sandwich à la hâte dans la rue. Réservez-vous un quart d'heure pour manger la salade ou le plat que vous aurez préparé la veille ou le matin. Si vous n'avez vraiment pas le temps, buvez 2 ou 3 verres d'eau et sautez ce repas. Dans l'après-midi, prévoyez un goûter comme celui proposé page suivante en y intégrant du pain et le soir, dînez selon les indications données p. 145.

Conseils : ne consommez pas de sauces toutes faites, type « saladette », « citronnette », mayonnaise (l'huile est modifiée). Préparez-les vous-mêmes avec les « bonnes huiles », juste avant de les consommer et non à l'avance pour éviter les phénomènes d'oxydation liés à l'air et à la température.

Pensez à utiliser des aromates (persil, basilic, ail, curcuma, coriandre fraîche, origan, marjolaine...). Chaque aromate a des vertus digestives et antioxydantes (grande richesse du persil en vitamine C, par exemple) et son point d'impact fonctionnel (le basilic fortifie l'estomac et apaise le système nerveux, par exemple).

> **Zoom sur les protéines**
>
> La nature des protéines à consommer est à adapter selon votre âge, vos besoins du moment et votre poids. Nous vous conseillons de privilégier dans votre alimentation l'apport de protéines végétales (haricots blancs, pois chiches, lentilles, etc.). Là encore la sagesse est dans la variété, la qualité et non dans la quantité.

Le goûter (vers 16 h-17 h)
– 2 fruits ou 1 salade de fruits frais ou quelques fruits secs (figues, pruneaux, abricots, raisins secs) si votre poids est normal (voir IMC p. 271) ;
– une dizaine de noisettes ou d'amandes et/ou 2 carrés de chocolat noir (plus de 70 % de cacao, sans lécithine de soja) ;
– un peu de pain (facultatif).

La place dans la journée de la consommation des fruits dépend de votre capacité à les digérer : leurs phytates ne font pas toujours bon ménage avec le reste de l'alimentation et peuvent provoquer des ballonnements. Nous les proposons au goûter, mais certaines personnes les préfèrent avant le petit déjeuner. Vous pouvez manger 1 à 2 fruits par jour (soit environ 300 g) si vous aimez finir votre repas sur une note sucrée. Si vous avez du mal à les digérer après le repas, prenez-en uniquement au goûter.

Zoom sur les infusions ou les décoctions

Elles ont chacune leurs vertus digestives, fluidifiantes, calmantes, détoxifiantes. Elles se préparent suivant la qualité de la plante, fraîche ou sèche, en versant de l'eau bouillante sur la plante en laissant infuser le temps adéquat. Les vertus médicinales de ces plantes sont bien connues et décrites (voir l'ouvrage de Maria Trében, p. 305). Elles se prennent de préférence en dehors des repas. Vous pouvez toutefois en boire au petit déjeuner pour améliorer votre digestion.

Le dîner

Privilégiez les glucides à index glycémique bas avec des protéines végétales ou du poisson si vous n'avez pas mangé de protéines animales à midi.

– 1 salade, des crudités ou des légumes verts avec une bonne huile d'assaisonnement (1 cuil. à soupe d'huile de colza ou d'un mélange d'huile de colza-noix) ou une soupe de légumes verts sans féculents (volume conseillé : bol chinois) ;
– 1 céréale complète ou semi-complète : riz complet, quinoa, etc. (sans gluten pour les intolérants) et de temps en temps, des lentilles ou d'autres légumineuses, tels les haricots rouges, etc. (sauf les petits pois, à index glycémique trop élevé pour le soir) ;
– 1/2 portion de protéines animales : 50 à 60 g de poisson ou de viande blanche ;
– 1 fruit si vous n'en avez pas pris au petit déjeuner ou au déjeuner mais pas de dessert sucré.

Nous rejoignons le docteur Kousmine et Mme Taty sur l'importance d'une alimentation « ressourçante ». Soyez exigeant(e) sur la qualité de ce que vous mangez, cuisinez une alimentation achetée non transformée, non raffinée, sans additifs alimentaires ; ajoutez des épices et des aromates de bonne qualité, non irradiés ; mangez des fruits et des légumes et cuisez vos aliments en douceur suivant leur nature.

De manière générale, le recours à une diététicienne micronutritionniste peut vous aider à apporter de la variété dans vos assiettes selon votre terrain, vos besoins du moment, l'existence ou non d'intolérances alimentaires qui transforment parfois le choix alimentaire en véritable casse-tête.

Comment optimiser votre « capital santé » ?

Une « alimentation santé », variée et équilibrée, est-elle suffisante ?

L'« alimentation santé », telle que nous vous la proposons, équilibrée et diversifiée, est certes un premier pas essentiel, nécessaire et indispensable vers le bien-être santé. Cette étape demande en plus l'adaptation de la ration alimentaire aux besoins individualisés du métabolisme cellulaire de chacun. La mise en place de cette démarche requiert de la patience, se fait dans la durée, nécessite le temps de l'application des divers changements et une complémentation nutritionnelle individualisée d'où l'importance pour nous de l'éducation nutritionnelle dans notre prise en charge.

Par ailleurs, rappelons que considérer que l'Homme « sait » manger est une erreur : c'est faire fi des nombreux déterminants qui influent sur son comportement alimentaire (voir p. 115). Cela impliquerait aussi la connaissance précise de la quantité et de la composition de ce que nous consommons. Et quand bien même cela serait faisable, cela laisserait à penser que l'intégralité de ce que l'on mange est assimilée. Or, nous avons vu que le devenir métabolique de ce que nous mangeons dépend étroitement de la manière dont nous le digérons et l'assimilons.

En outre, différentes études (Val-de-Marne, Bourgogne, Suvimax) ont démontré qu'à l'échelle d'une population l'alimentation n'apporte pas les quantités suffisantes en vitamines, en minéraux et en oligoéléments.

Face aux constats de déficits micronutritionnels identifiés au sein de la population française (étude Suvimax : 30 % des Hommes présentent un déficit en antioxydants), on conclut souvent que les Français mangent mal, parce qu'ils sont mal informés. Et pourtant, les campagnes d'information se multiplient, pour des résultats peu significatifs en termes de comportement alimentaire. Cela nous amène, dans notre pratique quotidienne, à répondre à la question suivante : comment assurer l'équilibre micronutritionnel en attendant un changement du comportement alimentaire qui, lui, va s'inscrire dans la durée ? La réponse, pour nous, est claire : il faut complémenter à dose nutritionnelle, en respectant des apports journaliers recommandés tout en mettant en place une éducation nutritionnelle.

Par conséquent, nous tenons à mettre en avant la place incontournable de la complémentation micronutritionnelle, qui sera d'autant plus bénéfique que le déficit est important et que sa prise en charge s'accompagne d'une « alimentation santé » et d'une activité physique adaptée.

L'étude Suvimax

Débutée en 1994, l'étude Suvimax (Supplémentation en Vitamines Antioxydants et Minéraux) a permis d'étudier durant plus de huit ans l'effet d'une supplémentation en vitamines et en minéraux antioxydants sur plus de 13 000 personnes, réparties en deux groupes. Le premier groupe a ajouté à son alimentation quotidienne un complément alimentaire riche en vitamines, en minéraux et en antioxydants alors que le second s'est vu prescrire un placebo.

Le résultat, significatif, a montré que l'apport quotidien à dose nutritionnelle d'un complément alimentaire riche en vitamines, minéraux et antioxydants, pendant huit ans, entraînait, comparativement à la prise d'un placebo, une diminution du risque de cancer chez l'homme de plus de 30 % ainsi qu'une baisse de la mortalité globale chez les seniors.

Cette étude « ne justifie pas l'utilisation de suppléments » qui pourraient « détourner les consommateurs des fruits et légumes ». Les experts de l'étude soulignent que les résultats obtenus dans l'étude peuvent facilement être atteints en mangeant des fruits et légumes (une information reprise largement par les médias !). Or, à notre connaissance, les conclusions des experts – à savoir « manger cinq fruits et légumes par jour » – n'ont aucun rapport avec les conclusions issues de l'étude. Même si l'intérêt des fruits et des légumes ne fait aucun doute, c'est bien un complément de vitamines, de minéraux et d'antioxydants qui a été testé dans l'étude Suvimax et non l'intérêt des « cinq fruits et légumes par jour ». Que penser des extrapolations hasardeuses à partir de résultats scientifiques obtenus avec un protocole particulier laissant prétendre que si la prise d'un complément riche en vitamines, en minéraux et en antioxydants fait reculer le cancer chez l'homme et la mortalité globale, il en sera de même en mangeant des fruits et des légumes ?

Notre constat est donc que ces résultats positifs sont bien dus à la prise de capsules de vitamines et de minéraux et non à la consommation de fruits et de légumes, même si l'intérêt des fruits et légumes n'a jamais fait aucun doute. En outre, les doses administrées dans le cadre de l'étude représentent quatre fois les apports actuels recommandés en vitamine E, plus de deux fois ceux en vitamine C, près de trois fois ceux en sélénium et près de deux fois ceux en zinc. Ces doses ne peuvent être comparées avec une alimentation normale, aussi riche soit-elle en fruits et légumes.

Les apports nutritionnels conseillés (ANC)

Les ANC, définis comme critères du test de groupe à risque de déficit micronutritionnel, sont établis par l'Afssa. Pour subvenir à l'ensemble des besoins physiologiques de chaque individu, l'alimentation doit apporter en quantité suffisante des nutriments énergétiques et non énergétiques (voir p. 95). Ces besoins individuels dépendent de nombreux facteurs – sexe, âge, état physiologique (adolescence, grossesse, allaitement), activité physique – mais aussi de caractéristiques individuelles génétiques, tout en sachant, qu'il n'est pas possible d'évaluer précisément les besoins d'un individu au sein d'une population donnée.

En France, les ANC représentent, pour chaque nutriment, l'apport permettant de couvrir les besoins physiologiques de 97,5 % de la population en bonne santé. Déterminés pour un groupe de même sexe et de même tranche d'âge, ils tiennent compte des variations entre individus et sont établis sur la base de la couverture des besoins moyens. Les valeurs proposées ne sont donc pas des normes individuelles et contraignantes à atteindre, mais des références pour les populations et des points de repère pour les individus. Ainsi, on parle de risque de déficit lorsque les apports nutritionnels sont inférieurs à 50 % des ANC et de risque de carence lorsque les apports nutritionnels sont inférieurs à 80 % des ANC.

Faites-vous partie d'un groupe considéré à risque de déficit(s) ?

Pour une prise en charge optimale, il faut savoir si vous appartenez à ce que l'on appelle un « groupe à risque de déficit micronutritionnel ». Le questionnaire ci-dessous n'est pas un test individualisé – il est donc sans valeur absolue vous concernant –, mais il permet de suspecter de potentiels carences ou déficits (questionnaire du Dr Didier Chos, *La vérité si je mange*, 2004).

Cochez les cases pour chaque réponse positive.

Je suis une femme. ☐

Je suis enceinte. ☐

J'ai moins de 18 ans. ☐

J'ai plus de 55 ans. ☐

Je fais du sport plus d'une heure par jour. ☐

Je prends un traitement avec des médicaments. ☐

Je prends la pilule comme moyen contraceptif. ☐

Je porte un stérilet. ☐

Je fais régulièrement des régimes. ☐

Je consomme régulièrement de l'alcool. ☐
  (Tous les jours, plus de 2 verres de vin/jour pour une femme)
  (Tous les jours, plus de 4 verres de vin/jour pour un homme)

Je suis fumeur (se). ☐

Je suis végétarien(e) ou végétalien(e). ☐

Nombre total de cases cochées =

• *Les résultats*

Moins de 3 cases cochées : vous présentez un risque faible de déficit micronutritionnel.

De 3 à 6 cases cochées : vous présentez un risque moyen de déficit micronutritionnel.

Plus de 6 cases cochées : vous présentez un risque important de déficit micronutritionnel.

Si vous avez un score supérieur à 3, il est fort probable que vous ayez besoin d'une correction nutritionnelle associée ou non à une complémentation micronutrionnelle.

• *Comment utiliser ce questionnaire ?*
Attention : quels que soient vos résultats à ce test conçu statistiquement, nous vous recommandons de ne pas prendre de complément alimentaire sur cette base, car vous êtes un individu unique avec des besoins spécifiques. Ces références sont des normes à l'échelle d'une population et ne tiennent pas compte de vos propres besoins.

Il est important d'aller plus loin dans l'appréciation de votre état et de remplir les questionnaires (DDM, QVD, QA).

1. Commencez par remplir le DDM p. 44, puis le QVD p. 69.
2. Après analyse de vos scores, quels sont les « maillons faibles » en danger ?
3. Remplissez votre QA p. 86.
4. Votre façon de vous alimenter favorise-t-elle l'expression de ce(s) maillon(s) faibles(s) ?

Suivant votre risque de vulnérabilité, nous vous conseillons d'adopter une alimentation adaptée pour renforcer ce maillon ainsi que le complément alimentaire (voir ci-dessous) correspondant à vos besoins et permettant une meilleure protection du risque découvert.

Si votre score B est > à 2, une nutrition prébiotique sera adaptée, associée à la prise d'un probiotique (voir p. 153).

Si votre score G est élevé, il note une sollicitation importante de votre foie, qui nécessite un soutien sous la forme de plantes (voir p. 160).

Les compléments alimentaires

Il serait illusoire de vouloir aborder dans ce livre tous les compléments alimentaires avec leurs diverses indications. Nous nous contenterons de vous parler des deux axes de complémentation, essentiels pour répondre à un « objectif santé », à savoir le microbiote (flore intestinale) et son associé, le foie.

Optimiser le microbiote (flore intestinale)

Toutes les cellules de notre organisme dépendent pour leur fonctionnement des aliments, pourvoyeurs d'énergie. Aucun nutriment n'arrive à nos cellules sans être passé par le filtre digestif. Le « maillon faible » digestif (voir p. 78) est donc un élément essentiel à protéger et à optimiser pour le bien-être en termes de santé puisqu'il est la plaque tournante de distribution et d'alimentation des autres « maillons faibles ». Ses fonctions capitales et la dépendance des autres systèmes à son égard le rendent essentiel.

Le microbiote (flore intestinale) regroupe 100 000 milliards de bactéries, c'est-à-dire dix fois plus que toutes les cellules du corps.

Il assure aussi des fonctions de :

- digestion d'aliments non transformés dans le côlon ;
- défense mécanique « barrière » ;
- modulation du système immunitaire ;
- tolérance vis-à-vis des bactéries et des aliments.

Toute dysbiose perturbe ses différentes fonctions. La restauration de ses propriétés passe par la prise d'une complémentation probiotique judicieusement choisie, isolée ou en association avec une nutrition prébiotique.

Les probiotiques
Un probiotique est un micro-organisme vivant, qui, ingéré en quantité adéquate, est capable d'exercer des effets bénéfiques sur notre santé et notre bien-être.

• *À quoi servent-ils ?*
Les probiotiques sont des bactéries « amies » qui tapissent notre tube digestif et ainsi empêchent la prolifération de bactéries agressives. Ils font ce que notre microbiote (flore intestinale) défaillant (dysbiose) ne peut plus assurer convenablement.

Ils assurent de nombreuses fonctions :

– synthétiser certaines vitamines (B, K) ;
– améliorer les fonctions digestives ;
– rétablir le microbiote (flore intestinale) après une prise d'antibiotiques ;
– neutraliser certains produits toxiques ;
– jouer un effet de défense « barrière ».
Ils peuvent ainsi avoir divers effets bénéfiques.

Les probiotiques sont donc capables de nous aider, préventivement et curativement, dans de nombreuses perturbations fonctionnelles et organiques, en cas de dysbiose, en ayant une action tant sur les trois éléments constituants l'écosystème intestinal (microbiote, muqueuse, système immunitaire) que sur l'hyperperméabilité et l'inflammation.

• *Probiotiques et microbiote*
Ils renforcent la flore intestinale et sont de véritables alliés. Ils jouent des rôles différents en fonction de leur identité : c'est la notion de souche.

• *Probiotiques et muqueuse intestinale*
La muqueuse intestinale est l'une des barrières nous séparant du monde extérieur. Elle est recouverte de mucus. Les probiotiques aident à renforcer cette barrière en ayant une action sur l'hyperperméabilité intestinale. Ils renforcent aussi le mucus en améliorant sa capacité de sécrétion antibactérienne.

• *Probiotiques et système immunitaire*
Ils favorisent l'immunité et ont une influence sur un autre paramètre existant lors de la dysbiose : l'inflammation. Cette action est dépendante des souches utilisées.

• *Quels sont les critères d'efficacité des probiotiques ?*
Il existe six critères de qualité définis par l'Afssa :

- absence de pathogénicité ;
- survie dans le tube digestif ;
- adhésion aux cellules épithéliales intestinales ;
- modulation de la réponse immune ;
- effets sur la santé documentés scientifiquement ;
- résistance aux procédés technologiques de fabrication et au temps de conservation.

Il ressort de ces caractéristiques deux sortes de critères importants :

- les critères de résistance et de survie des souches tout au long de leur parcours du tube digestif, ainsi que pour leur conservation ;
- des critères de propriétés caractéristiques dépendantes de l'identité de chaque souche.

• *Où les trouve-t-on ?*
On les trouve dans certains aliments fermentés (choucroute, kéfir, lait fermenté, etc.) et sous forme de compléments alimentaires.

Les caractéristiques des probiotiques sont donc dépendantes des souches utilisées ainsi que de leur concentration. C'est pourquoi il est impossible qu'un seul probiotique puisse répondre à tous les troubles fonctionnels à prendre en charge. Il existe donc une « gamme probiotique » dans laquelle choisira le professionnel de santé, selon plusieurs critères en fonction du trouble fonctionnel exprimé à partir des études *in vitro*. Notre pratique actuelle nous amène de plus en plus, pour une efficacité optimale du probiotique, à fonder notre choix final, dès que cela est possible, sur les marqueurs biologiques.

Il est important de savoir que, à ce jour, de nombreux probiotiques proposés sur le marché ne répondent pas à l'ensemble des critères définis par l'Afssa. Le conseil d'un médecin ou d'un pharmacien formé à la pratique de la micronutrition est donc une aide précieuse dans ce domaine.

Les prébiotiques
Un prébiotique est le substrat idéal d'un probiotique. Les prébiotiques sont des molécules non digestibles et fermentescibles qui ont un effet favorable sur la croissance des bactéries et permettent aux bactéries probiotiques d'exprimer toutes leurs propriétés.

• *À quoi servent-ils ?*
Les prébiotiques modifient l'importance d'une ou plusieurs espèces ou souches bactériennes, déjà présentes dans le microbiote. Ils produisent un effet multiplicateur sur nos bactéries (bifidobactéries), et ainsi nous permettent de bénéficier des effets de cette présence supplémentaire de bactéries. Ils contribuent à une plus grande résistance naturelle de l'organisme face aux bactéries pathogènes envahisseuses en apportant à la flore saprophyte (l'ensemble des bactéries nécessaires à l'organisme se situant dans les intestins) une nourriture adéquate. C'est l'aliment de « prospérité » de nos bifidobactéries.

Ils assurent de nombreuses fonctions :
– augmenter le nombre de bactéries bénéfiques et leur permettre d'exprimer toutes leurs propriétés ;
– renforcer l'effet protecteur du microbiote (flore intestinale) contre les germes pathogènes ;
– moduler le système immunitaire ;
– produire des métabolites « protecteurs » de la paroi du côlon ;
– entretenir un « bruit de fond » immunitaire indispensable au maintien des défenses ;
– augmenter l'absorption du calcium et du magnésium.

• *Quels sont les critères d'efficacité des prébiotiques ?*
Plusieurs conditions doivent être réunies pour prétendre à une efficacité optimale : sélectionner des bonnes fibres prébiotiques et surtout apporter une quantité efficace, estimée à 5 g minimum par jour.

À l'heure actuelle, les seuls prébiotiques, sous forme de compléments alimentaires, à pouvoir revendiquer ce statut sont les fructanes et les galacto-oligosaccharides :

– les fructanes sont composés soit d'inuline soit de FOS (fructo-oligo-saccharide). La différence entre les FOS et l'inuline réside dans le degré de polymérisation (les FOS contenant entre 2 et 7 unités de fructose et l'inuline entre 8 et 60) ;

– les galacto-oligosaccharides (GOS) sont obtenus par synthèse enzymatique à partir du lactose.

• *Où les trouve-t-on ?*
En dehors des compléments alimentaires, on trouve principalement les fructanes dans certains légumes, fruits et céréales. Les meilleures sources sont l'artichaut, le topinambour, la chicorée et l'asperge. On en trouve également dans la banane, la patate douce, le poireau, le salsifis, l'ail, l'oignon, l'orge, le blé le seigle et le chocolat.

ALIMENTS	Inuline pour 100 g en moyenne	FOS pour 100 g en moyenne
Ail cru	12,5 g	5,0 g
Artichaut (cœur)	4,4 g	0,4 g
Asperge cuite	2,5 g	2,5 g
Banane crue	0,5 g	0,5 g
Blé (pain)	2,4 g	2 g
Oignons cuits	3 g	3 g
Pissenlit	13,5 g	10,8 g
Poireau cuit	6,5 g	5,2 g
Salsifis	10 g	0 g
Seigle (pain)	0,7 g	0,7 g
Topinambour cuit	9 g	6,75 g

Source : Mediprevent, IEDM.

• *Quelle quantité de prébiotiques faut-il prendre ?*
De nombreuses études faites sur l'effet prébiotique de l'inuline et du FOS à des doses allant de 5 à 15 g (préparation à base de chicorée) ont montré leur efficacité : diminution de l'inflammation digestive, du cancer du côlon, des dermatites allergiques...

Pour la complémentation prébiotique, nous vous conseillons l'apport quotidien de 5 g, le reste de la quantité nécessaire en fibres prébiotiques étant apporté par l'alimentation.

Si vous voulez augmenter la quantité d'aliments prébiotiques dans votre régime, il est recommandé de le faire graduellement afin d'éviter les indispositions temporaires possibles – flatulences, gonflements ou crampes – remarquées chez des personnes sensibles.

• *Quels sont les effets constatés ?*
On note une amélioration de :
– l'inflammation intestinale ;
– la satiété et une diminution de la ration alimentaire ;
– l'IMC (indice de masse corporelle) et de la perte de masse grasse ;
– certains paramètres biologiques du syndrome polymétabolique (diminution des triglycérides) ;
– l'absorption du calcium, du magnésium et du fer ;
– du transit intestinal.

Ainsi, la complémentation probiotique et la nutrition prébiotique constituent une aide essentielle et puissante dans l'accompagnement, le bon fonctionnement et la restauration du microbiote (flore intestinale) en favorisant le développement des bonnes bactéries. Cette association synergique – de la souche probiotique suppléant le microbiote défaillant et de la nutrition prébiotique –, véritable booster de nos propres bactéries, contribue à restaurer la santé intestinale et possède, dès lors, un impact considérable sur notre santé et notre bien-être.

Optimiser les fonctions cellulaires hépatiques

Le foie forme avec l'écosystème intestinal un couple synergique fonctionnel (voir p. 37). Toute perturbation de l'un peut se répercuter sur l'autre. Ainsi, la dysbiose peut être un élément de rupture du cycle entéro-hépatique. Lors de la rupture de ce cycle, les acides biliaires n'assurent plus convenablement leurs fonctions importantes de digestion des lipides et d'autorégulation du cholestérol.

Le foie joue aussi un rôle essentiel dans la détoxification des xénobiotiques (voir p. 38) et ses besoins en certaines vitamines (B3, B6, etc.) sont augmentés pour satisfaire cette fonction lors de la prise de certains médicaments (pilule, progestatifs, œstrogènes, statines, etc.). Par conséquent, la surconsommation de B3 entraîne un déficit en sérotonine avec des troubles de l'humeur ou du comportement alimentaire.

Une inflammation chronique silencieuse peut être responsable d'une perturbation de la fonction de détoxification hépatique.

Une prise en charge efficace est donc souvent nécessaire afin que ce couple fonctionnel intestin-foie ne devienne pas un duo infernal en raison des répercussions de la dysfonction de l'un sur l'autre.

Comment faire de votre foie un allié pour votre santé ?

Au niveau nutritionnel

Il convient de privilégier :

- les aliments soufrés : chou, radis noir, ail, échalote, oignon, etc. ;
- les aliments riches en glutathion : brocoli, chou-fleur, courge, avocat, tomate, pamplemousse, etc.

Il convient de diminuer :

– les aliments frits ;
– l'alcool ;
– les acides gras hydrogénés et trans (pâtisseries industrielles, margarine, etc.) ;
– les acides gras saturés (fromage, crème, abats, charcuterie, etc.) ;
– le chocolat (ou privilégiez le chocolat noir à 70 % de cacao).

Les méthodes naturelles

Au-delà de la nécessité du changement alimentaire, des méthodes naturelles peuvent aider à l'optimisation des fonctions hépatiques.

Les compléments alimentaires

Les compléments alimentaires à base d'actifs végétaux naturels associés à des vitamines B, des molécules, tels que le curcuma et le romarin, sont des alliés précieux. Nous conseillons, par exemple, si vous prenez la pilule, de prendre (PS) Phytostandard radis noir 5 ml dans un grand verre d'eau, du 1er au 10e jour du cycle de préférence le soir. Vous le trouverez en pharmacie. Il n'y a pas de danger à en prendre de façon discontinue et régulière.

La phytothérapie

Les traditions ancestrales privilégient la phytothérapie pour faciliter et optimiser les fonctions hépato-digestives. Or, la montée en puissance de la chimie de synthèse a fait passer au second plan l'utilisation des plantes. Nombreux sont les praticiens qui oublient que près de 50 % des médicaments allopathiques sont composés de substances végétales.

Depuis quelques années, nous assistons à un retour, à sa juste valeur, de la phytothérapie comme complément ou alternative aux traitements allopathiques. En outre, nous disposons depuis une dizaine d'années d'un procédé d'extraction innovant et unique, découvert et mis au point par le pharmacien Jean Daniel en 2000, qui permet d'obtenir l'ensemble des principes actifs et utiles de la plante *(totum)* avec une concentration identique année après année, garant de la reproductibilité. Par ce procédé, l'intégrité des plantes est conservée.

On ne conseille donc pas une plante mais un mode d'extraction, car l'efficacité en est totalement dépendante. Grâce à ce procédé d'extraction, nous découvrons de nouvelles indications aux plantes, car tous les autres procédés de fabrication ne donnaient pas, et ne donnent toujours pas, le *totum* de la plante. Ce procédé, grâce à sa double extraction, a donné naissance aux « extraits fluides de plantes standardisés » (EPS) et aux « phytostandards » (PS) sous forme de comprimés ou de liquide.

Les plantes à visée hépatique auront une action qu'il est difficile d'obtenir avec les différents médicaments allopathiques. L'alternative phytothérapeutique, dans son aide à la fonction hépatique, tient une place fondamentale.

• *Quelles sont les différentes actions des plantes ?*
Les plantes sont utilisées en fonction de différentes indications fonctionnelles comme l'activité :

– cholérétique ;
– cholagogue ;
– détoxifiante ;
– hépatoprotectrice ;
– anti-inflammatoire.

Les plantes à action **cholérétique** favorisent la sécrétion de la bile par les cellules hépatiques. Ce sont notamment :

– le chardon-Marie ;
– le curcuma ;
– la fumeterre ;
– le pissenlit ;
– le radis noir
– l'artichaut.

Les plantes **cholagogues** favorisent l'évacuation de la bile et facilitent donc la digestion. Ce sont notamment :

- l'artichaut ;
- le chardon-Marie ;
- la fumeterre ;
- le pissenlit ;
- le radis noir ;
- l'orthosiphon.

Les plantes **détoxifiantes** aident le foie dans son travail d'élimination des xénobiotiques en agissant sur les phases de détoxication hépatiques. Ce sont notamment :

- le radis noir ;
- l'artichaut ;
- la réglisse ;
- le curcuma ;
- le chardon-Marie.

Les plantes à visée **hépatoprotectrice** et régénératrice aident le foie dans ses capacités de régénération. Ce sont notamment :

- le desmodium ;
- le curcuma ;
- la réglisse ;
- le chardon-Marie ;
- l'artichaut.

• *Comment les utiliser ?*
Toutes ces plantes pourront être utilisées seules ou en associant deux ou trois plantes dans la même préparation effectuée par un praticien formé à ces substances végétales et apte à vous conseiller. La posologie conseillée est de 1 à 2 cuil. à café par jour sous forme d'extraits fluides de plantes standardisés (EPS) à mettre dans un grand verre d'eau ou de 1 à 2 comprimés sous forme de phytostandards (PS). Il n'y a pas de danger à prendre de façon discontinue et

régulière toutes ces plantes en association (**attention :** la réglisse est à éviter en cas d'hypertension artérielle ; il en est de même pour toutes les plantes cholagogues et cholérétiques en cas de lithiase avérée). Vous trouverez sans difficultés les EPS et les PS en pharmacie.

Dans les phénomènes inflammatoires où le risque de blocage de la détoxication hépatique est constamment présent, nous vous conseillons d'utiliser les plantes suivantes en association :

– le curcuma ;
– le radis noir.

La posologie conseillée est de 1 à 2 cuil. à café par jour sous forme d'extraits fluides de plantes standardisés (EPS) à mettre dans un grand verre d'eau.

Si le phénomène inflammatoire touche également un autre tissu ou organe, nous vous conseillons d'associer à la formule précédente la plante indiquée ci-après :

– dans le cas d'inflammation à localisation digestive : la réglisse (**attention :** cette plante est à éviter en cas d'hypertension artérielle) ;
– dans le cas d'inflammation à localisation articulaire : le cassis ;
– dans le cas d'inflammation à localisation vasculaire : le ginkgo ;
– dans le cas d'inflammation à localisation pulmonaire : le plantain ;
– dans le cas d'inflammation à localisation cutanée : la bardane.

Ces plantes doivent être choisies dans la forme galénique EPS. Tout d'abord, parce que le procédé d'extraction nous garantit le *totum* de la plante et donc une efficacité supérieure. En outre, il est fortement conseillé d'éviter les formes alcooliques qui, elles, donnent un surcroît de travail de détoxification dû à la métabolisation de l'alcool.

Les substances végétales ont pour particularité d'avoir des cibles multiples, donc des fonctions multiples, et l'association de deux ou trois plantes crée une synergie d'action.

L'activité physique

Dans nos pays industrialisés, les progrès de la mécanisation et de l'automatisation, l'utilisation à outrance de l'automobile pour les déplacements et la place prépondérante dans nos foyers de la télévision qui a transformé la majorité des foyers en population captive, ont progressivement développé un mode de vie de type passif. Cette dangereuse dérive de nos habitudes comportementales impose que soit définie une véritable politique de promotion des activités physiques et sportives.

L'activité physique permet d'approcher les objectifs de santé définis par l'OMS, à savoir « un état global de bien-être physique, mental et social ». En effet, elle a un impact non seulement physique mais aussi psychologique et social. Ces effets sont d'autant plus probants qu'elle s'accompagne de changements des comportements nutritionnels.

De nombreuses études épidémiologiques montrent que l'absence totale d'activité physique représente un facteur de risque pathologique. En association avec des habitudes alimentaires adaptées, la pratique d'une activité physique est impliquée dans la prévention des pathologies chroniques les plus fréquentes. Ainsi aux États-Unis, une analyse des facteurs comportementaux liés à la mortalité indique que l'association d'une alimentation inadaptée et de l'inactivité physique représente plus de 17 % des décès, devenant ainsi la deuxième cause de mortalité après le tabac.

En France, chez l'adulte, indépendamment de la corpulence et de l'âge, un faible niveau d'activité physique est corrélé à une augmentation du risque de mortalité en général, de morbi-mortalité d'origine cardiovasculaire en général et coronarienne en particulier, à une augmentation du risque de diabète de type II, d'hypertension artérielle, de certains cancers, ainsi qu'à l'état psychologique déficient (anxiété, dépression). L'activité physique permet également le contrôle du poids et le maintien de l'autonomie chez la personne âgée.

Quelle activité physique pratiquer et à quelle fréquence ?

Les recommandations destinées à la population générale ont changé pour passer d'un modèle du type « entraînement physique – forme physique » à un modèle du type « activité physique – état de santé », fondé sur une activité d'intensité modérée. On entend par « intensité modérée » une marche à bonne allure, avec une accélération de la respiration (vous devez pouvoir continuer à parler) et sans obligatoirement transpirer. Nous vous conseillons de marcher d'un pas soutenu, sans essoufflement, pendant 30 minutes, si possible tous les jours. La marche peut être remplacée par la pratique du vélo ou la natation.

Nous constatons que l'augmentation de la pratique d'une activité physique est un vrai atout en termes de santé au regard de notre mode de vie souvent trop sédentaire. Paradoxalement, si au début du XXe siècle, on a consacré une énergie importante à se libérer des contraintes physiques liées au travail et aux déplacements, ce siècle devra sûrement s'attacher à réhabiliter l'effort musculaire, le mode de vie sédentaire ne convenant pas à l'Homme.

Complément idéal d'une « alimentation santé », pratiquer une activité physique, régulière et adaptée, est capital pour vivre et vieillir mieux, à titre préventif, voire thérapeutique.

Comment agir contre le stress ?

Dans notre vie devenue très « complexe » (organisation du travail, des transports, des loisirs, multiples sollicitations sensorielles, etc.), les rencontres et les situations se succèdent parfois à un rythme trop rapide alors que notre biologie reste marquée par plusieurs rythmes : la rotation de la terre en relation avec les astres et sous dépendance du soleil, l'alternance des saisons en relation avec les mouvements du soleil et de la lune qui ont chacun leur propre rythme tout en étant coordonnés, l'alternance des jours et des nuits. À l'intérieur de notre corps, tous ces grands rythmes ont leur empreinte et nous avons besoin de nous dépenser le jour et de refaire nos réserves la nuit. Notre corps se renouvelle et s'adapte aux différentes situations en préservant sa stabilité biologique (ou autorégulation), son équanimité, pour être adapté aux changements de rythme ou d'activité dans la fluidité. Lorsqu'un fait inattendu se produit, que la situation change, nous devons nous y adapter au mieux pour nous et pour les autres. Parfois, nous nous sentons débordés et nous entrons dans les différentes phases de stress.

Qu'est-ce que le stress ?

C'est une réponse de votre organisme à toute agression physique ou psychologique, réelle ou imaginaire, positive ou négative. Le cœur bat plus vite, la respiration s'accélère, apportant davantage d'oxygène aux tissus. Votre organisme libère de l'adrénaline et votre foie des sucres et des graisses. Tout s'organise pour faire face.

Le stress est un mécanisme normal d'adaptation et de défense, qui ne fatigue pas, sauf s'il se prolonge. Vous entrez alors dans une phase de résistance chronique. Pour tenir, votre organisme libère davantage de cortisol, l'hormone de la guerre, celle qui va vous permettre d'« assurer » toute la journée.

> Le prix à payer est une usure biologique, par fuite de magnésium, et une baisse de vos taux de sérotonine. Apparaissent alors des signes de spasmophilie et de dépression. Votre organisme ne peut pas soutenir ce rythme à long terme. Vous risquez la décompensation, la dépression (Extrait des *Secrets de la micronutrition*, Dr B. Guérineau).

Qu'est-ce que la réalité ?

Face à un même événement, nous ne voyons, ne sentons, ne ressentons ni n'apprécions cette réalité de la même manière. Face à une situation perçue comme dangereuse ou menaçante, certains s'armeront pour se battre, ou seront paralysés, fascinés, fuiront, quand d'autres analyseront cette même situation et concluront qu'il n'y a pas de danger et que la « menace » n'était qu'une... idée, c'est-à-dire une interprétation d'un fait.

Dès 1953, Albert Ellis et ses deux élèves, André Beck et Maxie Maultsby, ont étudié les racines de notre comportement. Le triangle de Beck en est la traduction la plus simple.

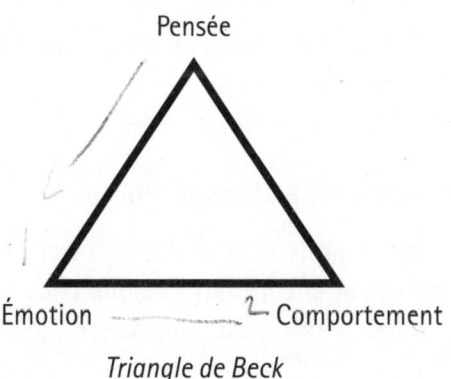

Triangle de Beck

Une pensée entraîne une émotion qui déclenche un comportement.

Par exemple, lorsque je vois une part d'un bon gâteau au chocolat, instantanément je pense que c'est bon pour moi, j'en ai envie, je le prends et le mange. Et alors ? Il est bon ce gâteau ! Oui, j'ai juste oublié que je veux perdre 5 kg, qu'il est 10 heures et que je n'ai pas vraiment faim... Avoir pensé qu'il est pour moi et bon pour moi m'a fait totalement oublier la réalité de mon poids et la ligne de conduite que j'avais décidé de suivre ce matin après m'être pesé(e). Et après l'avoir mangé, je me suis senti(e) nul(le), en colère, et j'ai mangé une seconde part pour soi-disant me calmer ; en fait, pour combler mes frustrations.

Ce triangle est sans fin si vous ne décidez pas de changer vos pensées irrationnelles en pensées rationnelles, c'est-à-dire adaptées à la réalité.

Vos pensées sont-elles rationnelles ?

Devant un fait ou face à un événement, vos premières idées répondent souvent à un discours automatique, qui vous conduit généralement à un état émotionnel qui n'est pas bon pour votre santé et votre vie.

Faites la liste des deux ou trois pensées automatiques, c'est-à-dire celles qui viennent tout de suite.

Par exemple :

Le fait : mon patron est en face de moi.

Je pense qu'il me regarde et tout de suite viennent ces pensées : il a un regard noir ; j'ai encore fait quelque chose qui ne va pas ; de toute façon, ce que je fais n'est jamais bien ; je n'y arriverai jamais.

Ces quatre pensées me conduisent à me sentir impuissant(e) et très fatigué(e), je pâlis, et j'éprouve sûrement de la colère, mais je ne le sens pas encore, puis je « m'effondre ».

Les cinq critères d'une pensée rationnelle
Le Pr Maxie Maultsby a établi les cinq critères d'une pensée rationnelle sous forme de cinq questions. Vous ne pouvez y répondre que par oui ou par non.

– Ma pensée est-elle fondée sur des faits objectifs ? Oui ou non ?

Ma pensée m'aide-t-elle au mieux :

– à protéger ma vie et ma santé ? Oui ou non ?
– à atteindre mes buts à court et à long terme? Oui ou non ?
– à empêcher les conflits les plus indésirables avec les autres ? Oui ou non ?
– à ressentir les émotions que je veux ressentir dans des situations identiques ? Oui ou non ?

• *Quel est votre résultat ?*
Si vous avez répondu plus de deux fois « non », il s'agit d'une pensée irrationnelle, qui n'est pas bonne pour la santé. Vous pouvez apprendre à transformer ces pensées, dites « malsaines ». C'est un apprentissage délicat au début, car nous sommes irrationnels et tellement sûrs d'avoir raison.

L'étape suivante est de trouver une pensée qui pourra vous amener à répondre plus de trois fois « oui ». Essayez ! Il est très intéressant de bien se connaître, sans se manipuler. Quelquefois une aide extérieure est nécessaire. Notre cerveau nous joue des tours par rapport à la réalité : il continue à justifier ce que nous croyons. Pour lui, nous avons toujours raison. Or, c'est satisfaisant et parfois contradictoire avec nos objectifs de vie. Il est donc vital d'identifier vos pensées saines, celles qui vont soutenir votre vie, vos projets les plus chers ainsi que votre santé.

Nous cultivons beaucoup de pensées irrationnelles qui nous font vivre un stress plus ou moins intense. On trouve, par exemple, le schéma suivant :

Le fait ou ce que je prends pour la réalité : il me regarde avec des yeux noirs.

Mes pensées : j'ai encore fait une bêtise, il va m'en vouloir.

Mes émotions : je me sens nul(le), accusé(e) et impuissant(e).

Mon comportement : je pâlis et m'endors sur place, terrassée.

• *Quelles sont les conséquences de pensées irrationnelles ?*
Les conséquences sont importantes : votre corps est en alerte permanente, votre biologie « s'affole » avec de fortes sécrétions de cortisone et d'adrénaline, entraînant une inflammation et une baisse d'immunité. Vous payez aussi le « coût émotionnel » en perdant l'estime de vous, avec un sentiment de culpabilité accru. Vous vous maintenez dans la pensée que c'est le regard de l'autre qui est fautif et que s'il vous regarde comme ça, cela veut bien dire qu'il pense que vous ne valez rien alors que vous passez votre vie à tout bien faire pour lui (pour vous ?) prouver le contraire. Vous perdez, en outre, la relation avec l'autre : vous oubliez ou gommez ce qu'il ressent ou ce qui peut motiver ce regard.

Si vous aviez été « adapté(e) » à la situation, vous auriez pu lui demander si quelque chose le contrariait et il aurait pu vous répondre, par exemple, qu'il recherchait sans succès un document important et vous auriez même pu le chercher ensemble. Votre comportement inadapté vous a coupé(e) de la réalité et d'une relation partagée à deux. À un degré supérieur, des malentendus peuvent s'installer. Alors est-ce ainsi que vous voulez vivre et que vos relations avec autrui ont du sens pour vous ? Non, car ce que vous souhaitez, c'est vous accepter comme vous êtes et réaliser pleinement qui vous êtes pour pouvoir rencontrer l'autre et l'accompagner dans son chemin de vie et dans ce que vous voulez partager et construire.

Apprendre à se connaître est notre première mission quotidienne afin de pouvoir rencontrer l'autre. Le processus de développement de la personne humaine ainsi que la découverte de soi et des autres sont fondés sur la relation humaine. L'autonomie de chacun est un juste équilibre entre ses besoins d'amour (aimer et être aimé nous procure un sentiment de sécurité) et ses besoins de liberté. Ces besoins sont parfois contradictoires ; ils vont jouer sur la qualité de la relation. Alors faites attention aux pensées « malsaines » qui nous guettent à chaque tournant relationnel ! Que voulait dire votre enfant, votre compagnon ou votre patron ou votre employé ? Perdu(e) comme vous étiez dans les prisons intérieures de vos pensées « malsaines », vous n'avez rien entendu et vous ne savez toujours pas ce que l'autre désirait. Et si vous voulez toujours avoir raison dans une relation, vous vous perdez, vous perdez l'autre et vous construisez un présent qui donnera toujours raison à votre manière de penser.

Que vous voyez bien ou non les choses, vous pensez que vous avez raison et votre cerveau ne vous contredit jamais. Il vous aide, grâce à vos pensées, saines ou « malsaines », à voir les choses de la même façon : c'est donc vous qui avez toujours raison même si penser et agir ainsi vous sépare de ce qui est essentiel pour vous et pour les gens que vous aimez. Il faut se demander ce dont vous avez besoin pour vivre la vie que vous voulez vivre pleinement.

Pour vivre une vie pleine de sens pour nous et pouvoir gérer nos stress avec assertivité – c'est-à-dire dans une réelle adaptation à la « vraie réalité », même si elle est douloureuse –, nous avons souvent besoin d'aide : voici quelques moyens ou méthodes que nous avons expérimentés. Cette liste nous est personnelle et n'est pas exhaustive, libre à vous de choisir ce qui vous convient.

D'autres petits moyens

Quand vous êtes submergé(e) par vos émotions – souvent votre ventre gonfle et devient douloureux –, il vous arrive de ne pas pouvoir gérer la situation seul(e). Vous avez envie d'exploser ou au contraire, de vous terrer.

Quand vous êtes prêt(e) à regarder la situation, plusieurs outils sont à votre disposition.

Si vous êtes encore en train de ressasser la situation et d'en vouloir à quelqu'un ou à plusieurs personnes, ayez une liste prête de toutes ces choses à faire que vous remettez sans cesse : c'est le moment de faire un peu de rangement sur votre bureau, dans vos placards, de repasser du linge, d'aller courir ou marcher rapidement pendant 30 minutes...

Ensuite, quand ça va mieux, vous êtes prêt(e) à analyser votre comportement et à partir à la chasse... – non, à la découverte ! – de vous-même et de ce qui vous mène dans la vie. C'est très utile, car vous vivez avec vous-même et quoi que vous fassiez, c'est de vous dont il s'agit ! Vous pouvez écrire sur un papier ce que vous avez vécu, en isolant le fait, vos principales pensées (deux ou trois), puis les émotions ressenties et enfin ce que vous avez fait avec cette émotion. Passez chaque pensée au crible des cinq questions listées p. 169 et apprenez à les modifier.

Vous pouvez aussi choisir, dans le cadre des thérapies cognitivo-comportementales, de consulter un thérapeute individuel ou des ateliers en groupe.

Le pouvoir du petit carnet

Lorsque vous avez du mal à vous endormir, préoccupé(e) par les stress de la journée, incapable de lâcher prise ou mécontent(e) de ce que vous avez fait, écrivez sur un carnet d'un côté ce que vous n'avez pas réussi à faire et ce que vous devrez faire le lendemain dans ce domaine et qui dépend de vous ; de l'autre côté, ce que vous avez fait et qui vous satisfait. Plusieurs jours plus tard, regardez si vous transformez mieux vos journées en activités que vous avez aimé faire. Le cas échéant, pourquoi ne pas déléguer ou partager ce que vous avez du mal à réaliser ou qui vous ennuie. Apprenez à être plus compréhensif(ve) avec vous-même ; votre emploi du temps est peut-être tout simplement surchargé. Dans ce cas, vous pouvez peut-être élaguer ou apprendre à demander de l'aide.

Autre utilisation du petit carnet : avant une rencontre ou une tâche choisie par vous et qui vous paraît rébarbative, écrivez tout ce que vous pensez de la situation ou de la personne, du fond du cœur, et ensuite, la réalité.

Par exemple : Je veux rencontrer cette personne parce qu'elle m'intéresse ou que c'est nécessaire... Qui a décidé de le faire ? Si c'est bien vous, vous pouvez bien le vivre ou mal le vivre : que choisissez-vous ? Quand vous avez fait ce choix, comment vouliez-vous le vivre ? Lorsque la situation arrive, reliez-vous à l'intention choisie et adoptée, ce qui vous évitera de donner raison à vos bonnes raisons contradictoires qui vous auraient conduit à répéter les comportements inadaptés à ce que vous voulez créer dans votre vie.

Apprenez à dire sereinement et en toute responsabilité « non », « oui » et « aïe ».

• *Apprenez à dire « non »*

C'est difficile, car vous craignez qu'on ne vous aime plus, qu'on vous en veuille ou que l'on vous pense égoïste. Est-ce que toutes ces pensées vous permettent d'apprécier la situation réelle ? Si vous êtes débordé(e), vous n'aurez plus le temps de faire ce à quoi vous vous êtes engagé(e), peut-être que quelqu'un d'autre est mieux placé que vous pour faire ce qui est demandé et en a peut-être très envie. Après avoir analysé la situation, vous pouvez en reparler avec le demandeur et lui dire tranquillement « non » et envisager ensemble ce qu'il est possible de faire. Demandez-vous ce que vous ressentez : la première fois, cela vous semblera peut-être bizarre, inhabituel, mais tellement agréable que vous y prendrez goût. Vous n'aurez plus besoin d'une part de gâteau au chocolat pour sortir de vos sentiments de frustration ou d'impuissance.

• *Apprenez à dire « oui »*

En apparence, cela peut sembler plus facile. Vous pensez que si vous avez dit « oui », c'est parce que vous aimez bien la personne à qui vous adressez cette réponse et que vous avez envie de le faire un peu pour lui plaire. Mais vous sentez-vous engagé(e) à le faire vraiment, à 100 %, même si c'est difficile, si ça prend beaucoup plus de temps que vous ne le pensiez ? N'en voudrez-vous pas à la personne qui vous a fait cette demande ? Si vous ne pouvez ou ne voulez tenir votre engagement, il vaut mieux préciser ce que vous voulez vraiment faire ou ne pas faire pour éviter de le reporter, toujours avec de bonnes raisons. Ce comportement peut abîmer un projet magnifique, une amitié, une relation sentimentale…

• *Apprenez à dire « aïe »*
Dans une relation à l'autre, qu'elle soit sereine ou houleuse, comme vous avez appris à faire face avec le sourire et pour peu que l'autre ne porte pas de regard sur vous, vous pouvez éprouver une sensation d'inconfort, vous sentir blessé(e) ou critiqué(e). Comme cela vous paralyse et que, peut-être, l'autre dans son discours ne se sent pas bien et hausse le ton, si vous ne dites rien, comment va-t-il le savoir ? Exprimez votre sentiment : « Aïe, je me sens blessé(e) en entendant cela. » Même si l'autre n'entend rien, vous, vous aurez écouté votre « cœur », vous aurez exprimé ce que vous ressentez. Vous avez fait votre part dans la relation ; l'autre pourra le faire quand il le pourra ; il sait que c'est possible.

La technique de libération émotionnelle ou EFT (*Emotional Freedom Technique*)

Cette technique s'acquiert avec un thérapeute et s'utilise à la demande. Elle peut avec une certaine habitude, dans des situations ou cas simples, être utilisée sans l'aide du thérapeute. Fondée par Gary Craig, aux États-Unis dans les années 1980, c'est une sorte d'acupuncture émotionnelle sans recours aux aiguilles. La cause de toute émotion négative est une perturbation du système énergétique corporel. L'EFT permet d'exprimer les émotions ressenties et jusque-là bloquées dans le corps, en facilitant leur libération au niveau physique, émotionnel et subtil.

À partir de la situation vécue, le thérapeute vous aide à identifier l'émotion la plus présente, le niveau émotionnel auquel elle est ressentie quantifié sur une échelle d'évaluation ainsi qu'une phrase libératrice type, incluant le vécu émotionnel perturbateur. Vous répétez cette phrase en conscience, en tapotant des points d'acupuncture précis sur la main, le visage, la poitrine, pour terminer de nouveau par les mains. Le niveau émotionnel est ensuite réévalué. Le protocole est affiné et répété si le niveau émotionnel perturbateur est resté important.

L'EFT aide la gestion du stress en libérant progressivement le blocage émotionnel mal géré, permettant de soulager les conséquences au niveau somatique.

Se reconnecter à soi-même en chantant
Gérer ses « guerres intestines » passe par une reconnexion à son « moi profond ». Émettre des sons réunifie le corps et l'esprit. En effet, la pratique du chant nous permet de retrouver la musique qui est en nous et de la laisser s'exprimer à partir de ses « tripes » (voir *Construire sa voix*, de M.-J. Rodière).

Le réveil de l'énergie et l'état de conscience modifiée
• *Dao Yin, Qi Gong, Taï Chi Chuan et yoga*
Le **Qi Gong** (*Qi* pour la vapeur, le souffle, l'énergie, l'esprit, l'air et *Gong* pour désigner la réalisation ou les résultats) est une gymnastique traditionnelle chinoise fondée sur la connaissance et la maîtrise de l'énergie vitale. Associant mouvements lents, exercices respiratoires et concentration, son apprentissage demande de la patience et une pratique régulière. Réprimé au moment de la Révolution culturelle, il est à nouveau pratiqué.

Le **Dao Yin** (*Dao* veut dire « conduire l'énergie en l'harmonisant » et *Yin* signifie « travailler le corps pour le rendre souple ») regroupe de nombreuses méthodes de Qi Gong fondées sur des mouvements lents associés à la respiration pour faire circuler et équilibrer l'énergie dans le corps. Le Dao Yin représente plus généralement tous les exercices de Qi Gong en mouvement et il est la source d'une grande partie des méthodes de Qi Gong actuelles. Les gestes lents utilisent les trajets des méridiens d'énergie pour assouplir le corps et faire circuler le sang et l'énergie dans toutes les parties. C'est une excellente méthode pour débuter en Qi Gong, car non seulement les mouvements sont simples, mais ils structurent le corps énergétique et sont accessibles à tous.

Le **Taï Chi Chuan** (traduit littéralement par « boxe du faîte suprême ») est un art martial chinois, dit « interne », pratiqué à mains nues ; il peut être associé au maniement des armes (épée, éventail, bâton, sabre) après plusieurs années d'apprentissage. Créé par des moines guerriers taoïstes, il est souvent limité en Occident à une gymnastique destinée généralement aux personnes âgées pour fortifier le corps et préserver la santé. Il permet de développer une force souple et dynamique, le relâchement, la fluidité, la cohésion interne, l'enracinement des pieds et développe toute l'énergie.

Né en Inde il y a plusieurs millénaires, le **yoga** est un ensemble de pratiques qui unissent le corps et l'esprit en intégrant l'être humain à son environnement. En Inde, le yoga (la racine sanskrite *yuj* signifie « atteler, unir ») ne se conçoit pas isolé d'un ensemble d'habitudes, de comportements et de règles diététiques très importants pour la santé. C'est une discipline qui tend, notamment par la méditation et les exercices corporels, à favoriser l'unification de l'être humain dans ses aspects physique, psychique et spirituel. Le hatha yoga propose une série de postures, adaptées à la personne ou au groupe, différentes selon chaque personne, en travail individuel ou en groupe, et aussi en accord avec l'heure de la pratique et le rythme de la saison. Chaque posture (ou *asana*) se prépare, s'effectue et se termine de manière à permettre au corps de récupérer ce qu'il vient d'effectuer ; l'enchaînement des postures adaptées au moment et à la personne permet une récupération de ce qui a été sollicité. Un temps de relaxation avec méditation est souvent proposé. Les postures et l'agrandissement du souffle entraînent une oxygénation

Comment optimiser votre « capital santé » ?

de qualité au niveau musculaire, viscéral et cérébral, nécessaire à nos deux cerveaux. Autre pratique, le yoga nidra, yoga du sommeil « éveillé », permet une relaxation optimale du corps, de l'esprit et des émotions. Il se pratique allongé et guidé par un professeur ou en écoutant un enregistrement, après une première initiation par un professeur. Les bienfaits multiples pour les « souffrants » du ventre : les tensions s'étant dissoutes, le ventre et la tête se relâchent.

Nous laissons le choix à chacun de la pratique qui lui convient suivant son besoin d'exercice physique ou son désir de rester allongé. Il est important de choisir ce que l'on sent bon pour soi.

• *D'autres états de conscience modifiés : l'hypnose, la sophrologie et la relaxation*
L'**hypnose** est historiquement associée aux travaux de Messmer à la fin du XVIIIe siècle. L'hypnose a eu une histoire à éclipses suivant la curiosité d'esprit ou la peur des différents praticiens. Elle se révélait beaucoup trop aléatoire pour Sigmund Freud. À partir des années 1950, les travaux de Léon Chertok (voir Bibliographie) ont contribué à étudier ses arcanes auprès de nombreux patients en France. Ultérieurement, les élèves de Milton Erickson ont développé aux États-Unis une hypnose sans hypnose d'induction rapide.

Ces deux types d'hypnose permettent un état de relaxation profonde : le conscient lâche et la personne hypnotisée va pouvoir accéder à ses ressources profondes et « guérir » ou harmoniser ses nœuds profonds.

> **Exemples d'exercices de respiration et de massages pour « détendre » les intestins**
>
> *La respiration abdominale*
> • Étendez-vous sur le dos, bien à plat, dans une position confortable (au besoin, placez une serviette de toilette roulée sous la nuque et sous les genoux ou pliez les genoux et posez les pieds à plat).

- Posez vos mains bien à plat sur votre ventre et laissez-les accueillir le souffle dans cette zone du corps. Concentrez-vous sur leur mouvement. À l'inspiration, les mains se soulèvent ; à l'expiration, elles s'abaissent. Restez concentré(e) sur le va-et-vient de la respiration traduisant celui de la paroi abdominale.
- Peu à peu, vos tensions vont se relâcher, votre respiration se calmer et s'amplifier. L'ensemble des organes abdominaux, puis du corps respire ; les tensions mentales en relation avec vos stress se diluent pour laisser place au calme et au recul nécessaires pour vous sentir bien et présent.
- Vous pouvez faire 24 respirations.

La respiration sur le ventre
- Allongez-vous à plat ventre, le front sur le sol (placez une serviette de toilette roulée sous le thorax pour soulager la poitrine), les bras devant vous, les coudes légèrement fléchis et les mains posées sur le sol.
- Respirez, relâchez tous les muscles que vous pourrez relâcher. Au fur et à mesure du relâchement, la respiration s'amplifie, votre circulation abdominale, brassée par la paroi et par le diaphragme, entraîne un sang mieux oxygéné au niveau de tous les organes intra-abdominaux (qui peuvent se manifester bruyamment, ce qui est normal) et dans tout le corps.
- Continuez à relâcher les tensions. Après 5 à 10 minutes, soulevez légèrement la tête sans vous mettre en tension, continuez à relâcher tout votre corps.
- Maintenez une respiration tranquille et régulière, puis soulevez légèrement les deux mains sans contracter les bras et les épaules, en respirant et en continuant à relâcher le reste du corps pendant 2 ou 3 minutes.
- Soulevez ensuite légèrement les jambes et les pieds (quelques millimètres suffisent). Ne forcez pas, tout doit se faire en douceur, en légèreté.

- Enfin, reposez tout le corps lentement.
- En fin d'exercice revenez doucement sur le dos et appréciez votre état de détente, en ressentant une par une toutes les zones du corps. Cet exercice nécessite 15 minutes.

Un massage en cas de douleurs intestinales
- Massez doucement avec 2 gouttes d'huile essentielle de lavande (*Lavandula angustifolia*) sur la peau du ventre à l'endroit de la douleur.

Un massage pour accompagner le transit
- Placez la main, en bas à droite de votre ventre, sur la région appendiculaire.
- Remontez sous les côtes de votre côté droit, allez vers les côtes de votre côté gauche, puis descendez et pour finir, retraversez vers la région appendiculaire. Effectuez ce mouvement plusieurs fois (dans le sens des aiguilles d'une montre) en appuyant doucement, puis en appuyant plus fort.
- À réaliser matin et soir pendant les périodes de constipation.

Inventée par Alfonso Caycedo, en 1960, en Colombie, la **sophrologie** invite à se prendre en charge, à ne travailler que sur le positif. Les exercices proposés utilisent la relaxation, la respiration, des mouvements et la visualisation. Cela nécessite un entraînement pour l'intégrer dans sa vie.

L'hypnose comme la sophrologie passent par un état de relaxation profonde, régulateur du stress.

Induite au cours d'une relaxation profonde, la **visualisation** passe par l'évocation, seul(e) ou avec un thérapeute, d'un paysage choisi où l'on se sent bien (une plage, une forêt, le jardin de votre enfance...). L'évocation des odeurs, des bruits, des couleurs du paysage, les sensations du vent sur la peau ou des pieds dans l'eau sont des moments très relaxants.

Les secrets de l'intestin

Dans les années 1960, la méthode Silva, complétée par le Dr Carl Simonton, met au point des visualisations avec un scénario préparé par le sujet lui-même qui met en scène et fait vivre des images représentant son corps en train de se battre contre une maladie grave, comme le cancer par exemple. Cette technique est très efficace, car elle permet de se projeter dans l'avenir en bonne santé, de changer sa perception du monde et ainsi de reprendre confiance en soi.

La **méditation consciente** consiste à n'avoir conscience que du moment présent, sans analyser ou réfléchir à ce qui se passe autour de vous ou à votre futur proche. Au lieu de vous inquiéter de ce qui s'est passé ou de ce qui va arriver, la méditation consciente vous aide à vous concentrer sur ce qui est en train d'arriver pendant votre méditation. Vous pouvez ainsi développer votre attention sur ce que vous vivez ici et maintenant : vos pensées, vos émotions, les sensations de votre corps. Vous avez à trouver un équilibre entre la concentration sur le moment présent et le vagabondage de votre esprit, comme une sorte d'aller-retour.

Bien pratiquée, la méditation consciente apprend à prendre réellement conscience de ses émotions sans laisser ses réactions négatives prendre le dessus.

La **métarelaxation** est fondée sur les techniques de suggestion du Dr Milton Erickson. Elle utilise comme support des CD, appelés « audiocaments », sur lesquels sont enregistrées plusieurs voix sur un fond de musique douce. Le but est de vous guider vers un état de profonde détente avec ces voix, tantôt dans l'oreille gauche, tantôt dans l'oreille droite, parfois simultanément. Les histoires symboliques racontées s'adressent directement à votre subconscient en mettant votre attention au repos.

L'**acupuncture** traditionnelle est un art thérapeutique fondé sur une vision énergétique taoïste de l'homme et de l'univers : l'homme, microcosme, organisé à l'image du macrocosme universel, se trouve donc soumis aux mêmes règles, qui devront inspirer son mode de vie et serviront de trame à l'élaboration de l'acte médical. Elle est l'un des moyens thérapeutiques en médecine traditionnelle chinoise qui, selon les textes classiques, en comprend cinq, hiérarchisés ainsi : l'ouverture du conscient ; l'alimentation de la structure ; la prescription de remède ; l'application de l'acupuncture ; la distinction entre l'essentiel et l'accessoire dans les différents organes.

Selon la médecine traditionnelle chinoise, l'homme entre Terre et Ciel est symboliquement composé de trois plans :

– un plan supérieur correspondant au ciel ;
– un plan inférieur correspondant au sol ;
– un plan intermédiaire correspondant à l'homme lui-même.

Selon la tradition chinoise, l'ensemble des plans fonctionnels de l'homme serait représenté symboliquement par un attelage dans lequel :

– le plan supérieur (fonctions intellectuelles) de l'homme correspondrait à l'aurige ;
– le plan moyen (émotions) correspond au cheval ;
– le plan inférieur (physique) correspond au char.

La physiologie, en médecine traditionnelle chinoise, n'étant que les interactions des différents plans grâce à l'existence d'une colonne centrale qui les relie (rênes et harnais).

Quel que soit le moyen thérapeutique utilisé en médecine traditionnelle chinoise, l'ouverture du conscient est, pour la tradition, la thérapeutique essentielle, car le comportement de l'aurige (conducteur du char) est déterminant pour le bon fonctionnement de l'attelage. Que le char ait une avarie, l'aurige pourra bien le réparer seul ; que le cheval soit nerveux et fasse des écarts, l'aurige le calmera et le conduira sur le droit chemin. Donc, quelle que soit la maladie, tout acte thérapeutique appliqué au seul niveau de celle-ci sera insuffisant, car réparer le char ou prendre le cheval en main ne réveille aucunement l'aurige, alors que l'ouverture du conscient, même si elle ne suffit pas à guérir à elle seule, consolidera les résultats thérapeutiques appliqués aux autres plans.

L'acte thérapeutique de prise en charge est fondé sur l'implantation d'aiguilles ou l'utilisation de la chaleur en divers points du corps déterminé sur la prise du pouls chinois et le raisonnement analogique.

Les « vitamines d'amour »

La théorie des « vitamines d'amour » a été développée par P. Roche de Coppens. Nous avons tous fait l'expérience de ces vitamines : « si nous avons une vie sociale stable, affective et diversifiée, nous nous sentons bien, nous sommes créatifs et nous pouvons nous exprimer mieux que si nous n'avons pas de vie sociale et que nos échanges humains sont restreints ou de mauvaise qualité ». Les « vitamines d'amour » nourrissent nos corps énergétiques au même titre que les vitamines nourrissent le corps physique. « Si ces corps (énergétiques) ne sont pas nourris régulièrement par des énergies et des matériaux adéquats, c'est notre conscience qui ne pourra plus s'exprimer. [...] Aujourd'hui, complète P. Roche de Coppens, les dimensions physique et mentale sont privilégiées, nourries et développées, alors que les dimensions émotionnelles et spirituelles sont négligées et affamées. Le résultat de ce déséquilibre, c'est la maladie et différents comportements antisociaux. »

Contribuant à l'harmonisation de l'ensemble de la personne, toutes ces méthodes peuvent retentir sur l'état de votre santé en harmonisant l'énergie globale. Seul(e), en groupe, ou par un travail individuel avec un thérapeute, à vous de trouver celle(s) qui vous convien(nen)t le mieux et la manière dont vous souhaitez l'(les) expérimenter.

De quelles bactéries faut-il se protéger ?

La plupart des aliments que nous consommons sont maintenant « stérilisés » par de nombreux procédés et traitements (stérilisation, ionisation, irradiation, passage à ultra-haute température, chlore dans l'eau de boisson...). Les intoxications alimentaires sont de moins en moins nombreuses.

> **Les intoxications alimentaires**
>
> Il s'agit de maladies, souvent infectieuses et accidentelles, contractées suite à l'ingestion de nourriture ou de boissons contaminées par des bactéries, virus, parasites ou prions. Elles peuvent être aussi provoquées par l'ingestion de produits non comestibles ou toxiques (intoxications médicamenteuses, métaux lourds, empoisonnement, champignons vénéneux, produits chimiques). Cette contamination est généralement due à de mauvaises pratiques d'hygiène lors de la manipulation, de préparation, du stockage, de la conservation ou de la cuisson des aliments.
>
> On parle de toxi-infection alimentaire collective (TIAC) lorsqu'il existe au moins deux cas groupés, avec des manifestations similaires. Elle doit être obligatoirement déclarée à la DDCCRF (Direction départementale de la concurrence, de la consommation et de la répression des fraudes).

Le *Clostridium botulinum*

Cette bactérie est à l'origine du botulisme qui se manifeste par l'association d'une diarrhée sévère avec des vomissements, des troubles de la vue et des difficultés pour parler, avaler. Ces signes aboutissent à une faiblesse extrême pouvant aller jusqu'à la paralysie avec des troubles oculaires et une sécheresse des muqueuses. Il n'y a ni fièvre ni risque de contagion. Elle nécessite un traitement en milieu hospitalier. L'intoxication fait souvent suite à la consommation de produits en conserve (le couvercle de la conserve est bombé) ou de jambon et de salaison « maison » mal stérilisés.

Les salmonelles

Elles sont présentes aussi bien chez les animaux que chez l'être humain. On les trouve dans la viande et particulièrement dans la volaille, les œufs et les produits laitiers. Elles se manifestent par petites épidémies, donnant le plus souvent une gastro-entérite fébrile avec diarrhée et vomissements un à deux jours après la contamination. Le traitement antibiotique n'est donné qu'aux nourrissons et aux personnes âgées ou immunodéprimées. Si votre intestin est en bonne santé, vous vous en débarrasserez en quelques jours. La meilleure protection contre le risque de salmonellose est une bonne cuisson des aliments, en particulier des viandes. Faites également attention à la chaîne du froid qui bloque le développement des bactéries, mais ne les tue pas. Les salmonelloses graves sont les fièvres typhoïdes et paratyphoïdes. L'Institut Pasteur les définit ainsi : « Les salmonelles responsables ont l'homme pour seul réservoir, la contamination se fait par ingestion d'eau ou d'aliments ayant subi une contamination fécale d'origine humaine. Comme toutes les maladies à transmission oro-fécale, ces fièvres surviennent le plus souvent dans des zones où l'hygiène est précaire, et frappent principalement les pays en développement en Asie, en Afrique ou en Amérique latine. » Ces fièvres doivent être déclarées à l'autorité sanitaire.

Les shigelles

Ce sont des bactéries entéropathogènes (elles sont toutes spécifiques du tube digestif) transmises par les selles qui ont souillé les aliments et l'eau de boisson. Elles sont très fréquentes dans les pays où il est difficile ou impossible d'avoir une eau potable. Elles se manifestent par une diarrhée de type dysentérique nécessitant le plus souvent une réhydratation et un traitement antibiotique. Sous nos climats, la shigellose (infection intestinale spécifiquement humaine) revêt une forme moins grave. En matière de prévention, il faut veiller à boire une eau de bonne qualité sanitaire, à se laver les mains après être allé aux toilettes et avant la prise d'aliments.

La sélection de souches résistantes

La résistance dite « acquise » est le fruit d'une modification du capital génétique qui permet à une bactérie de tolérer une concentration d'antibiotique plus élevée que celle qui inhibe les souches sensibles de la même espèce. En pathologie infectieuse, on parle de bactérie résistante quand la concentration d'antibiotique qu'elle est capable de supporter est significativement plus élevée que celle que l'on peut obtenir *in vivo* à la suite d'un traitement.

La généralisation de l'utilisation des antibiotiques a conduit à une sélection des souches résistantes. Aujourd'hui, de très nombreuses souches ne réagissent pas à l'égard des antibiotiques conformément à ce que les spectres d'activité laisseraient supposer. Ainsi, l'identification bactérienne ne permet plus de prévoir le comportement d'une souche isolée vis-à-vis des antibiotiques. Ces problèmes sont préoccupants en milieu vétérinaire et dans les hôpitaux. Il faut donc protéger notre flore et pour cela, intégrer ces deux slogans : « Les antibiotiques, c'est pas automatique » et « Les probiotiques, c'est automatique. »

Pour ne pas devenir un « terroriste » de la protection bactériologique, rappelons-nous que la nature elle-même a ses moyens de protection. Aucune plante ne pousse sans l'aide des microbactéries du sol. Par exemple, un ruminant en bonne santé a, comme nous, une flore bactérienne adaptée à son tube digestif et à son immunité. Des études récentes ont montré que les fromages au lait cru développaient sur leur croûte des bactéries qui empêchent les *Listeria monocytogenes* de s'installer et de proliférer. Lorsque ce lait est pasteurisé, ces bactéries utiles sont absentes permettant à la listériose de se développer.

Les leptospiroses sont dues à des bactéries, les spirochètes, pouvant donner une fièvre grave avec jaunisse et hémorragie, susceptible d'être mortelle. Le spirochète est transmis par le contact avec des urines de certains rongeurs. Pour se protéger, laver les fruits et les légumes. Ne pas boire à même une canette métallique : la laver ou prendre un verre ou une paille.

De quels parasites faut-il se protéger ?

Nous avons vu p. 183 les parasites retrouvés chez la plupart de nos patients et comment s'en protéger. Rappelons que dans les viandes insuffisamment cuites, on peut trouver également le tænia et la trichine. Dans certaines zones géographiques, on note la présence de douve du foie dans le cresson.

Comment se protéger des pollutions environnementales ?

Nous sommes des êtres humains doués de vie et capables de nous adapter aux différents changements en préservant notre intégrité et notre équilibre intérieur. Et comme nous partageons la vie avec tous les êtres vivants de cette planète et avec l'univers, nous sommes reliés les uns aux autres. Nous constatons que notre biosphère planétaire originelle, la terre, la *pacha mama* des Indiens Kogis (peuple premier habitant dans la Sierra Nevada de Santa Marta, en Colombie, dont l'existence est tout entière dédiée à la protection de la Terre), a subi de profondes modifications environnementales à tel point que le désir de créer une biosphère a vu le jour aux États-Unis : biosphère 2 (biosphère 1 étant la Terre) a été construite dans le désert de l'Arizona, entre 1987 et 1991. Cette structure devait recréer un écosystème viable à l'intérieur d'un immense dôme clos et évaluer notamment la faisabilité de biosphères de même type lors de la colonisation spatiale.

Ce rêve nous aimerions le créer dans nos vies et sur toute la planète. Les premières prises de conscience sont anciennes et le Grenelle de l'Environnement, une ébauche qui a le mérite d'exister. Il nous semble malheureusement tarder à être réellement appliqué, souvent dépassé par des contraintes économiques sans lien avec notre santé.

Comment nous adapter à notre environnement, si modifié depuis tant d'années ?

Notre environnement a subi des bouleversements tant au niveau de la qualité de l'air, de l'eau que des sols. Pour le Dr Jean Seignalet, il existe seize sources de pollutions environnementales possibles. Il en classe quatre en première ligne : les aliments, les bactéries, les polluants et le tabac, auxquels nous ajoutons les métaux lourds et la pollution électromagnétique.

Rappelons que nutriments et micro-organismes bactériens sont présents en permanence dans l'intestin.

Ces différentes pollutions dépendent de votre propre « patrimoine » (voir p. 150, catégories à risque) et du lieu où vous habitez, où vous prenez vos repas, dormez, passez vos vacances, faites du sport, etc.

Vivez où vous vous sentez en bonne santé, soyez attentifs à ce que vous dit tout votre corps : il ne vous trompera pas. Lorsqu'ils sont sains, vos organes des sens sont des outils performants pour vous prévenir de ce qui vous convient ou non. Si vous vous sentez mal ou fatigué(e) dans une pièce, à la suite d'un repas ou d'un spectacle, prenez en compte cet indice. Un aliment mal toléré, une ambiance nocive, trop de bruit, une mauvaise aération, une pollution insoupçonnée, parfois subtile, etc., peuvent être en cause.

Les secrets de l'intestin

Les pollutions mentales

Nous subissons de multiples pollutions mentales. Soyez vigilants aux injonctions médiatiques des publicitaires. Pourquoi sont-elles données ? Sont-elles dans votre intérêt ? Nombreux sont les produits alimentaires sur les étiquettes desquels on peut lire, en petits caractères, les conseils du Programme national Nutrition Santé (PNNS) : « bouger » ou « manger cinq fruits et légumes ». N'est-ce pas, parfois, une façon de se dédouaner de la fabrication d'aliments nocifs pour la santé ? Ne vous abandonnez pas sans restriction à ce que vous croyez vrai, surtout si cette pensée vous mène à une attitude délétère : vos meilleurs alliés sont votre intuition et votre bon sens, et surtout conservez votre sens critique.

Lisez les mentions sur les étiquettes – aux caractères parfois très petits –, et repérez ce qui est à éviter : les additifs alimentaires, les sodas, les « calories vides », etc. (voir p. 119). Prêtez attention aux conflits d'intérêt : pour qui travaille le « chercheur », ou son patron, qui publie cette étude ? Quand le produit est économiquement « rentable », a-t-il intérêt à le critiquer ?

Néanmoins, développez plus votre réflexion, votre esprit critique et votre intuition que la peur.

Par ailleurs, ne vous affolez pas si vous avez été exposé(e) occasionnellement ou accidentellement à une pollution. En revanche, soyez très vigilant(e) en présence de pollutions multiples, dites croisées.

Les polluants de l'air, de l'eau et du sol

Les polluants de l'air
Les pollutions sont différentes en ville ou à la campagne.

En ville, il y a généralement une diminution de la pollution industrielle et une multiplication de la pollution automobile : celle-ci perturbe la végétation et notre sphère ORL et bronchique. Les allergies et les bronchites chroniques sont ainsi plus fréquentes.

À la campagne et dans les villes situées à proximité, d'autres perturbations surviennent : les pesticides et les herbicides diffusés par voie aérienne, souvent liposolubles, peuvent irriter nez, gorges et bronches. Ils ont également des conséquences hépatotoxiques, neurotoxiques et perturbent les glandes endocrines. On a noté, par exemple, une baisse de la fertilité masculine par diminution de 50 % des spermatozoïdes dans le sperme de jeunes de 20 à 22 ans dans une étude menée aux États-Unis, en Espagne, en Écosse et au Danemark. Ces produits chimiques ont un lien très probable avec l'augmentation des cancers génitaux chez les patients de 25 à 35 ans et la hausse des malformations congénitales chez les petits garçons exposés aux pesticides.

Depuis plusieurs décennies, il semblerait que 85 000 produits chimiques aient été mis sur le marché et qu'aucune étude de leur toxicité couplée n'ait été réalisée. Seuls quelques scandales ont été révélés : le bisphénol A dans les plastiques, notamment les biberons, les boîtes de conserve et les bocaux, le PCB (polychlorobiphényles), etc.

Les polluants de l'eau
Le bilan de la qualité de l'eau n'est pas enthousiasmant.

Notre corps contient environ 70 % d'eau à l'âge adulte, beaucoup plus à la naissance, un peu moins en vieillissant. Cette eau est nécessaire à la vie : elle véhicule aliments et information et sert à éliminer les déchets des cellules du corps.

L'eau pénètre dans notre corps sous deux formes : l'eau liée aux minéraux qui lui donnent une structure particulière et l'eau libre. Les aliments solides contiennent de l'eau liée, particulièrement les légumes et les fruits. Cette eau liée et structurée fait partie de leurs tissus. Les fruits, par exemple, comportent 80 % à 90 % d'eau liée et structurée. Les qualités de structure de l'eau venant des aliments nous aident à acheminer vers les cellules les nutriments nécessaires comme les vitamines et les minéraux et à purifier notre corps. Cette eau contribue au bon fonctionnement enzymatique et les cellules peuvent absorber ces vitamines et ces minéraux. Cette eau draine les toxines et les déchets produits par l'activité cellulaire. C'est pourquoi la qualité des fruits et légumes et des autres aliments apportant l'eau liée, et la qualité de l'eau de boisson, sont très importantes.

L'eau libre vient de nos boissons lorsque nous la buvons pure. Lorsque l'eau est associée à des substances qui lui donnent couleur, saveur et odeur, elle perd ses qualités énergétiques et nécessite de l'eau pour être diluée et à nouveau bénéfique pour les cellules. En présence de ces « additifs », c'est le corps qui doit fournir un supplément d'eau pour les diluer. Le café, les sodas, les sirops, les jus de fruits n'hydratent pas. Le corps est obligé de fournir de l'eau pour les éliminer. Les cellules n'en profitent pas et peuvent même se déshydrater elles-mêmes pour fournir de l'eau afin d'éliminer les substances ajoutées, mettant ainsi en danger leur propre métabolisme.

Nous pouvons comprendre l'énergie et le dynamisme de l'eau en regardant son cycle dans la nature. L'eau terrestre nous vient du cosmos et reçoit l'influence du soleil qui accompagne son énergie transformatrice : elle passe de l'état gazeux (les nuages) à l'état liquide (la condensation des gouttes d'eau en pluie) et à l'état solide dans la glace. Elle est constituée de milliards d'atomes comme toute entité existante.

- *Quelle eau devons-nous boire pour maintenir, développer et restaurer la vitalité de notre eau cellulaire ?*

Ce n'est pas simple parce que l'eau naturelle est passée de ressource offerte par la nature à une marchandise. Par ailleurs, ses qualités physicochimiques sont en danger à cause des multiples pollutions existantes. Quant à sa qualité énergétique et subtile reliée à l'univers, elle est perturbée, entre autres, par toutes les pollutions biochimiques et les changements de champs électromagnétiques (lignes électriques à haute tension, antennes de radios de télévisions, de téléphones mobiles, etc.).

L'eau doit emporter nos toxines et donc drainer. Moins une eau est minéralisée et plus elle draine, plus sa résistivité (capacité à s'opposer à la circulation du courant électrique) est élevée. Il est difficile de trouver cette qualité d'eau en dehors des eaux minérales type Montcalm, Mont Roucous, Rosée de la Reine.

Il ne faut pas pour autant boire nécessairement des eaux minérales. Tout d'abord, à cause du coût carbone très élevé. Ensuite, parce que les minéraux sont ionisés et bénéfiques pour le corps lorsque l'eau minérale descend de la montagne, mais après quelques jours, l'ionisation disparaît et les minéraux cristallisent comme des pierres inertes et vont encombrer le corps. Enfin, le contact de l'eau minérale avec le plastique favorise la présence de bisphénol A, corps chimique reconnu comme perturbateur de l'équilibre hormonal.

Il vaut mieux boire de l'eau de source, lorsque cela est possible, ou alors se tourner vers différents procédés de filtration. L'eau fournie doit satisfaire à plusieurs tests : elle doit être chimiquement pure avec des valeurs définies en résidus de pesticides, résidus médicamenteux, métaux lourds, chlore, nitrates, bactéries. Notons que les systèmes de carafe avec charbon actif ne sont pas totalement satisfaisants. Les systèmes soit à colonnes avec charbon actif compressé soit avec membrane d'osmose inverse, sont très efficaces pour filtrer ces différents résidus.

L'eau de l'âme

L'idéal serait de dépolluer en profondeur nos eaux internes, polluées souvent par des mémoires générées par nos pensées ou nos émotions négatives avec une eau suffisamment purifiée. En Russie, les propriétés étonnantes d'une pierre, la schungite, ont été étudiées : elle nettoie l'eau de presque tous les composés organiques indésirables et élève la qualité énergétique de l'eau. Elle peut être mise dans la carafe d'eau ou sous la carafe. Elle peut aider à dépolluer l'eau de notre corps en la portant en pendentif ou dans sa poche. Elle peut servir à dépolluer des rayonnements électromagnétiques (pastilles pour mettre sur le portable, les appareils électriques, etc.).

En pratique, nous avons donc besoin de consommer cinq à six fruits et légumes par jour (qui apportent 1 litre d'eau liée et des minéraux directement assimilables pour le corps) et de boire, en plus de l'eau liée, à savoir au moins 1,5 litre d'eau pure (voir les conseils donnés p. 191), en évitant le plus possible la consommation de café et de sodas.

Les polluants du sol

Il s'agit de la pollution par les engrais, les herbicides et les pesticides. L'exemple de la famille Bourguignon dans le film de Coline Serreau, *Solutions locales pour un désordre global*, complète bien les propos de Philippe Desbrosses (voir bibliographie, p. 301), agriculteur « bio » depuis trente ans, qui se bat pour former des agriculteurs « bio » à l'échelon européen. Il recommande d'aborder les problèmes dans une approche politique globale centrée sur la santé de la planète dont nous faisons partie, et donc dans le respect de l'humus des sols, de la chaîne alimentaire reliée à la qualité des sols, des arbres, de la nourriture et des soins pour les animaux d'où provient notre nourriture.

L'alimentation vivante de bonne qualité nous transmet les atomes et la vitalité de la terre, des plantes et des animaux, qui dépendent, comme nous, de l'énergie solaire rythmant les transformations biologiques de tous les êtres vivants. Aucun mammifère, l'homme compris, ne vit sans une flore nécessaire à sa vitalité au niveau intestinal. Notre santé intestinale et son retentissement sur toutes nos fonctions vitales sont tributaires et partie intégrante de cette biosphère planétaire. La réforme dite « de l'intelligence verte » des années 1980 a complètement modifié l'humus qui est devenu « mort » : quand on utilise des herbicides, on tue des plantes, faisant fi du savoir transmis par nos ascendants. La racine commune des mots « humus » et « humain » devrait nous faire réfléchir et nous inviter à apprendre de la nature, avec humilité, ce qui est bon pour nous.

Le tabac

Les conséquences désastreuses de son usage sont bien connues et abondamment documentées. Dangereux par lui-même, le tabac potentialise également les effets d'autres polluants. Il contient des goudrons (ou hydrocarbures) cancérigènes, des nitrosamines, également cancérigènes, en petites quantités. Il expose à différents cancers notamment digestifs et pulmonaires. Il est à l'origine de bronchites chroniques et favorise les maladies cardiovasculaires.

Par ailleurs, la nicotine rend le cerveau addictif au même titre que l'héroïne ou la cocaïne, d'où un sevrage difficile. Si l'intention d'arrêter est très ferme dans l'esprit du fumeur, il pourra trouver une aide dans l'acupuncture, la phytothérapie et/ou le rééquilibrage micronutritionnel pour combler les déficits possibles en sérotonine et/ou dopamine. Quelquefois des séances d'hypnose sont très bénéfiques. Si le chemin est sinueux avec parfois des rechutes, l'arrêt de la nicotine apporte indéniablement en quelques semaines un confort important : le goût des aliments et les odeurs redeviennent perceptibles, la respiration se libère, les sécrétions digestives ne sont plus stimulées en permanence, l'oxydation cellulaire diminue. Les difficultés liées à l'addiction peuvent rapidement se manifester : une envie irrépressible d'aliments sucrés ou une humeur exécrable, par exemple, en lien avec le manque de sérotonine, ou un transit intestinal paresseux. Un accompagnement nutritionnel et micronutritionnel trouve là toute son utilité. Dans ce cas, l'apport de compléments alimentaires enrichis en tryptophane et/ou en dopamine avec du magnésium aidera à diminuer et à faire disparaître ce trouble.

La pollution par les métaux lourds

La liste des pollutions par les métaux lourds est longue. Bien qu'aucun ne figure dans les éléments constitutifs du corps, qui ne contient pas (sauf pollution maternelle) de plomb, de mercure, d'argent, de cadmium, d'étain, etc., la quantité retrouvée dans les selles, les urines, les cheveux est souvent importante. L'usage des métaux lourds est très répandu dans le sol et dans les eaux (pesticides notamment). Leur utilisation est courante dans les médicaments, les antiseptiques, les vaccins, les produits de beauté, certains aliments, les lampes fluorescentes, les batteries, les radios, les tirages photographiques, les équipements électroniques, les amalgames et soins dentaires, les pigments...

Les plus courants : le mercure et l'aluminium

• Chez le dentiste, refusez les amalgames, dit plombages, qui contiennent du mercure hautement toxique, demandez un pansement par résines. Quant aux plombages que vous avez déjà, ne les faites pas retirer en nombre, car vous risqueriez une intoxication aiguë aux conséquences neurotoxiques sévères. Si vous avez des amalgames, ne mâchez pas de chewing-gum au risque de réingérer du mercure.

• Les excipients des vaccins ont changé : il n'y a désormais plus d'éthylmercure (thimérosal), sauf dans l'Engérix, vaccin contre l'hépatite B. Dans le corps, le thimérosal se transforme en éthylmercure, un dérivé organique du mercure. Il a été remplacé par de l'aluminium. Si vous souhaitez plus d'informations sur l'utilité et les dangers de la vaccination, reportez-vous p. 55).

• Lisez les notices des médicaments qui vous sont prescrits : s'ils contiennent de l'aluminium ou de l'or, dans la mesure où ce ne sont pas des composants du corps, mieux vaut ne pas en ingérer.

• Attention aux nouvelles lampes à basse économie qui sont polluantes sur le plan électromagnétique et contiennent du mercure.

• Évitez de porter des bijoux en chrome qui peuvent provoquer des réactions d'intolérance ou bien pénétrer au travers de la peau.

• Soyez très vigilants vis-à-vis des pollutions croisées : en mangeant un aliment cuit en papillote, enveloppé d'une feuille d'aluminium, il est possible d'ingérer à la fois des colorants alimentaires, des exhausteurs de goût comme le glutamate, des pesticides et des métaux lourds. Et si l'on accompagne ce mets d'un vin contenant des sulfites et d'une eau polluée, l'addition s'alourdit...

La pollution électromagnétique

Nous sommes entourés de champs électriques et électromagnétiques de plus en plus nombreux et toujours plus polluants. Comment notre corps peut-il s'adapter à la présence de lignes à haute tension, d'ordinateurs, de téléphones portables, de téléphones sans fil, de réseaux sans fil, des nombreuses antennes, des fours à micro-ondes, etc. ?

Le « *testing* musculaire »

Connaissez-vous ce test ? Jambes bien campées dans le sol, élevez à l'horizontale, sur le côté, votre bras gauche si vous êtes droitier ou droit si vous êtes gaucher. Demandez à quelqu'un d'appuyer sur votre bras pendant que vous résistez. Le résultat correspond à votre force de ce moment. Recommencez le même mouvement en prenant dans votre main droite votre portable éteint : votre bras gauche résiste moins. Recommencez avec le portable en veille : il est alors facile de baisser votre bras, il résiste encore moins. Appelez ensuite votre messagerie par exemple : votre bras ne peut pratiquement plus résister à la pression. Que s'est-il passé ? Votre propre champ électromagnétique a été perturbé, votre tonus et votre énergie ont baissé. Vous pouvez mesurer ainsi l'effet sur votre corps de votre portable, des réseaux sans fil, de votre ordinateur, etc.

Comment se protéger des méfaits du téléphone mobile et des réseaux sans fil ?

Voici quelques conseils adaptés et commentés, d'après *Survivre au téléphone mobile et aux réseaux sans fil* de C. Gouhier, M. Rivasi et M. Layet :

– pas de portable avant l'âge de 15 ans ou seulement quelques minutes (les ondes s'arrêtent dans le cerveau et entraînent des risques de tumeurs). Après 15 ans, les ondes traversent plus facilement la boîte crânienne, il ne faut cependant pas utiliser trop longtemps son téléphone portable et préférer l'usage d'un téléphone fixe avec fil ;
– jamais de portable sous l'oreiller ;
– la nuit, pas de téléphone mobile allumé ou en recharge à moins de 50 cm de la tête ; l'éteindre pour éviter son rayonnement et celui de l'antenne-relais avec laquelle il communique ;
– ne jamais approcher un téléphone mobile du ventre d'une femme enceinte ;
– ne pas porter le téléphone à hauteur ou contre le cœur, les aisselles ou les hanches, ni près des parties génitales ;
– choisir un téléphone mobile dont la valeur du « débit d'absorption spécifique » (DAS) est la plus basse possible, de préférence toujours inférieure à 0,7 W/kg ;
– toujours utiliser un kit piéton filaire ;
– limiter les appels à 5 ou 6 maximum par jour et pas au-delà de 2 à 3 minutes maximum chacun ;
– ne téléphoner que dans des conditions de réception optimale ;
– ne pas téléphoner en se déplaçant : ni en train, ni en voiture, ni en bus ;
– ne pas téléphoner en voiture, même à l'arrêt ou dans toute autre structure métallique. Il y a un effet de « cage de Faraday » qui emprisonne et répercute les ondes du portable dans la voiture. Le maximum d'ondes parvient alors au niveau de la tête ;
– s'éloigner des personnes qui téléphonent pour éviter l'exposition passive.

De même, éloignez les écoute-bébés de plus de 1,50 mètre de la tête de l'enfant.

Les alimentations particulières

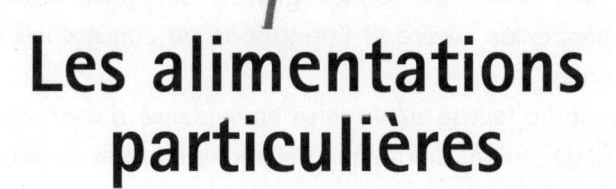

Dans notre approche micronutritionnelle, l'intolérance – qu'elle soit au gluten, aux lactés, etc. – se manifeste par une hyperréactivité, provoquée par la dysbiose.

Lorsque les troubles fonctionnels intestinaux associés à des troubles articulaires, de l'humeur, des problèmes de peau, etc., évoquent une hyperperméabilité intestinale, supprimer toute alimentation potentiellement toxique est un moyen efficace pour mettre l'intestin au repos.

L'alimentation sans gluten

Qu'est-ce que le gluten ?

Le gluten est un mélange de protéines qui reste dans le blé après extraction du « sucre » du blé ou amidon. Les protéines de ce mélange sont classées en deux familles : les prolamines et les gluténines. Certaines prolamines sont considérées comme « toxiques » dans la maladie cœliaque, maladie auto-immune où l'intolérance au gluten est grave.

> **La maladie cœliaque**
> C'est une maladie auto-immune, touchant l'intestin grêle et se manifestant par des troubles digestifs, une fatigue, un amaigrissement, etc.

> Elle est responsable de carences multiples (fer, calcium, magnésium, etc.). Dans les formes graves, elle peut évoluer vers une ostéoporose sévère et l'apparition de cancers tels que les lymphomes.
> Le diagnostic repose sur la mise en évidence d'anticorps spécifiques et des lésions des muqueuses sur les biopsies du duodénum. Le seul traitement efficace repose sur la suppression à vie des aliments contenant du gluten, entraînant ainsi une disparition des lésions de l'intestin.

En outre, les prolamines du gluten sont souvent mal tolérées par l'intestin engendrant une hyperperméabilité intestinale sans provoquer pour autant de maladie cœliaque ni même de réaction antigénique de la part du système immunitaire intestinal.

Le gluten constitue environ 80 % des protéines contenues dans le blé et se compose majoritairement de gliadine (une forme de prolamine) et de gluténine. Les gliadines et les gluténines sont les protéines de réserve du grain, les autres protéines du grain sont des protéines de structure (albumines et globulines). Le gluten est responsable de l'élasticité de la pâte malaxée et permet de rendre masticables les produits à base de céréales cuits au four. On trouve donc du gluten dans les farines de céréales utilisées pour la fabrication du pain comme le blé, le seigle, et, en quantité moindre, dans des céréales difficilement panifiables, comme l'orge.

En pratique, quels aliments faut-il supprimer ?

Pour adopter une alimentation sans gluten, il faut supprimer les aliments contenant tous les blés, le maïs, le seigle, le triticale, l'avoine, le millet, l'orge (il faut donc supprimer la bière, mais le whisky – avec modération ! – est autorisé), potentiellement antigéniques pour l'intestin. Ce sont les prolamines, protéines particulières des céréales (voir encadré ci-dessous), qui vous indique les pourcentages contenus dans chaque céréale.

> **Les différentes prolamines déclenchant des réactions antigéniques**
>
> – Dans le froment (blé, épeautre, kamut) et le blé : la gliadine ;
> – dans le seigle : la sécaline ;
> – dans l'avoine : l'avénine ;
> – dans l'orge : l'hordénine (pour le malt) ;
> – dans le millet : la panicine ;
> – dans le maïs : la zénine ;
> – dans le sorgho : la cafirine.
> Dans le riz, il y a 5 % d'orzénine.
> Le triticale est un grain hybride de blé et de seigle : il est donc à éviter.

Lisez les étiquettes des produits industriels et, au restaurant, demandez la composition des plats que vous souhaitez commander (par exemple, la plupart des fonds de sauce contiennent de la farine).

Attention : soyez vigilants avec certains termes : lorsque vous lisez « amidon de », si la source n'est pas précisée, il s'agit vraisemblablement de blé ou de mélanges de céréales.

Par quoi remplacer le gluten ?

Vous pouvez remplacer les aliments contenant du gluten par du riz, des pommes de terre (fécule), du quinoa, du manioc (tapioca), du sarrasin, de l'amarante, du fonio, des châtaignes, des légumes secs. Vous pouvez consommer ces farines (en excluant la farine de maïs) pour cuisiner et faire votre pain, par exemple, et acheter des tartines à base de sarrasin, de quinoa ou de châtaigne (type « Pain des fleurs »).

Ce changement est complexe à réaliser tant la farine est omniprésente dans les sauces et les plats industriels. Soyez curieux, posez des questions au restaurant, à la cantine ou chez le traiteur et lisez bien les étiquettes. Il faut bien deux ou trois semaines pour acquérir cette vigilance.

Comme le gluten est ce qui fait le liant du pain, arriver à faire un pain de qualité sans gluten demande des ajustements et de la patience, mais cela est possible.

> **Une recette de pain sans gluten**
>
> 200 g de farine de sarrasin
> 80 g de farine de châtaigne
> 80 g de farine de quinoa ou de riz complet
> 40 g de farine de lentilles vertes ou de pois chiche
> 330 g d'eau filtrée
> 5 g de sel
> 1 cuil. à café de bicarbonate de soude
> 1/2 cuil. à café de levure sans gluten
> - Diluez la levure dans l'eau.
> - Mélangez toutes les farines, puis mettez tous les ingrédients dans la machine à pain (programme sans gluten).
> - Pour les temps, suivez les indications notées sur votre machine à pain.
>
> Selon vos goûts, vous pouvez varier les quantités de farines de châtaigne, de riz complet et de lentilles vertes : le tour de main vient avec l'expérience ; au début, vous serez surpris par la consistance et la friabilité du pain obtenu.

Sur les nombreux produits étiquetés « sans gluten », regardez bien tous les ingrédients : les huiles utilisées, les agents de sapidité et la quantité de sucre.

Les alimentations particulières

Vous trouverez à la fin de l'ouvrage (p. 306) des adresses de sites proposant des conseils et des recettes adaptés au régime sans gluten.

> **Une idée de menu sans gluten**
>
> *Petit déjeuner*
> – thé (20 cl) ;
> – pain sans gluten (35 g) ;
> – beurre (10 g) ;
> – 1 œuf.
>
> *Déjeuner*
> – 1 salade de tomates et concombres, assaisonnée d'huile de colza ;
> – 1 maquereau cuit au four en papillote ;
> – 1 portion de riz basmati complet, sauce tomate ;
> – 1 fruit de saison.
>
> *Goûter*
> – quelques amandes ou noisettes ;
> – 1 salade de fruits de saison.
>
> *Dîner*
> – des carottes râpées, assaisonnées d'une vinaigrette maison huile de colza-citron ;
> – 1 portion de quinoa et de lentilles au curry.

Quand et comment réintroduire le gluten après plusieurs mois d'exclusion lorsque cela est possible ?

Pendant au moins 3 mois, évitez les écarts volontaires, surtout lorsque les signes cliniques sont importants. L'aliment auquel vous êtes intolérant relance la sensibilité de l'intestin, donc la sécrétion d'anticorps ainsi que l'inflammation de l'intestin et des autres organes.

La première des recommandations est d'établir la durée d'éviction des aliments contenant du gluten en fonction des symptômes dont vous vous plaignez, de l'intensité de l'inflammation intestinale et selon votre contexte personnel et familial. Pour mettre l'intestin au repos et permettre au terrain immunitaire de gérer l'inflammation, qui est peut-être là depuis des années, un délai de 3 à 6 mois d'éviction est le plus souvent nécessaire.

Si les signes digestifs, articulaires, nerveux, cutanés et autres ont régressé (n'hésitez pas à remplir à nouveau les questionnaires DDM p. 44 et DNS p. 48), la réintroduction sera progressive aliment par aliment.

Prenez également en compte la manière dont vous ressentez cette éviction : êtes-vous soulagé(e) d'aller mieux ou bien frustré(e) de ne pas manger comme tout le monde ? Ce changement de mode alimentaire a-t-il des répercussions familiales ou sociales ? De toute façon, une fois de plus, c'est le corps qui a raison : toute réapparition de symptômes, dès la reprise d'un aliment exclu, peut signifier la persistance d'une intolérance à cet aliment. D'ailleurs, spontanément, vous n'aurez pas envie d'en manger.

La reprise doit impérativement se faire en douceur lorsque l'intolérance était sévère.

Si vous avez des difficultés à réintégrer un aliment, vous pouvez avoir recours à des dosages sanguins d'IgG alimentaires, spécialisés, car il peut exister plusieurs intolérances associées du fait de l'hyperperméabilité intestinale.

Si vous avez une maladie auto-immune (lupus, diabète, maladie de Crohn, sclérose en plaques...), nous vous conseillons d'adopter une alimentation sans gluten à vie.

Vous pouvez aussi voir p. 160 l'aide que peuvent apporter les plantes (phytothérapie), les compléments alimentaires et les probiotiques.

L'alimentation sans lactés

Il existe deux principales intolérances aux produits laitiers : l'intolérance au lactose (sucre du lait) et l'intolérance à certaines protéines du lait (comme la caséine par exemple). Ces intolérances peuvent se produire pour le lait de vache, de chèvre ou de brebis.

L'intolérance au lactose, qui touche environ 75 % de la population, est suspectée lors de l'apparition de troubles digestifs, essentiellement de diarrhées. En fait, l'intolérance associe aux signes digestifs des manifestations d'intoxication généralisée, analogues à celles notées dans les phénomènes d'hyperperméabilité intestinale. Outre les nombreux signes digestifs, on peut ressentir des maux de tête avec vertiges, des troubles de la concentration ou de la mémoire, des douleurs musculaires et/ou ostéoarticulaires, des allergies cutanées et ORL, etc.

Il est préférable pour votre santé de réduire, même sans intolérance, leur place dans votre alimentation à 1 portion par jour.

Vous pouvez remplacer le lait d'origine animale par des laits végétaux : lait de riz, de quinoa, de châtaigne, d'amande et de temps en temps lait de coco (pas trop souvent, car il est composé d'acides gras saturés). Vérifiez bien sur l'étiquette qu'il n'y a ni caséine ni lactosérum.

Pour les fromages ou les yaourts, à notre connaissance, il n'y a pas d'équivalent dans la mesure où les yaourts et les dérivés du soja sont à éviter (voir p. 209). Certaines personnes essaient de faire fermenter du lait de riz ou d'amande avec des résultats inconstants.

Les viandes de bœuf et de veau contiennent de la caséine.

Adopter une alimentation sans lactés est complexe, car les lactés sont présents également dans les sauces et les plats industriels. Soyez curieux, posez des questions au restaurant, à la cantine ou chez le traiteur et lisez bien les étiquettes (les soupes en brique, le jambon industriel en contiennent, par exemple). Il faut du temps pour acquérir cette vigilance.

La réintroduction des produits laitiers, une fois la santé retrouvée, est délicate et nécessite d'être à l'écoute des réactions de votre corps.

Avons-nous besoin de consommer des produits laitiers d'origine animale ?

Nous sommes les seuls mammifères à continuer la consommation de lait après un sevrage normal alors qu'une alimentation diversifiée a été instituée et bien tolérée mais aussi à consommer un lait d'une autre espèce que celui de notre mère. Or, seul ce dernier est adapté à notre physiologie. En effet, dans le lait maternel, les différents nutriments nécessaires à la croissance du bébé (cerveau, os, etc.) sont présents dans un juste équilibre. Les sécrétions hormonales maternelles coordonnent ces mécanismes de manière harmonieuse. Cette nourriture est adaptée au nourrisson pour lui et sa flore intestinale. En outre, le lait est un vecteur d'énergie affective et subtile entre la maman et le bébé.

Les différences de composition entre le lait maternel et le lait de vache
Le lait contient un sucre complexe, des protéines et des lipides, du calcium et d'autres sels minéraux, des vitamines et des hormones.

Le sucre complexe est le lactose, transformé dans l'estomac, sous l'action de la lactase, en deux sucres simples (le glucose et le galactose) qui vont ensuite servir de nutriments. La lactase, adaptée au lait maternel de l'espèce, est très présente chez le bébé jusque vers l'âge d'un an. On la trouve ensuite uniquement chez les buveurs de lait adultes. Il semblerait que sa persistance soit une adaptation au type d'aliment ingéré. Ne plus digérer le lait après un an est un phénomène naturel, propre à tous les mammifères. Le lait de vache contient moins de lactose (40 g) que le lait maternel (52 g).

Quand la lactase est pauvre ou lorsqu'elle est absente, ce sont les bactéries intestinales qui assurent la transformation du lactose. Le lactose, lorsqu'il passe dans le sang, agit comme une toxine pour les systèmes nerveux, cardiovasculaire et immunitaire et les muscles. Les protéines, principalement des caséines, sont beaucoup plus importantes dans le lait de vache que dans le lait maternel (à peu près 8 fois plus). Si elle est bien tolérée et/ou bien digérée, la caséine peut être « bonne » pour la santé (comme toutes les protéines, mais encore faut-il la tolérer), mais notons toutefois que, dans les études sur nos patients, nous avons retrouvé, dans plus de 75 % de cas, la présence anormale de dérivés opioïdes du gluten et de la caséine, signant un état avéré d'hyperperméabilité intestinale.

En outre, il est difficile de passer sous silence de nombreuses études sur les effets de la caséine comme facteur cancérogène.

Le rapport Campbell

Le Pr T. Colin Campbell a longuement étudié le lien entre cancers et nutrition protéinée et a également coordonné de nombreuses études internationales. Les Américains voulaient, dans les années 1950-1960, développer la consommation de protéines pour lutter contre la malnutrition en choisissant l'arachide pour sa capacité à pousser facilement partout. Or, l'arachide est fréquemment contaminée par une moisissure, l'aflatoxine, agent cancérigène pour le foie. Envoyé aux Philippines pour étudier les effets de l'aflatoxine, T. Colin Campbell découvre que beaucoup d'enfants sont atteints de cancers primitifs du foie et en meurent (cette maladie, peu fréquente, touche les adultes après 40 ou 50 ans dans les pays occidentaux). Il constate que les enfants, bien nourris avec des protéines animales, sont anormalement atteints de cancers du foie alors que ceux, « mal nourris », c'est-à-dire uniquement avec des protéines végétales, n'en développent pas. T. Colin Campbell

> lance plusieurs études sur l'aflatoxine, moisissure qui lèse l'ADN des cellules. Les résultats sont sans équivoque : les souris sont protégées de cancers initiés lorsqu'elles sont nourries avec des protéines végétales. Nourries avec des protéines animales (caséine issue du lait de vache dans ces différentes études), elles développent un cancer du foie. Ces constats ont changé les modes de pensée et les conseils alimentaires aux États-Unis !

Les acides gras, dans les différents laits, ne sont pas identiques : le lait maternel contient essentiellement des acides gras polyinsaturés, nécessaires au développement du cerveau et du système nerveux du bébé. Le lait de vache est composé de grosses molécules d'acides gras saturés adaptées aux capacités digestives du foie du veau et à la prise de poids qui lui est nécessaire (1 kg/jour, 200 kg à 6 mois). Par ailleurs, le contenu en calcium du lait de vache correspond aux besoins du veau qui doit fabriquer des os solides.

La quantité de calcium a un retentissement sur la vitamine D, vitamine protectrice du terrain immunitaire, qui contrôle le taux de calcium dans l'organisme. Plus il y a de calcium dans l'organisme, plus le taux de vitamine D active diminue. Quand le taux de vitamine D diminue, le taux de l'hormone IGF-1 (facteur de croissance semblable à l'insuline) augmente. Cette hormone est très abondante dans le lait de vache pendant la fin de la gestation et continue dès la naissance du veau. Facteur de croissance, elle favorise la multiplication cellulaire : c'est le véritable « bras armé » de l'hormone de croissance. Une quantité importante de lait de vache entraîne une diminution de la vitamine D et la présence d'IGF-1 ; ces deux facteurs sont incriminés dans les pays présentant un fort taux de cancer du sein et de la prostate.

Les sécrétions hormonales de la vache sont riches en hormone de croissance (notamment l'IGF-1). Cette hormone contenue dans le lait a été détectée dans le sang de 90 enfants de 2 ans et demi, au Danemark (2004), alors qu'on pensait que cette hormone ne passait pas la barrière intestinale et ne pouvait pas être retrouvée dans le sang. L'ensemble des différences entre le lait maternel et le lait de vache, adapté pour que le veau atteigne, à un an, poids et taille convenables, et qu'il puisse être sevré, a généré des modifications de taille chez les humains consommateurs de lait : + 5,5 cm en 35 ans chez les Français.

Quels sont les risques pour la santé d'une consommation excessive de produits laitiers ?

De nombreuses polémiques et beaucoup de confusion persistent sur ces questions, notamment autour de la masse osseuse, du taux de calcium nécessaire à l'organisme et du choix des aliments apportant un calcium assimilable et en quantité optimale.

Trop de calcium nuit au calcium !

De ces différentes études, on déduit que la mesure de la masse osseuse ne serait pas le meilleur outil pour évaluer la solidité de l'os et que la quantité de calcium ingérée ne serait pas synonyme d'assimilation et de bonne utilisation. Une consommation excessive de calcium, pendant trop longtemps, ferait perdre au corps sa capacité à contrôler le métabolisme du calcium.

Un risque d'acidification

Une alimentation riche en protéines animales entraîne une acidification du sang (voir équilibre acido-basique, p. 139). Pour rétablir un pH normal, l'un des mécanismes principaux du corps est d'aller chercher des bicarbonates de calcium dans les os. Ainsi, le gruyère, le parmesan, le cheddar sont les fromages les plus acidifiants. Par exemple, pour compenser l'acidité entraînée par 50 g d'emmental, il nous faudra ingérer 500 g de laitue ou 250 g de choux de Bruxelles ou 220 g de carottes ou 150 g de fenouil pour que le

Les secrets de l'intestin

calcium osseux ne parte pas des os pour aller réguler le pH du sang.

Les pollutions environnementales n'épargnent pas les produits laitiers

Le développement des maladies dites « de civilisation » (cancer, diabète, maladies coronariennes et auto-immunes, obésité, etc.) est lié à une alimentation trop riche en protéines animales et en acides gras saturés, associée à une consommation faible en fruits et en légumes apportant les antioxydants alimentaires ainsi qu'à l'absence d'activité physique et de sommeil et à l'exposition aux pollutions environnementales.

Or, les engrais, les pesticides et les herbicides présents dans les terres à fourrage entraînent une diminution de la qualité des sols et donc une baisse de la densité micronutritionnelle (baisse importante des oligoéléments, voir p. 98). Les sols sont surchargés en métaux lourds, contenus dans les produits phytosanitaires, qui se retrouvent dans les produits lactés (cadmium, mercure et plomb). De nombreux produits alimentaires ont été développés pour nourrir le bétail en plus des fourrages herbagers (80 % de la nourriture des bovins), des tourteaux de soja importés (80 % sont issus d'OGM), des tourteaux de colza qui sont en plein développement avec l'avènement des biocarburants ainsi que des tourteaux de tournesol. Pour augmenter la ration protéinée des bovins, des pois et de la luzerne sont ajoutés aux différents tourteaux. Les antibiotiques, vaccins, gestations répétées et la traite trois fois par jour même pendant la gestation (le taux d'IGF-1 dans le lait est très important à ce moment-là) complètent ce tableau qui met en lumière l'inadéquation entre toutes ces pratiques pour augmenter la production laitière et la bonne santé des vaches et des humains.

Comment supprimer les produits laitiers et comment les remplacer ?

Il est difficile, pour nous, Français, de supprimer nos habitudes d'alimentation lactée et nos savoureux fromages auxquels nous sommes attachés. Ce changement doit donc être un choix réfléchi et consenti. En effet, cela revient à ne plus consommer, pendant une période donnée, tous les laits d'origine animale (vache, brebis, chèvre), les laitages, les fromages blancs, les crèmes fraîches, les yaourts, les fromages en pâte, toutes les préparations qui en contiennent et les aliments composés de caséine ou de lactosérum. En outre, l'exclusion des lactés est également rendue difficile par l'utilisation généralisée qu'en fait l'industrie agroalimentaire. Il est donc nécessaire de vérifier la composition de tout ce que vous achetez : vérifiez, par exemple, que le jambon en tranches conditionné sous vide n'en contient pas, demandez au restaurateur ce qu'il a mis dans la sauce de votre plat, etc.

Malheureusement pour les « accros » aux lactés, aucune préparation « de substitution » n'a le goût du lait de vache ou du fromage !

Nous déconseillons le soja et ses dérivés. Restent donc les laits végétaux qui contiennent des protéines végétales. Ils sont riches en vitamines, en minéraux et en acides gras polyinsaturés, sauf le lait de coco. Vendu en petites boîtes métalliques ou en briquettes, le lait de coco se trouve facilement, mais consommez-le modérément du fait de sa teneur en acides gras saturés. Vous pouvez acheter des laits de riz, de châtaignes, de quinoa, d'amandes, de noisettes ou d'avoine, disponibles au rayon « bio » des supermarchés ou dans les magasins d'alimentation biologique. Goûtez ces produits pour savoir si vous les aimez et si vous les supportez. Issus de l'agriculture biologique, ils sont dénués de produits toxiques.

Sans produits laitiers, comment consommer suffisamment de calcium ?

Nous sommes habitués à penser « calcium = produits laitiers », mais nous ignorons que le calcium des produits laitiers n'est pas facilement assimilable. Notre intestin en rejette une partie et parfois les excès d'apport calcique vont se fixer ailleurs que dans la trame osseuse formant des kystes, des calculs ou des becs de perroquet. On trouve le calcium en grande quantité dans les fruits et les légumes, les algues, les poissons et les viandes. Quantité n'est pas pour autant synonyme d'absorption optimale.

Les trois sources principales d'apport en calcium : les produits laitiers, les fruits et les légumes ainsi que les eaux minérales.

Quand et comment réintroduire les produits lactés après plusieurs mois d'exclusion lorsque cela est possible ?

Après une durée d'éviction suffisamment longue pour mettre l'intestin et le système immunitaire au repos, environ 3 à 6 mois, la réintroduction des lactés est délicate. Si les signes digestifs, articulaires, nerveux, cutanés et autres ont régressé (n'hésitez pas à compléter de nouveau les questionnaires DDM et DNS p. 44 et 48), la réintroduction se fera progressivement, aliment par aliment. Au début, ce peut être à raison d'un seul lacté à la fois – par exemple, celui qui vous a manqué le plus – en choisissant, selon vos goûts, un lait fermenté ou un fromage de type brebis ou chèvre, tout en surveillant votre tolérance. Dans les cinq jours suivant la reprise de l'aliment, si vous ne manifestez ni inconfort digestif, ni maux de tête, ni douleurs articulaires, ni troubles de l'humeur…, considérez que vous tolérez cet aliment. Vous pouvez alors choisir de réintroduire un deuxième aliment.

Cette méthode douce, en procédant aliment par aliment, demande de la patience, mais elle nous semble préférable pour les intolérances sévères avec présence d'une hyperperméabilité intestinale. Un intestin mis au repos a perdu la sensibilité à cet aliment et a besoin de refaire des enzymes adaptées à sa digestion.

Une fois de plus, c'est le corps qui a raison : c'est lui qui vous guidera, et non pas ce que vous en pensez ou ce qu'en dit votre entourage. Toute réapparition de symptôme(s), dès la reprise d'un aliment exclu jusque-là, peut signer la persistance d'une intolérance de cet aliment. D'ailleurs, le plus souvent, vous n'aurez tout simplement pas envie d'en manger. Fiez-vous à ce que vous ressentez !

Si malgré l'exclusion des lactés, les symptômes persistent, il peut s'avérer très utile de tester les IgG alimentaires, par des dosages sanguins spécialisés, pour juger des intolérances après une mise au repos de l'intestin et de demander à un nutritionniste des conseils alimentaires personnalisés.

En pratique, que recommander ?

Les conseils généraux
– Évitez la consommation de lait, de laitages, de fromages blancs, de petits-suisses au lait de vache. Nous vous conseillons de privilégier les fromages de brebis ou de chèvre ainsi que les laits fermentés ;
– un seul produit laitier par jour (soit 1 verre de lait fermenté, 1 yaourt (125 g) ou 1 portion de fromage (30 g)) suffit même s'il est bien toléré ;
– si vous supportez le lait de vache, nous vous conseillons un lait biologique cru issu des vaches jerseyaises (disponible dans certains magasins de produits « bio »), car il a la particularité de contenir une variété de caséine (A2), proche de celle du lait de chèvre et de brebis. Les vaches en régime « biologique » ont un mode d'élevage qui repose sur une utilisation maximale des pâturages. Leur alimentation est 100 % biologique. Tous les produits destinés à

Les secrets de l'intestin

stimuler la croissance ou la production, y compris les antibiotiques, sont interdits.

Les avantages des laits fermentés par rapport aux yaourts

Un lait fermenté contient en plus des deux bactéries contenues dans les yaourts (*Lactobacillus bulgaris* et *Streptococcus thermophilus*), une souche probiotique avec des caractéristiques propres. Ses atouts :
– une souche probiotique apportant plus de 100 Mds/125 ml (Mds : milliards) ;
– une faible densité énergétique moins de 60 Kcal pour 125 ml ;
– une forte densité micronutritionnelle (vitamines B et D, calcium, inuline, etc.) ;
– un apport conséquent de protéines biodisponibles ;
– un faible apport de lactose.

Les conseils individualisés

Pour un bébé, le lait maternel, un lait sans lactose ou un lait végétal à l'exclusion du lait de soja sont préférables.

Pour un enfant, s'il le tolère bien, un lacté par jour suffit. Si l'enfant n'aime pas le lait, s'il a des douleurs digestives ou des diarrhées, des infections ORL à répétition, des allergies cutanées (eczéma entre autres), s'il est fatigué sans raison, si sa croissance stagne, n'hésitez pas à supprimer les produits laitiers pendant 6 mois et à observer l'évolution de son état. Parfois, il est nécessaire de supprimer également les aliments contenant du gluten. Il est préférable de consulter un médecin avant d'opérer ce changement.

Pour un adulte, si tout va bien, sans aucun signe d'intolérance ni d'antécédents familiaux ou personnels de cancer, un lacté par jour (yaourt, lait fermenté, fromage de chèvre ou de brebis) suffit, en choisissant un produit de qualité et en intégrant ce choix dans une alimentation quotidienne non acidifiante (voir p. 139).

En cas d'intolérance, avec ou sans signes d'hyperperméabilité intestinale manifestes (douleurs digestives ou inconfort digestif, douleurs articulaires, fatigue), une suppression totale des produits laitiers est à envisager pendant 3 à 6 mois en reprenant de manière progressive, quand cela est possible.

Pour les plus de 50 ans, l'utilisation de produits à base de lait de chèvre ou de brebis nous paraît souhaitable, à raison d'un par jour.

Pour les personnes souffrant d'un cancer ou d'une maladie auto-immune, nous conseillons la suppression totale et définitive des produits laitiers ainsi que celle des aliments contenant du gluten (voir p. 198).

L'intolérance et/ou l'allergie à l'histamine et à la tyramine

En principe, un aliment pénétrant dans l'organisme ne devrait pas déclencher d'hyperréactivité. Lorsque ce mécanisme a lieu, il peut être dû à :

– des phénomènes d'intolérance ;
– des phénomènes allergiques.

L'intolérance est une hypersensibilité impliquant l'intervention du système immunitaire ; il en existe plusieurs types. L'allergie, quant à elle, est une forme particulière d'hypersensibilité avec production d'IgE. Elle est responsable de l'atopie et des chocs anaphylactiques.

Lors de ces réactions d'hypersensibilité, il se passe des réactions en chaîne avec la production d'anticorps déclenchant la destruction de composés chimiques, comme l'histamine ou la tyramine, provoquant divers symptômes d'intensité variable.

Qu'est-ce que l'histamine ?

L'histamine, médiateur chimique, est stockée dans les cellules et libérée dans des circonstances telles que les réactions d'hypersensibilité. Elle entraîne une sécrétion de suc gastrique et d'acide chlorhydrique, un relâchement des petites artères, une contraction des bronches et des muscles de l'intestin, une accélération de la fréquence cardiaque (tachycardie) et un relâchement des contractions de l'utérus.

L'histamine joue un rôle important dans les mécanismes de l'intolérance alimentaire, de l'allergie (elle est responsable de manifestations allergiques telles que les vasodilatations, le prurit et les œdèmes), de l'anaphylaxie, de l'urticaire, des inflammations et augmente pendant la réaction allergique.

Il faut éviter, voire supprimer totalement, la consommation des aliments contenant de l'histamine si les symptômes que vous ressentez se manifestent après certains repas et font penser à une intolérance ou à une allergie, si vos signes de dysbiose (voir p. 52) résistent au traitement des éventuels parasites ou *candida* ou si votre terrain reste inflammatoire malgré une éviction du gluten ou de la caséine bien conduite (voir p. 198).

Les aliments riches en histamine

– le chocolat ;
– certains fromages tels que le roquefort, le gruyère, l'emmental, le parmesan, le gouda, le camembert, le cheddar, etc. ;
– les poissons marinés tels que le hareng et la sardine (pour les poissons, la quantité d'histamine est inversement proportionnelle à la fraîcheur) ;
– les poissons de la famille des scombridés (thon, bonite et maquereau) ;
– les gibiers faisandés ;
– la levure de bière et les aliments fermentés (vin, bière, choucroute…).

Les aliments libérant l'histamine

– les fruits : fraise, ananas, banane, kiwi, pêche, papaye et autres fruits exotiques ;
– les légumineuses : pois, soja, lentilles, fèves, arachides ;
– les autres légumes : tomate, cannelle, poivron rouge ;
– les poissons et les crustacés ;
– le jaune d'œuf ;
– l'alcool ;
– E102 (colorant alimentaire jaune).

Qu'est-ce que la tyramine ?

La tyramine peut être contenue en grandes quantités dans certains aliments ou bien synthétisée par des micro-organismes à partir de la tyrosine, acide aminé apporté par l'alimentation et indispensable à notre vitalité.

Un excès de tyramine dans l'organisme peut entraîner une hypertension artérielle brutale ou bien une pseudo-allergie alimentaire.

Les aliments riches en tyramine

Pour éviter des réactions inconfortables ou sévères après un repas, voici la liste des aliments riches en tyramine susceptibles d'entraîner des complications :
– les aliments vieillis ou fermentés ;
– les boissons alcoolisées (surtout le chianti, le cherry, les liqueurs et la bière) ;
– le vin et la bière sans alcool ou à faible taux d'alcool ;
– les fromages (surtout les fromages forts ou vieillis), sauf le fromage blanc et le fromage à la crème ;
– les anchois, les harengs marinés, les poissons fumés et les conserves de poisson ;
– le saucisson de Bologne, le pepperoni, le saucisson d'été et tout saucisson fermenté ;

- le caviar ;
- le foie de poulet ;
- les figues (en conserve) ;
- le raisin, les bananes (et tout fruit trop mûr en général), les tomates, les choux et les épinards ;
- la viande traitée avec des attendrisseurs, la viande non fraîche, les extraits de viande ;
- la viande fumée ou marinée ;
- la volaille ;
- la sauce de soja ;
- les pêches trop mûres.

Si vous présentez une intolérance alimentaire, privilégiez les produits simples, cuisinés de préférence à la maison, en restant vigilant(e) aux associations d'aliments surtout si vous réagissez vite après un repas. Nous vous recommandons d'établir une rotation dans les aliments : le même aliment, par exemple le poisson ou le fruit ou le fromage, ne sera remangé qu'après un intervalle de cinq jours, ce qui permet à la flore intestinale, à la muqueuse et au système immunitaire intestinal de ne pas être sollicités plus qu'ils ne le peuvent.

Agir

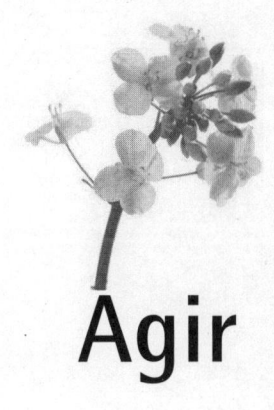

Avertissement

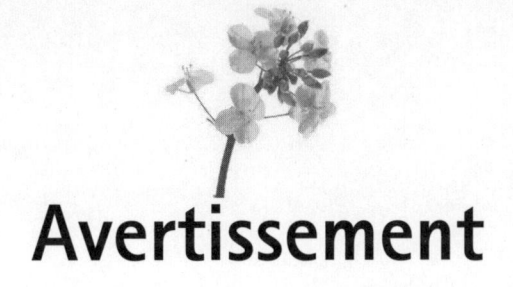

Nous allons aborder dans la partie suivante quelques troubles parmi les plus fréquents dans lesquels la place de la nutrition et de la micronutrition est essentielle. Ces dysfonctionnements sont la plupart du temps en rapport avec des troubles de la digestion qui ne se traduisent pas obligatoirement au niveau digestif. C'est bien notre intestin qui nous apporte vie, vitalité et dynamisme par ses fonctions de digestion, d'assimilation, ses rôles de deuxième cerveau et d'organe immunitaire le plus important. Ainsi, préserver la santé de notre intestin est capital pour qu'il nous le rende bien en optimisant ses différentes fonctions. Seules ou en accompagnement d'un traitement déjà institué, nutrition et micronutrition jouent alors un rôle fondamental, guidées par les questionnaires que vous avez précédemment complétés.

Il est important pour nous de préciser que nous ne pouvons aborder, dans cet ouvrage, tous les troubles ou toutes les maladies.

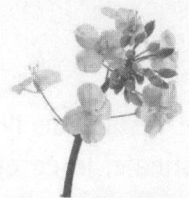

Douleurs articulaires, arthrose et intestin

J'ai des douleurs et des déformations articulaires, je suis gêné(e) dans mes mouvements... Dans les cas de troubles articulaires, le motif de consultation est généralement la douleur. L'arthrose est la maladie articulaire la plus fréquente.

Qu'est-ce que l'arthrose ?

L'arthrose se caractérise par une destruction progressive du cartilage entraînant une gêne ou une invalidité fonctionnelle. C'est une maladie invalidante, car nous devons à nos articulations la capacité de faire des mouvements, de bouger, de nous déplacer. Interposé entre deux surfaces osseuses, le cartilage permet, par ses propriétés de résistance aux forces de compression et d'élasticité, le glissement de ces surfaces osseuses. C'est un tissu sans vascularisation ni innervation, qui se nourrit à partir de molécules présentes dans le liquide synovial, liquide qui sert de lubrifiant.

Quelles sont les principales causes de l'arthrose ?

La douleur, qui amène à consulter, témoigne de la présence anormale de « molécules buissonnières », qui n'ont rien à faire là et dont le passage est dû à une anomalie de la perméabilité intestinale. Leur présence résulte de l'hyperperméabilité intestinale (la muqueuse intestinale, lésée et atrophiée, est devenue une passoire laissant passer anormalement ces molécules que les articulations ne savent pas utiliser et encore moins digérer pour rester fonctionnelles et indolores). Dans l'articulation, ces « molécules buissonnières » ne pouvant être ni reconnues ni éliminées par l'articulation, elles encrassent et agressent l'articulation. Cela entraîne un « stress oxydatif » (voir p. 74) et des réactions inflammatoires. Ainsi, progressivement l'articulation agressée s'enflamme et devient douloureuse avec une destruction progressive du cartilage jusqu'à sa disparition totale dans les formes sévères.

Les solutions nutritionnelles et micronutritionnelles

Regardez vos scores B, C et D sur le questionnaire DDM (voir p. 44) et voyons ensemble ce qu'ils nous apprennent et comment les améliorer.

Ma consommation de fruits et légumes est-elle satisfaisante ?

Si les scores C, D, ou C + D sont > à 3 (témoins du « maillon faible » de la protection cellulaire, voir p. 80), ils montrent un déficit en antioxydants, que l'on trouve naturellement dans les légumes et les fruits.

Tout d'abord, posez-vous les questions suivantes : Comment est la base de ma pyramide alimentaire ? Est-ce que je mange 5 à 6 portions de fruits et légumes par jour ?

Trois cas peuvent se présenter.

Premier cas : ma consommation de fruits et légumes est insuffisante et mon score B est peu « parlant » (score B < 2).
Vous avez besoin d'antioxydants et donc d'augmenter votre consommation en fruits et légumes en respectant les saisons, la quantité et la qualité.

Deuxième cas : ma consommation de fruits et légumes est insuffisante et mon score B est très « parlant » (score B ≥ 2).
Vous consommez peu d'antioxydants et vous avez une membrane intestinale mal protégée : augmentez votre consommation en fruits et légumes cuits de préférence et choisissez un probiotique à prendre au quotidien pendant 1 mois à la dose d'une prise par jour (10 Mds, avec les souches suivantes : *Bifidobacterium longum LA101, Lactobacillus acidophilus LA102, Lactococcus lactis LA103, Streptococcus thermophilus LA104*).

Troisième cas : ma consommation de fruits et légumes est bonne et mon score B est peu « parlant » (score B < 2).
Il existe deux possibilités :

– soit votre organisme a besoin d'une complémentation en antioxydants (complexe de vitamines et de minéraux comprenant les vitamines B1, B2, B3, B6, B9, bêta-carotène, vitamines E et C, du zinc et du sélénium) à doses micronutritionnelles ;
– soit les antioxydants apportés par votre alimentation ne passent pas la barrière intestinale : ajoutez un probiotique quotidiennement (comme indiqué ci-dessus).

• *Faisons le point 1 mois plus tard*
Si tout va bien, poursuivez ces bonnes habitudes alimentaires et continuez à privilégier les légumes et les fruits en y ajoutant peu à peu, en petite quantité et une à deux fois par semaine dans un premier temps, ceux qui contiennent davantage de fibres (asperges,

topinambours, poireaux, salsifis, par exemple), nourriture prébiotique essentielle pour vos bonnes bactéries. C'est très important également si vous prenez un probiotique, car progressivement, en nourrissant mieux votre propre flore avec ces fibres alimentaires, le microbiote (flore intestinale) va être mieux nourri et plus vite équilibré, et la prise du probiotique pourra être espacée à deux fois par semaine.

Si les douleurs articulaires sont toujours présentes, dans le cas où le score B est peu « parlant » (score B < 2), complétez par la prise quotidienne d'un probiotique pendant 1 mois (10 Mds, avec les souches suivantes : *Bifidobacterium longum LA101, Lactobacillus acidophilus LA102, Lactococcus lactis LA103, Streptococcus thermophilus LA104*) et en plus, arrêtez la consommation de tous les produits laitiers (voir « Comment supprimer les produits lactés ? » p. 209).

Si vous prenez déjà un probiotique, arrêtez totalement les produits laitiers (voir « Comment supprimer les produits lactés ? » p. 209) pendant 1 mois.

• *Après 1 mois sans produits laitiers, comment vous sentez-vous ?*
Si tout va bien, continuez pendant au moins 3 mois la même alimentation. La réintroduction de lactés sous forme de laits fermentés ou de fromages à pâte molle (de type brebis ou chèvre, si possible au lait cru) doit être effectuée en surveillant leur tolérance et la réapparition de tout signe fonctionnel quel qu'il soit (troubles digestifs ou articulaires, fatigue, etc.).

Si les douleurs sont toujours présentes, ne consommez toujours pas de produits laitiers et arrêtez également les aliments contenant du gluten pendant 1 mois (voir p. 197).

• *Après 2 mois sans produits laitiers et 1 mois sans gluten, comment vous sentez-vous ?*
Si tout va bien – plus de douleurs articulaires, pas de problèmes infectieux, bon fonctionnement de l'intestin –, nous vous conseillons de poursuivre encore 1 mois ce mode alimentaire qui sera bénéfique

à la mise au repos de l'intestin et des articulations, d'autant plus que la reprise progressive des produits écartés pendant 3 mois est délicate. Tout signe fonctionnel digestif ou articulaire demande une réintroduction plus lente, avec encore 3 mois d'éviction des lactés et du gluten pour consolider la perméabilité intestinale et éviter l'agression du tissu cartilagineux par les « molécules buissonnières ».

Si l'amélioration n'est que modérée et que vous continuez à souffrir, consultez un médecin micronutritionniste.

Ma consommation d'acides gras est-elle satisfaisante ?

Au questionnaire DDM (voir p. 44), vos scores C, D, ou C + D sont < 3. Vos scores E, F ou E + F > à 3 témoignent d'un déficit en acides gras qui participent à la défense anti-inflammatoire. Regardez le milieu de votre pyramide alimentaire, c'est-à-dire votre consommation d'huiles et de poissons gras : prenez-vous 3 cuil. à soupe d'huile de colza ou du mélange d'huile de colza-noix par jour ainsi que 400 g de petits poissons gras des mers froides par semaine ?

Trois cas peuvent se présenter.

Premier cas : ma consommation d'huiles est suffisante, mon score B est normal, le G est positif à cause de la prise de xénobiotiques (par exemple, antibiotiques, pilule, tabac, alcool).
Si vous prenez un ou plusieurs médicaments, une contraception orale, un traitement hormonal, ou si vous consommez du tabac ou de l'alcool (c'est ce qu'on appelle les « xénobiotiques »), votre foie, en plus d'assurer la fabrication normale de bile, doit augmenter ses capacités de détoxication. Votre fonction hépatobiliaire est perturbée, le cycle entéro-hépatique s'en ressent, l'assimilation des acides gras, quels qu'ils soient nécessite la présence et l'action des acides biliaires. Votre foie a besoin d'aide.

Dans ce cas :

– continuez à consommer de l'huile de colza ou le mélange d'huile de colza-noix ;
– prenez une association de plantes cholagogues, cholérétiques et détoxifiantes (voir p. 160) en soutien : par exemple, le radis noir, l'artichaut ou le curcuma. Notre préférence va au procédé d'extraction « phytostandard » (PS) garantissant pour les plantes l'intégrité et l'intégralité des principes actifs. Demandez à votre pharmacien du radis noir, seul ou associé à l'artichaut et au curcuma.

Par exemple, PS artichaut-radis noir : 1 comprimé au repas du soir, tous les jours pendant 1 mois, puis 10 jours par mois les mois suivants, ou EPS artichaut-radis noir : 1 cuil. à café (5 ml) dans un verre d'eau, au repas du soir, tous les jours pendant 1 mois, puis les mois suivants, 10 jours par mois.

Deuxième cas : ma consommation d'huiles est insuffisante en qualité et en quantité, je ne mange pas de petits poissons gras et mon score B est normal.
Vos capacités anti-inflammatoires sont insuffisantes :

– changez ou augmentez la prise quotidienne d'huile (2 à 3 cuil. à soupe minimum d'huile de colza ou du mélange d'huile de colza-noix) et mangez 400 g par semaine de petits poissons gras.

Troisième cas : ma consommation d'huiles est suffisante, les scores E et F sont perturbés (E, F ou E + F > à 3), le score B aussi (> 2).
Votre capacité d'assimilation digestive est également perturbée :

– changez ou augmentez la prise quotidienne d'huile (2 à 3 cuil. à soupe minimum d'huile de colza ou du mélange d'huile de colza-noix) et mangez 400 g par semaine de petits poissons gras ;
– complétez par la prise quotidienne d'un probiotique pendant 3 mois (10 Mds, avec les souches suivantes : *Bifidobacterium lactis*

LA303, *Lactobacillus acidophilus LA201, Lactobacillus plantarum LA301, Lactobacillus salivarius LA302, Bifidobacterium lactis LA304*).

Pour les deux derniers cas, si le score G est « parlant », prenez une association de plantes cholagogues, cholérétiques et détoxifiantes (voir p. 160) en soutien : par exemple, le radis noir, l'artichaut ou le curcuma. Notre préférence va au procédé d'extraction « phytostandard » (PS) garantissant pour les plantes l'intégrité et l'intégralité des principes actifs. Demandez à votre pharmacien le mélange suivant : EPS radis noir + EPS artichaut + EPS curcuma, à quantités égales pour 150 ml : 1 cuil. à café (5 ml) dans un verre d'eau, au repas du soir, tous les jours pendant 3 mois.

- *Faisons le point 3 mois plus tard*

Pour le premier cas : si tout va bien, continuez à consommer les « bonnes » huiles et à drainer votre foie en continuant le phytostandard de radis noir, seul ou associé à l'artichaut et au curcuma comme ci-dessus, régulièrement, 10 jours par mois. Introduisez également dans votre alimentation, deux à trois fois par semaine, des crucifères (brocoli, chou de Bruxelles...) ainsi que ail, romarin, curcuma et autres plantes favorisant l'action du foie.

Si les douleurs articulaires persistent, consultez un médecin micronutritionniste.

Pour les deux cas précédents : si tout va bien, continuez à vie de consommer les « bonnes » huiles et surveillez l'apparition éventuelle de signes digestifs qui nécessiteraient la prise quotidienne d'un probiotique pendant 1 mois, puis régulièrement 2 fois par semaine (10 Mds, avec les souches suivantes : *Bifidobacterium lactis LA303, Lactobacillus acidophilus LA201, Lactobacillus plantarum LA301, Lactobacillus salivarius LA302, Bifidobacterium lactis LA304*). Adoptez également une alimentation riche en artichaut, topinambour, asperge, patate douce, salsifis, ail, oignon, etc.

Si les douleurs articulaires persistent, consultez un médecin micronutritionniste.

Le conseil nutritionnel et micronutritionnel est adapté à chaque personne et tient compte, en outre, des résultats du QVD (voir p. 69). La persistance ou l'aggravation des troubles, malgré une bonne observance des conseils alimentaires, nécessite le recours à un médecin micronutritionniste.

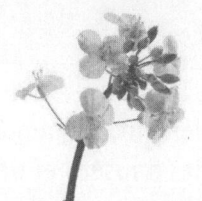

Migraines et intestin

Vous avez des maux de tête intermittents quand vous êtes stressé(e), vous avez des migraines plusieurs cycles de suite ou bien après certains repas, avec ou sans prise de boissons alcoolisées... Vos antimigraineux ne sont pas toujours efficaces et entraînent des effets secondaires.

Migraines ou maux de tête ?

On confond parfois migraine et mal de tête. Or, un serrement sur le front et les tempes n'est pas une migraine : c'est souvent une céphalée de tension, généralement en relation avec une tension nerveuse ou une anxiété. Contrairement à la migraine, la douleur de cette céphalée de tension n'est pas pulsatile (elle ne bat pas au rythme du pouls) et n'est pas aggravée par les activités. Elle ne provoque ni nausées ni vomissements.

La migraine est une forme particulière de mal de tête ou de céphalée. Elle se distingue notamment du mal de tête « ordinaire » par sa durée, son intensité et par différents autres symptômes tels que nausées, vomissements... Elle commence souvent avec des signes bien connus des migraineux (effets visuels pouvant prendre la forme d'éclairs lumineux, de lignes aux couleurs vives ou d'une perte de vue temporaire). Au bout de 15 à 30 minutes, ces symptômes disparaissent. Le mal de tête commence alors, avec une sensation de battements d'un seul côté de la tête ou près d'un œil. La crise douloureuse peut durer de quelques heures à 48 heures, nécessitant souvent l'isolement, au repos et dans l'obscurité, et pouvant se terminer par des nausées et des vomissements.

Les migraines peuvent commencer dans l'enfance et leur fréquence de survenue diminuer avec l'âge. La fréquence des crises et leur intensité peuvent rendre la vie difficile.

Les signes précurseurs les plus courants peuvent se manifester quelques heures à 48 heures avant la migraine : fatigue, raideur au cou, fringales, émotions à fleur de peau, sensibilité accrue au bruit, à la lumière et aux odeurs, etc.

Quelles sont les principales causes de la migraine ?

Plusieurs circonstances de survenue sont identifiables :

– le cycle menstruel (migraines cataméniales) ;
– le surmenage (souvent en relation avec une difficulté à gérer les stress) ;
– l'excès de lumière ou de bruit ;
– la difficulté à se relaxer après une période de tension.

Les causes multiples incitent à analyser les liens de la migraine avec une hyperperméabilité intestinale (voir p. 68). Le passage de peptides antigéniques au travers de l'intestin provoque une variation de diamètre des vaisseaux qui est à l'origine des douleurs migraineuses. Des études ont montré que les immunoglobulines alimentaires (IgA) incriminées retrouvées sont très souvent le blé, le lait, le maïs, les œufs et le soja. Une insuffisance de détoxication hépatique, souvent induite par la prise de xénobiotiques, explique l'influence du stress, du tabac, de l'alcool, de la pilule ou du moment du cycle (voir détoxication hépatique, p. 38). Ces différents agents vont de pair avec une surconsommation de la vitamine B3 : le tryptophane est alors mobilisé et la synthèse de la sérotonine chute brutalement. Le manque de sérotonine dans certaines aires du cerveau peut contribuer à la survenue de la migraine, parfois accompagnée ou suivie d'un sentiment de mal-être ou parfois d'une réelle dépression.

Les solutions nutritionnelles et micronutritionnelles

Que peut-on faire pour mettre au repos l'intestin et aider le corps à éliminer ce qu'il a stocké indûment dans la tête sans pouvoir facilement l'éliminer, car la tête n'a pas les mêmes capacités d'élimination que l'intestin ?

Revenons à l'analyse de vos questionnaires.

Mon score total au QVD est >3.

Au questionnaire QVD (voir p. 69), vous avez noté que vous aviez des migraines récidivantes (dernière question du score C).

Si le score de votre QVD > à 3, quel que soit le score B (troubles digestifs) de votre DDM (p. 44), vous présentez très probablement une hyperperméabilité intestinale (voir p. 68).

Que dit mon DDM ?

Au questionnaire DDM (voir p. 44), **si votre score B (troubles digestifs) > à 2**, il faut prioritairement prendre en charge les troubles, visibles ou non, de votre système intestinal, d'autant plus si votre score est important.

Pour le score G : dans les facteurs déclenchant des maux de tête, avez-vous remarqué une influence du tabac ou de l'alcool ? Prenez-vous un ou plusieurs médicaments (anti-inflammatoire, antihypertenseur, antidépresseur, etc.) ? Utilisez-vous une contraception orale ou un traitement hormonal ? En plus d'assurer la fabrication normale de bile pour bien digérer votre alimentation et votre stress, le foie doit augmenter ses capacités de détoxication : votre fonction hépatobiliaire est perturbée, le cycle entéro-hépatique s'en ressent, l'assimilation des acides gras, quels qu'ils soient, nécessite la présence et l'action des acides biliaires pour pouvoir être assimilés (voir p. 65). Le foie a besoin d'aide.

Pour le score F (troubles circulatoires), ressentez-vous la semaine précédant le début de vos règles des troubles tels que seins tendus, douleurs, fatigue, déprime ? Quelles sont les modifications du DNS (voir p. 48) ?

Cet ensemble de symptômes correspond à un syndrome prémenstruel qui repose sur un terrain de vulnérabilité avec sécrétions hormonales dont les mécanismes de déclenchement, quoique multifactoriels, sont souvent en lien avec un déséquilibre d'apport ou de transformation des acides gras ainsi qu'un déficit en certains neuromédiateurs en particulier la sérotonine. Sans oublier le rôle essentiel du foie, souvent pris à défaut, dans ses capacités de détoxification.

Qu'est-ce que le syndrome prémenstruel ?

Sept à dix jours avant les règles, certaines femmes éprouvent un ensemble de symptômes physiques et psychologiques qui disparaissent dès l'apparition des règles ou peu de temps après. Ce syndrome peut aussi entraîner une prise de poids modérée (1 à 2 kg).

Si les mécanismes en sont complexes, les variations du métabolisme de la sérotonine sont en partie responsables de l'augmentation de l'appétit, de compulsions alimentaires (envies de sucré), de l'irritabilité, d'une baisse passagère de moral, etc.

En pratique, pour tous, quels que soient vos scores aux questionnaires, regardez si votre pyramide alimentaire est équilibrée : où y-a-t-il des manques et/ou des excès ? Quels sont les « maillons faibles » mis en danger par votre mode alimentaire (voir p. 78) ?

Quels aliments exclure pour aider les « maillons faibles » en danger ?

Commencez par éliminer les aliments contenant du gluten (voir p. 198) ainsi que ceux qui contiennent de la tyramine et de l'histamine (voir p. 213), le café, le poivre et le paprika. Pour que ces nombreuses évictions ne soient pas trop contraignantes, commencez par augmenter la consommation des aliments sans danger pour votre tête (par exemple, les fruits et les légumes à l'exception des agrumes et des kiwis), ce qui vous permettra de diminuer les aliments suspects d'entretenir une réaction immunitaire d'intolérance ou d'hyperperméabilité intestinale (certaines épices comme le poivre et le paprika, les aliments contenant de la tyramine et de l'histamine comme le roquefort, le gruyère, le gibier faisandé, etc.). Si vous voulez arrêter de fumer, vous pouvez vous faire aider (voir p. 193) et n'oubliez pas qu'un déséquilibre de la sérotonine contribue au tabagisme.

Quels aliments privilégier pour aider les « maillons faibles » en danger ?

Que dois-je modifier dans mon alimentation ?

Nous vous conseillons de :

- manger 1 portion de protéine le matin ;
- supprimer les aliments susceptibles de déclencher la migraine ;
- consommer les « bonnes huiles » (voir p. 105) et des petits poissons gras des mers froides en privilégiant, dans ce cas, les harengs et les sardines non marinés et en excluant les maquereaux et les anchois. Une tête bien faite doit « baigner dans l'huile » comme les autres organes !

Nous vous suggérons de commencer par modifier votre alimentation du petit déjeuner, en adoptant le modèle proposé dans la journée type (voir p. 137).

Associez à ces changements alimentaires la prise d'un probiotique pendant 1 mois (10 Mds, avec les souches suivantes : *Bifidobacterium lactis LA303, Lactobacillus acidophilus LA201, Lactobacillus plantarum LA301, Lactobacillus salivarius LA302, Bifidobacterium lactis LA304*).

Si votre score G révèle des perturbations, en plus de ces conseils :

– **pour les femmes en période prémenstruelle :** prenez du magnésium biodisponible, de préférence marin, sous forme d'hydrolysat de riz, car il est mieux assimilable, à la dose de 300 mg par jour en deux prises, associé à un complément alimentaire apportant l'association d'onagre, bourrache et tryptophane, 2 gélules matin et soir 10 jours avant l'arrivée des règles, et à des plantes comme le radis noir et l'artichaut. Notre préférence va au procédé d'extraction « phytostandards » (PS) garantissant pour les plantes l'intégrité et l'intégralité des principes actifs.

Demandez à votre pharmacien le mélange suivant : EPS radis noir + EPS artichaut, à quantités égales pour 150 ml : 1 cuil. à café (5 ml) dans un verre d'eau, au repas du soir, 10 jours avant l'arrivée des règles ;

– **pour tout migraineux :** nous vous recommandons de prendre des plantes cholagogues et cholérétiques de soutien (par exemple, fumeterre, curcuma, radis noir, etc., voir p. 160). À ces plantes, vous pouvez ajouter de la grande camomille pour soulager vos migraines.

Demandez à votre pharmacien le mélange suivant : EPS radis noir + EPS fumeterre + EPS grande camomille, à quantités égales pour 150 ml : 1 cuil. à café (5 ml) dans un verre d'eau, matin, midi et soir, au cours du repas pendant l'accès migraineux et 1 cuil. à café par jour en dehors de la crise pendant 3 mois.

Toutes ces indications sont à suivre pendant les 3 mois nécessaires à la restauration des fonctions de votre « génie intestinal » et de ses alliés : une bonne perméabilité intestinale, un terrain immunitaire normalement sollicité, une fonction hépatobiliaire équilibrée, des vaisseaux non « surstimulés », un cerveau soulagé dans son fonctionnement par l'harmonie et la symbiose retrouvée entre ses différents neuromédiateurs.

• *Faisons le point 3 mois plus tard*
Si tout va bien et si les crises s'espacent et sont moins violentes, continuez à suivre vos nouvelles habitudes alimentaires sans rien modifier.

La plus grande prudence est nécessaire pour réintroduire les aliments exclus : votre corps va vous guider, c'est lui qui a raison et non pas ce que vous en pensez ou votre entourage. Procédez aliment par aliment : mangez l'aliment qui vous a le plus manqué et observez attentivement vos réactions les cinq jours suivants. Si vous ne manifestez pas d'inconfort digestif, si vous n'avez pas ni maux de tête ni douleurs articulaires ni troubles de l'humeur, cet aliment vous est bénéfique. Vous pouvez réintroduire dans votre assiette un deuxième aliment exclu et ainsi de suite.

Si les crises s'espacent et sont un peu moins violentes, continuez à suivre vos nouvelles habitudes alimentaires sans rien modifier et essayez de supprimer les produits lactés (voir p. 209) pendant 1 mois. Si vous allez mieux, pour la réintroduction des aliments exclus, procédez de la même manière que dans le cas précédent.

Si vous avez toujours autant de migraines, de même intensité, consultez un médecin micronutritionniste.

Selon notre expérience, des séances d'acupuncture contribuent fréquemment à une atténuation des migraines. Ce rééquilibrage des grandes fonctions énergétiques peut prendre plusieurs mois.

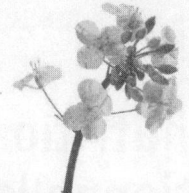

Déprime, anxiété, dépression et intestin

Vous vous sentez démotivé(e), vous n'avez plus envie de voir vos amis, vous n'avez goût à rien, tout vous énerve, vous êtes irascible... Vous avez du mal à vous concentrer, vous cherchez vos mots... Vous êtes attiré(e) par le sucré, vous prenez du poids, votre sommeil est irrégulier... Tous ces symptômes peuvent révéler des troubles de l'humeur (déprime, anxiété, dépression...).

Comment évalue-t-on les troubles de l'humeur ?

Lorsqu'il y a une déficience d'un neurotransmetteur, certains symptômes, tels que déprime, anxiété et dépression, apparaissent. Ce sont précisément ces symptômes qui ont permis de construire le questionnaire DNS (voir p. 48) qui définit le(s) axe(s) neurobiologique(s) sur lesquels porte le déficit fonctionnel.

Quelle que soit la plainte psychique, il est indispensable de remplir également le DDM (voir p. 44) pour déterminer s'il y atteinte d'un ou plusieurs autres « maillons faibles » (voir p. 78).

Les solutions nutritionnelles et micronutritionnelles

Regardons vos scores A et B sur le DDM (voir p. 44) mais aussi les résultats du DNS (voir p. 48).

Quatre cas peuvent se présenter.

Premier cas : mon score A est > 4, le B est < 2 (DDM) et mon score D est > 7 et/ou le N est > 7 et le S est < 7 (DNS).

Ces scores indiquent un trouble portant sur les catécholamines. Les catécholamines (dopamine, noradrénaline, adrénaline), sont synthétisées à partir de la tyrosine. La dopamine a des fonctions importantes, dans le comportement, la cognition, les fonctions motrices, la motivation ou la mémorisation. L'état de stress rend moins accessible la tyrosine au cerveau en augmentant son utilisation périphérique. Ainsi lorsqu'il y a un stress prolongé, la quantité de tyrosine baisse au niveau cérébral avec comme conséquence une diminution des catécholamines, dont la dopamine (réveil difficile, fatigue matinale, sommeil non récupérateur), ce qui incite à la consommation matinale d'excitants et ou de tabac.

Regardez sur votre pyramide alimentaire le nombre de portions journalières de protéines (groupe 2), de produits sucrés, votre consommation d'excitants (café, tabac...) et la composition de votre petit déjeuner.

Je consomme moins de 2 portions de protéines par jour.
Vous avez un manque d'apports protéinés pour fabriquer les neuromédiateurs qui y trouvent leur origine. Tout déficit de protéines peut entraîner une chute de production des catécholamines. Nous vous suggérons de commencer par modifier votre alimentation du

petit déjeuner, en augmentant votre ration de protéines selon le modèle proposé dans la journée type (voir p. 137).

• *Faisons le point 1 mois plus tard*
Si avec l'apport des protéines, vous vous sentez mieux, tout va bien.

Si vous ne vous sentez pas mieux, regardez de nouveau votre pyramide alimentaire.

Si vous ne consommez pas les quatre portions de céréales idéales, ajoutez à votre petit déjeuner des céréales complètes, non sucrées et de préférence non soufflées, de meilleure densité micronutritionnelle, qui vous apporteront des minéraux dont le magnésium.

Si 1 mois plus tard (soit 2 mois après le début des modifications alimentaires), tout va bien et si les troubles ont régressé, intégrez ces nouvelles habitudes alimentaires ; vos troubles étaient dûs à un déséquilibre d'apports.

S'il n'y a pas d'amélioration, regardez les scores E et F du DDM. S'ils sont > à 4, vous présentez probablement un déficit en acides gras, qui apportent des éléments naturels de défense anti-inflammatoire. Vous les trouverez dans les huiles de colza ou le mélange colza-noix et dans les petits poissons gras des mers froides (voir p. 106). Vérifiez que vous consommez 3 cuil. à soupe d'huile de colza ou du mélange d'huile de colza-noix par jour ainsi que 400 g de petits poissons gras des mers froides par semaine. Continuez à prendre le petit déjeuner proposé dans la journée type (voir p. 142).

Si 1 mois plus tard (soit 3 mois après le début des modifications alimentaires), tout va bien et si les troubles ont régressé, intégrez ces nouvelles habitudes alimentaires ; vos troubles étaient dus à un déséquilibre d'apports.

S'il n'y a pas d'amélioration et que les troubles persistent, consultez un médecin micronutritionniste.

Je consomme suffisamment de protéines et je mange des sucreries le matin.

Supprimez les sucreries le matin car elles dévient l'utilisation des protéines et perturbent l'équilibre glycémique.

• *Faisons le point 1 mois plus tard*

Si l'alimentation protéinique et l'arrêt des sucres à index glycémique élevé au petit déjeuner ont amélioré vos symptômes, continuez ainsi et vérifiez que vous mangez des céréales, céréales complètes, non sucrées et de préférence non soufflées, au petit déjeuner.

Si les symptômes persistent et si les scores E et F sont > à 4, vous présentez probablement un déficit en acides gras, qui apportent des éléments naturels de défense anti-inflammatoire. Vous les trouverez dans les huiles de colza ou dans le mélange d'huile de colza-noix et dans les petits poissons gras des mers froides (voir p. 106). Vérifiez que vous consommez 3 cuil. à soupe d'huile de colza ou du mélange d'huile de colza-noix par jour ainsi que 400 g de petits poissons gras des mers froides par semaine. Continuez à prendre le petit déjeuner proposé dans la journée type (voir p. 142).

Si 1 mois plus tard (soit 2 mois après le début des modifications alimentaires), tout va bien, intégrez ces nouvelles habitudes alimentaires ; vos troubles étaient dus à un déséquilibre d'apports.

S'il n'y a pas d'amélioration et que les troubles persistent, consultez un médecin micronutritionniste.

Je consomme suffisamment de protéines et je suis stressé(e).

Votre organisme vit dans un stress chronique auquel vous semblez être adapté(e), mais pas lui. Veillez à l'équilibre de votre petit déjeuner, évitez tout produit sucré à ce moment-là et prenez du magnésium biodisponible, de préférence marin, sous forme d'hydrolysat de riz, car il est mieux assimilable, à la dose de 300 mg par jour en deux prises. Apprenez aussi à gérer votre stress (voir p. 166).

• *Faisons le point 1 mois plus tard*
Si l'apport du magnésium en plus du petit déjeuner équilibré et sans apport sucré vous a fait du bien, intégrez ces nouvelles habitudes alimentaires. L'apport de magnésium est à poursuivre au moins 6 mois, puis deviendra épisodique, quand vous en ressentez le besoin, en le renforçant en cas de stress.

N'oubliez pas de consommer quatre portions de céréales par jour et augmentez la part de céréales complètes pour optimiser l'apport de magnésium.

S'il n'y a pas d'amélioration et que les scores E et F sont > à 4, vous présentez probablement un déficit en acides gras, qui apportent des éléments naturels de défense anti-inflammatoire. Vous les trouverez dans les huiles de colza et de noix et dans les petits poissons gras des mers froides (voir p. 106). Vérifiez que vous consommez 3 cuil. à soupe d'huile de colza ou du mélange d'huile de colza-noix par jour ainsi que 400 g de petits poissons gras des mers froides par semaine. Continuez le même petit déjeuner.

Si 1 mois plus tard (soit 2 mois après le début des modifications alimentaires) les symptômes ont disparu, intégrez ces nouvelles habitudes alimentaires et reprenez du magnésium dans les périodes de stress.

S'il n'y a pas d'amélioration et que les troubles persistent, consultez un médecin micronutritionniste.

Deuxième cas : mes scores D et N sont < 7 et mon score S est > 7.

Vous présentez un trouble en relation avec un déficit en sérotonine. Elle est le précurseur de la synthèse de la mélatonine, neuromédiateur régulateur des rythmes du corps et essentiel dans la régulation du sommeil.

Je consomme moins de 2 portions de protéines par jour.
Vous avez un manque d'apports protéinés pour fabriquer les neuromédiateurs qui y trouvent leur origine. Tout déficit de protéines peut être responsable d'une chute de production de la sérotonine.

Je ressens un besoin de consommer des aliments sucrés et/ou de l'alcool, dans l'après-midi, en début ou en fin de soirée.
Cela confirme que votre apport en protéines est trop faible. Augmentez votre ration de protéines dès le petit déjeuner en adoptant le modèle proposé dans la journée type (voir p. 137) et optimisez la prise de glucides complexes à index glycémique bas qui facilitent la synthèse de la sérotonine dans le cerveau :

– l'après-midi, prenez une collation, vers 17 h, à base de fruits frais ou secs, seuls ou avec une dizaine d'amandes et/ou 2 carrés de chocolat noir ;
– le soir, consommez des glucides à index glycémique bas (riz complet, quinoa ou légumineuses type haricots blancs, lentilles, pois chiches) et des protéines animales (poisson). Complétez par un apport en magnésium biodisponible, de préférence marin, sous forme d'hydrolysat de riz, car il est mieux assimilable, à la dose de 300 mg par jour en deux prises.

• *Faisons le point 1 mois plus tard*
Si les symptômes ont bien diminué, intégrez ces nouvelles habitudes alimentaires.

S'il n'y a pas d'amélioration, si les troubles persistent et les scores E et F sont > à 4, vous présentez un déficit en acides gras, qui apportent des éléments naturels de défense anti-inflammatoire. Vous les trouverez dans les huiles de colza ou le mélange d'huile de colza-olive et dans les petits poissons gras des mers froides (voir p. 106). Vérifiez que vous consommez 3 cuil. à soupe d'huile de colza ou du mélange d'huile de colza-noix par jour ainsi que 400 g de petits poissons gras des mers froides par semaine. Continuez à prendre le petit déjeuner et le dîner proposés ci-dessus.

Si 1 mois plus tard (soit 2 mois après le début des modifications alimentaires), tout va bien, intégrez ces nouvelles habitudes alimentaires qui ont équilibré vos différents déséquilibres alimentaires et comblé les besoins de votre cerveau.

S'il n'y a pas d'amélioration et que les troubles persistent, consultez un médecin micronutritionniste.

Troisième cas : mon score A est > 4 et le B est > 2.

Regardez également vos résultats au DNS, p. 48.

Le raisonnement à adopter est le même que dans tous les cas exposés précédemment. Les conseils seront identiques, si ce n'est que vous ajouterez la prise quotidienne d'un probiotique pendant 1 mois (10 Mds, avec les souches suivantes : *Bifidobacterium longum LA101, Lactobacillus acidophilus LA102, Lactococcus lactis LA103, Streptococcus thermophilus LA104*) en plus des accompagnements proposés.

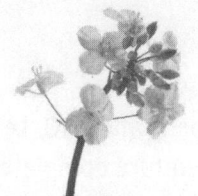

Fatigue et intestin

La fatigue peut se manifester de diverses manières : vous pouvez être en forme au réveil, mais vous fatiguer rapidement, avoir besoin d'une à plusieurs heures pour vous « mettre en route » le matin, mais vous sentir bien jusqu'au soir, ou avoir du mal à récupérer alors que vous avez dormi suffisamment et bien, etc.

Pourquoi suis-je fatigué(e) ?

Quelles sont les principales causes de la fatigue ?

La fatigue est un phénomène complexe qui a de multiples origines. En effet, pour être en forme, plusieurs facteurs entrent en action :

– la qualité des protéines consommées, c'est-à-dire celles qui contiennent des acides aminés essentiels tels que valine, leucine et isoleucine (pour les muscles) ainsi que tyrosine et tryptophane (pour le cerveau) ;
– vos statuts en fer, en iode, en vitamine D et en magnésium ;
– votre statut en coenzyme Q10 : le manque de coenzyme Q10 se traduit par une diminution importante d'énergie et donc une sensation de fatigue, de manque d'endurance lors de l'effort.

L'ensemble de ces facteurs connus montre la complexité des mécanismes en jeu lorsque la fatigue s'est installée. Et ce, d'autant plus que ces mécanismes peuvent sous-tendre une dysbiose avec son cortège habituel : inflammation, hyperperméabilité intestinale (voir p. 68). Des dosages sanguins permettent d'évaluer le statut biologique de ces différents éléments : numération formule sanguine, ferritine,

CRPus, TSH, vitamine D, coenzyme Q10. Le statut en iode est évalué dans les urines. Une coproculture complète est aussi nécessaire.

Dans les cas de fatigue importante, un syndrome d'apnées obstructives du sommeil (SAOS, caractérisé notamment par un arrêt ou une diminution du flux respiratoire et des ronflements très sonores) peut également être suspecté.

Mon alimentation est-elle équilibrée ?

Quels « maillons faibles » sont en danger (voir p. 78) ? Qu'en est-il de votre petit déjeuner (voir p. 142) ? de votre consommation de « bonnes » huiles ou de petits poissons gras des mers froides (voir p. 105-106) ? Il est indispensable que vous vous posiez ces questions et que vous analysiez vos « maillons faibles » à l'aide des informations fournies dans la première partie de l'ouvrage.

Dormez-vous suffisamment ? Avez-vous des temps de repos et de récupération ?

Cela peut sembler une lapalissade, mais le repos est un bon remède à la fatigue ! Est-ce que votre organisation de vie le permet ? Si vous subissez un surmenage momentané, avez-vous prévu un temps de récupération ? Il n'est pas toujours facile d'accepter la fatigue ou de lâcher prise. Nos mémoires comportementales nous maintiennent parfois dans l'idée que nous sommes indispensables. Nous avons du mal à déléguer et nous pensons que c'est impossible. Mais est-ce bien la réalité (voir p. 167) ?

Comment remédier à cet état de fatigue pour ne pas évoluer vers la dépression, l'épuisement, le *burn out* ?

Les solutions nutritionnelles et micronutritionnelles

Regardez vos scores au questionnaire DDM (voir p. 44) mais aussi les résultats du DNS (voir p. 48).

Si votre score A (fatigue et troubles de l'humeur) est > à 4, deux cas peuvent se présenter selon votre score B (troubles digestifs).

Premier cas : mon score A est > 4 et le B est < 2 (DDM)...

Quels que soient vos scores au DNS, vous pouvez prendre du magnésium, sous forme de Guanylor (c'est un sel de magnésium ou de fer, cultivé sur une levure de bière naturelle, sans effets secondaires indésirables), à fortes doses, 300 mg, matin et soir, dix jours de suite pour recharger vos réserves (nous en manquons tous comme l'a montré l'étude Suvimax), puis à dose plus habituelle, à savoir 150 mg, matin et soir, en complément de votre alimentation.

... et mon score D est > 7 et/ou le N est > 7 et S est < 7 (DNS).

Vous présentez un trouble portant sur les catécholamines.

Regardez sur votre pyramide alimentaire votre consommation quotidienne de protéines (groupe 2), de produits sucrés, d'excitants (café, tabac...) et la composition de votre petit déjeuner.

Je consomme moins de 2 portions de protéines par jour.
Vous avez un manque d'apports protéinés : les neuromédiateurs y trouvent leur origine. Tout déficit de protéines peut entraîner une chute de production des catécholamines. Commencez par augmenter votre ration de protéines au petit déjeuner en adoptant le modèle proposé dans la journée type.

• *Faisons le point 1 mois plus tard*
Si avec l'apport des protéines, vous vous sentez mieux, tout va bien.

Si vous ne consommez pas les quatre portions de céréales idéales, ajoutez à votre petit déjeuner des céréales complètes, non sucrées et de préférence non soufflées, de meilleure densité micronutritionnelle (voir p. 95), qui vous apporteront des minéraux dont le magnésium. Intégrez ces nouvelles habitudes alimentaires, vos troubles étaient dus à un déséquilibre d'apport. Persévérez et continuez la prise de magnésium régulièrement, en l'augmentant en cas de stress (les réserves de magnésium partent dans les urines au moindre stress alors que vous en avez besoin pour bien le gérer) ou en cas de syndrome prémenstruel (voir encadré p. 232).

S'il n'y a pas d'amélioration et si la fatigue et les troubles de l'humeur persistent, consultez un médecin micronutritionniste.

Je consomme suffisamment de protéines et je mange des sucreries le matin.
Il faut supprimer les sucreries le matin, car elles dévient l'utilisation des protéines et perturbent l'équilibre glycémique. Vous devez prendre également du magnésium aux doses indiquées.

• *Faisons le point 1 mois plus tard*
Si l'alimentation protéinique et l'arrêt des sucres au petit déjeuner ont amélioré vos symptômes et si la fatigue commence à s'estomper, continuez ainsi : veillez à manger suffisamment de céréales et augmentez votre consommation de céréales complètes.

Si la fatigue persiste, consultez un médecin micronutritionniste : un bilan biologique spécifique est nécessaire.

Je consomme suffisamment de protéines et je suis stressé(e).
Votre organisme vit dans un stress chronique auquel vous vous êtes adapté(e), mais pas lui. Veillez à l'équilibre de votre petit déjeuner, évitez tout produit sucré à ce moment-là et doublez la dose de magnésium en en prenant trois fois par jour. Apprenez aussi à gérer votre stress (voir p. 166).

• *Faisons le point 1 mois plus tard*
Si la double dose de magnésium en plus du petit déjeuner équilibré et sans apport sucré vous a fait du bien, intégrez ces nouvelles

habitudes alimentaires. Continuez l'apport en magnésium, à simple dose, 300 mg par jour, au moins 6 mois, puis prenez-en de manière épisodique, quand vous en ressentez le besoin. Renforcez ces doses en cas de nouveaux épisodes de stress et si vous souffrez d'un syndrome prémenstruel (voir p. 232). Consommez les quatre portions idéales de céréales par jour et augmentez la portion de céréales complètes pour optimiser l'apport de magnésium.

S'il n'y a pas d'amélioration et que la fatigue persiste, consultez un médecin micronutritionniste : un bilan biologique spécifique est nécessaire pour tous les cas de fatigue.

... et mon score S est > 7.

Il s'agit d'un trouble en relation avec un déficit en sérotonine. Regardez sur votre pyramide alimentaire le nombre de portions journalières de protéines (groupe 2) et de produits sucrés consommés et à quel moment de la journée vous les consommez.

Je consomme moins de 2 portions de protéines par jour.
Vous avez un manque d'apports protéinés et les neuromédiateurs y trouvent leur origine. Tout déficit en protéines peut entraîner une chute de production de la sérotonine. Si cette chute se produit, elle sera responsable dans l'après-midi, en début ou en fin de soirée, des troubles du comportement alimentaire et du sommeil. Augmentez donc votre ration de protéines et optimisez la prise des glucides à index glycémique bas qui facilitent la pénétration des précurseurs de la sérotonine dans le cerveau :

– l'après-midi, prenez une collation, vers 17 h, à base de fruits frais ou secs, seuls ou avec une dizaine d'amandes et/ou 2 carrés de chocolat noir ;
– le soir, consommez des glucides à index glycémique bas (riz complet, quinoa ou légumineuses type haricots blancs, lentilles, pois chiches) et des protéines animales (poisson).

Complétez par un apport en magnésium : 300 mg par jour, en une à deux prises, matin et soir, sous forme de Guanylor.

• *Faisons le point 1 mois plus tard*
Si les symptômes et la fatigue ont bien diminué, intégrez ces nouvelles habitudes alimentaires.

Si 1 mois plus tard (soit 2 mois après le début des modifications alimentaires), la fatigue persiste, consultez un médecin micronutritionniste : un bilan biologique spécifique est nécessaire.

Second cas : mon score A est > 4 et le B est > 2.

La fatigue s'accompagne de troubles digestifs. Que dit le DNS ?

Le raisonnement à adopter est le même que dans tous les cas exposés précédemment. Les conseils seront identiques, si ce n'est que vous ajouterez la prise quotidienne d'un probiotique pendant 1 mois (10 Mds, avec les souches suivantes : *Bifidobacterium longum LA101, Lactobacillus acidophilus LA102, Lactococcus lactis LA103, Streptococcus thermophilus LA104*).

Dans ces différents cas de fatigue, en plus du repos récupérateur indispensable, lorsque les modifications alimentaires, la prise de magnésium et éventuellement celle d'un probiotique suffisent pour améliorer, puis supprimer l'état de fatigue, c'est qu'il n'y a pas de déficit sévère. Les différents changements opérés suffisent à combler les besoins du corps. Dans le cas contraire, demandez un bilan spécifique à votre médecin micronutritionniste. L'une des premières causes de fatigue est liée à un déficit en fer, qui peut être dosé dans le sang par une ferritine.

Troubles cutanés, pulmonaires, ORL et intestin

Votre peau parle (urticaire récidivant, eczéma, rougeurs, etc.), aux changements de saison ou d'ambiance, vous éternuez, vous avez les yeux qui piquent, vous ressentez une gêne dans la gorge, votre respiration est difficile, les crises d'asthme reviennent... Vous avez un terrain propice aux allergies (atopique).

Qu'est-ce qu'un terrain atopique ?

C'est un terrain qui a des réactions inadaptées à des modifications de l'environnement, entraînant des manifestations exagérées qui peuvent toucher un ou différents tissus (peau, bronches, sphère ORL, etc.). Cette hyperréactivité peut s'accompagner d'une participation du système immunitaire. Nous évoquons à travers ces troubles le visage très polymorphe de l'expression possible de la dysbiose, due à un terrain atopique (voir p. 52).

Les secrets de l'intestin

Les solutions nutritionnelles et micronutritionnelles

Reportez-vous à vos scores B, E et F du questionnaire DDM (voir p. 44).

Deux cas peuvent se présenter.

Premier cas : mon score E est > 4 ou E + F est > 4 et B > 2.

Votre score B est > 2 : cela signifie que la capacité d'assimilation digestive est également perturbée et comme vous avez un terrain atopique (propice aux allergies), il faut chercher un facteur favorisant ou aggravant une atopie. Commençons par les produits laitiers.

Consommez-vous des produits laitiers ?
Si vous ne consommez pas de produits laitiers parce que vous vous sentez mieux ainsi, continuez pour le moment.

Si vous en consommez – que ce soit peu ou beaucoup –, arrêtez totalement les produits laitiers pour mettre votre intestin au repos. Soyez attentif(ve) aux éventuels autres aliments que vous ne tolérez pas et supprimez-les également.

Consommez-vous des acides gras ?
Si votre consommation d'huiles est insuffisante en qualité et en quantité et que vous ne mangez pas de petits poissons gras, vous présentez un déficit en acides gras, qui apportent des éléments naturels de défense anti-inflammatoire. Vous les trouverez dans les huiles de colza et le mélange d'huile de colza-noix et dans les petits poissons gras des mers froides (voir p. 106). Enfin, ajoutez à ces conseils nutritionnels la prise quotidienne d'un probiotique

pendant 1 mois (10 Mds, avec les souches suivantes : *Bifidobacterium lactis LA303, Lactobacillus acidophilus LA201, Lactobacillus plantarum LA301, Lactobacillus salivarius LA302, Bifidobacterium lactis LA304*).

• *Faisons le point 1 mois plus tard*
Si tout va bien et si les troubles ont régressé, la bonne réaction de votre terrain atopique mérite que vous persévériez pendant 6 à 12 mois après la régression des symptômes : continuez de consommer les « bonnes » huiles et des poissons gras et au bout de 2 à 3 mois, diversifiez les céréales complètes en ajoutant des légumes et des fruits qui contiennent davantage de fibres (par exemple, asperges, topinambours, poireaux, salsifis), nourriture prébiotique essentielle pour vos bonnes bactéries. Elles sont importantes pour nourrir votre microbiote (flore intestinale). Vous pourrez espacer la prise du probiotique conseillé ci-dessus, à deux prises par semaine. Intégrez toutes ces nouvelles habitudes alimentaires.

La réintroduction de lactés se fera sous forme de laits fermentés ou de fromages de type brebis ou chèvre en surveillant leur tolérance et la réapparition de tout signe fonctionnel quel qu'il soit : cutané, ORL, respiratoire, digestif. Elle doit être lente et progressive afin de préserver la sensibilité de l'intestin et de la peau ou de l'organe qui exprime l'allergie. Vos troubles étant dus à un déséquilibre d'apport, continuez à suivre les conseils donnés en surveillant votre consommation d'acides gras.

Si l'amélioration est faible ou presque nulle, supprimez aussi les aliments contenant du gluten (voir p. 198) pendant le deuxième mois.

Si 1 mois plus tard (soit 2 mois après le début des modifications alimentaires), vos symptômes commencent à s'améliorer, persévérez dans ces nouvelles habitudes et ne réintégrez pas encore les produits laitiers et les aliments contenant du gluten. Peu à peu, intégrez des céréales complètes et des légumes et des fruits qui contiennent davantage de fibres. Ensuite, vous pourrez espacer la prise du probiotique à deux à trois prises par semaine. Intégrez toutes ces nouvelles habitudes alimentaires.

La réintroduction des produits laitiers et de ceux contenant du gluten doit être progressive (voir p. 201) ; votre seul guide étant votre corps. S'il manifeste à nouveau des symptômes, peut-être avez-vous opéré trop vite et réintroduit trop d'aliments à la fois. L'intestin a besoin de retrouver le goût et la tolérance de ces aliments un peu « oubliés ». Si vous avez agi par étapes et que vous ne vous sentez pas bien, supprimez le produit potentiellement « allergisant ». L'aide d'un médecin micronutritionniste ou d'une diététicienne micronutritionniste peut être utile pour vous accompagner dans cette démarche.

S'il n'y a pas d'amélioration et que les troubles persistent après ces 2 mois de changements (alimentation et probiotique), consultez un médecin micronutritionniste.

Second cas : mon score E est > 4 ou E + F > 4 et B < 2.

Regardez votre consommation d'huiles (groupe 3), de poissons gras et de produits laitiers.

Consommez-vous des produits laitiers ?
Si vous ne mangez pas de produits laitiers parce que vous vous sentez mieux ainsi, continuez à écouter votre corps.

Si vous en consommez – que ce soit peu ou beaucoup –, arrêtez totalement les produits laitiers pour mettre votre intestin au repos. Soyez attentif(ve) aux éventuels autres aliments que vous ne tolérez pas et supprimez-les également.

Consommez-vous des acides gras ?
Si votre consommation d'huiles est insuffisante en qualité et en quantité et que vous ne mangez pas de petits poissons gras,

vous présentez un déficit en acides gras, qui apportent des éléments naturels de défense anti-inflammatoire. Vous les trouverez dans les huiles de colza et le mélange d'huile de colza-noix et dans les petits poissons gras des mers froides (voir p. 106).

• *Faisons le point 1 mois plus tard*
Si vous allez de mieux en mieux, continuez à suivre ces changements alimentaires. La réintroduction des produits laitiers et éventuellement d'autres aliments mal tolérés peut commencer après 3 mois d'éviction. Elle sera lente et progressive (voir p. 210).

S'il n'y a pas de réels changements, prenez un probiotique quotidien (10 Mds, avec les souches suivantes : *Bifidobacterium lactis LA303, Lactobacillus acidophilus LA201, Lactobacillus plantarum LA301, Lactobacillus salivarius LA302, Bifidobacterium lactis LA304*) et refaites le point 1 mois plus tard.

Si 1 mois plus tard (soit 2 mois après le début des modifications alimentaires), tout va bien, continuez ces nouvelles habitudes alimentaires, poursuivez l'éviction des produits laitiers au moins 3 mois, favorisez les céréales complètes et complétez-les de légumes et de fruits contenant davantage de fibres. La réintroduction des produits laitiers et des éventuels produits mal tolérés peut commencer après 3 mois d'éviction. Elle sera lente et progressive (voir p. 210).

Si vos symptômes persistent après ces différents changements, consultez un médecin micronutritionniste.

Attention : dans tous les cas où le score G du DDM est > 2, ajoutez à la prise en charge nutritionnelle et micronutritionnelle conseillée, une association de phytostandard (PS) artichaut-radis noir, à la dose de 1 comprimé par jour pour aider la fonction cellulaire hépatique.

Infections à répétition (bronchiques, pulmonaires, urinaires, génitales, digestives, cutanées...) et intestin

Vous avez mal à la gorge, votre nez se bouche facilement l'hiver et à la moindre fatigue, une angine se déclare, parfois une sinusite ou une otite, voire une bronchite. Vous avez des cystites ou des vaginites plusieurs fois par an malgré des traitements répétés. Vous avez plusieurs gastro-entérites par an bien que vous fassiez attention à votre alimentation. Vous avez, par période, de l'acné ou une furonculose. Vous souffrez de troubles infectieux qui ne sont pas très graves mais si persistants que votre moral en souffre.

Que se passe-t-il lors d'une infection ?

Le système immunitaire intestinal a pour fonction de reconnaître les particules alimentaires étrangères susceptibles de reproduire du « soi » sans conflit et de les laisser passer au travers de la muqueuse intestinale en les tolérant. S'il les identifie comme indésirables ou ennemies, il a les moyens de s'en débarrasser et de les éliminer (voir ce mécanisme p. 30). L'idéal est de laisser passer des nutriments qui ne provoquent ni intolérance, ni allergie et qui pourront nourrir cellules et tissus et d'arrêter les « indésirables », en les refoulant en aval ou en les détruisant. L'équilibre à chaque instant est délicat et va induire un « bruit de fond » inflammatoire physiologique nécessaire pour un fonctionnement optimal.

L'atteinte d'une ou de plusieurs muqueuses est le signe d'une faiblesse des organes du MALT (*Mucosa Associated Lymphoid Tissue* ou tissu lymphoïde associé à la muqueuse). Le MALT est un ensemble d'organes lymphatiques secondaires disséminés dans l'organisme (intestin, bronches, nez, larynx, peau...) qui participe à la protection ou à la défense de l'organisme. Suivant leur localisation, ces organes associés prennent le nom de la muqueuse de l'organe concerné. Ainsi, au niveau de l'intestin, il s'agit du GALT (« G » pour *gut*, l'intestin). Dans ce système où les muqueuses sont en relation permanente, le GALT est le chef d'orchestre. Lorsqu'une des muqueuses se manifeste, à plus forte raison s'il y en a plusieurs, il faut vérifier l'intégrité fonctionnelle de la muqueuse digestive.

Toute infection à répétition témoigne de façon indirecte une vulnérabilité accrue digestive (voir p. 257).

Pour être vigilant vis-à-vis des protéines étrangères arrivant dans le tube digestif, pour nous protéger des agressions, pour se développer quand c'est nécessaire et se renouveler, le système immunitaire a besoin de vitamines et de minéraux, antioxydants naturels.

Les solutions nutritionnelles et micronutritionnelles

Les troubles infectieux s'évaluent sur les scores D (troubles infectieux) et B (troubles digestifs) de votre questionnaire DDM (voir p. 44).

Deux cas peuvent se présenter.

Premier cas : mon score D ou C + D > 3 et le score B < 2.

Si votre score D est > 3, regardez le score C qui évalue les troubles ostéo-articulaires et dégénératifs. Ces deux scores sont le témoin de la qualité de votre protection cellulaire (voir les « maillons faibles » p. 78).

Si votre score D ou D + C sont > à 3, cela signifie que vous présentez un déficit en antioxydants. Nous les trouvons naturellement dans les légumes et les fruits. Regardez la base de votre pyramide alimentaire : mangez-vous 5 à 6 portions de fruits et légumes par jour ?

Ma consommation de fruits et légumes est insuffisante et mon score B est peu « parlant » (score B < 2).
Vous avez besoin d'antioxydants. Il faut donc augmenter votre consommation de fruits et de légumes en respectant les saisons, et en veillant à respecter quantité et qualité.

• *Faisons le point 1 mois plus tard*
Si tout va bien, poursuivez ces bonnes habitudes alimentaires et en plus, consommez des légumes et des fruits contenant davantage de fibres (par exemple, asperges, topinambours, poireaux, salsifis), nourriture prébiotique essentielle pour vos bonnes bactéries.

Si vos symptômes persistent, continuez à suivre ces nouvelles habitudes alimentaires et prenez chaque jour un probiotique (10 Mds, avec les souches suivantes : *Bifidobacterium longum LA101, Lactobacillus acidophilus LA102, Lactococcus lactis LA103, Streptococcus thermophilus LA104*).

Si 1 mois plus tard (soit 2 mois après le début des modifications alimentaires), tout va bien, poursuivez ces bonnes habitudes alimentaires en continuant à consommer des légumes et des fruits contenant davantage de fibres. C'est très important également si vous prenez un probiotique. Peu à peu, en nourrissant mieux sa propre flore avec ces fibres, le microbiote (flore intestinale) va trouver son équilibre et la prise de probiotique pourra être espacée à deux fois par semaine.

Si les troubles infectieux persistent malgré les changements alimentaires et la prise du probiotique, consultez un médecin micronutritionniste : un bilan biologique spécifique est nécessaire.

Ma consommation de fruits et légumes est bonne, le score B est peu « parlant », mais les antioxydants naturels ne passent pas bien la barrière intestinale.
Dans ce cas, ajoutez la prise quotidienne du probiotique conseillé ci-dessus.

• *Faisons le point 1 mois plus tard*
Si tout va bien, poursuivez ces bonnes habitudes alimentaires et en plus consommez des légumes et des fruits contenant davantage de fibres. C'est très important également si vous prenez un probiotique, peu à peu en nourrissant mieux leur propre flore avec ces fibres. La prise de probiotique pourra être espacée à deux fois par semaine.

Si les troubles infectieux persistent malgré les changements alimentaires et la prise de probiotique, consultez un médecin micronutritionniste : un bilan biologique spécifique est nécessaire.

Second cas : mon score D ou C + D > 3 et le score B > 2 (DDM).

Vos troubles infectieux s'accompagnent de problèmes digestifs. Le tube digestif se manifestant, il faut regarder si votre système immunitaire est suffisamment nourri avec une consommation adéquate de fruits et de légumes (groupe 5 de la pyramide) contenant des antioxydants naturels. Vérifiez également votre consommation en produits laitiers (groupe 3) et demandez-vous s'il y a des aliments que vous avez du mal à supporter.

Ma consommation de fruits et légumes est insuffisante et mon score B est très « parlant » (score B ≥ 2).
Commencez par écarter l'aliment que vous ne supportez pas bien et arrêtez les produits laitiers (voir p. 209). Si cela vous paraît trop difficile, ne consommez qu'un produit fermenté par jour. Vous avez besoin d'antioxydants : il faut donc manger davantage de fruits et de légumes en respectant les saisons, et en veillant à la quantité et à la qualité. Enfin, prenez chaque jour pendant 1 mois un probiotique (10 Mds, avec les souches suivantes : *Bifidobacterium longum LA101, Lactobacillus acidophilus LA102, Lactococcus lactis LA103, Streptococcus thermophilus LA104*).

• *Faisons le point 1 mois plus tard*
Si tout va bien, poursuivez ces bonnes habitudes alimentaires et en plus, consommez des légumes et des fruits contenant davantage de fibres (par exemple, asperges, topinambours, poireaux, salsifis), nourriture prébiotique essentielle pour vos bonnes bactéries. Peu à peu, en nourrissant mieux sa propre flore avec ces fibres, le microbiote (flore intestinale) va trouver son équilibre et la prise de probiotique pourra être espacée deux fois par semaine. La reprise des aliments écartés doit être progressive et l'exclusion des produits laitiers mérite d'être poursuivie 3 mois avec une réintroduction lente, à la condition qu'il n'y ait ni rechute des troubles digestifs ou infectieux, ni douleurs articulaires, ni troubles de l'humeur. Si une intolérance se manifeste, soyez à l'écoute de ce signe.

S'il n'y a pas d'amélioration, si les symptômes infectieux reviennent et les troubles digestifs persistent, consultez un médecin micronutritionniste : un bilan biologique spécifique est nécessaire.

Ma consommation de fruits et de légumes est satisfaisante.
Commencez par éviter l'aliment que vous ne supportez pas bien et arrêtez les produits laitiers (voir p. 209) ou si cela vous paraît trop difficile, ne consommez qu'un produit fermenté par jour si vous le supportez. Prenez chaque jour un probiotique pendant 1 mois (10 Mds, avec les souches suivantes : *Bifidobacterium longum LA101, Lactobacillus acidophilus LA102, Lactococcus lactis LA103, Streptococcus thermophilus LA104*), poursuivez ces bonnes habitudes alimentaires et en plus, consommez des légumes et des fruits contenant davantage de fibres (par exemple, asperges, topinambours, poireaux, salsifis), nourriture prébiotique essentielle pour vos bonnes bactéries. Peu à peu, en nourrissant mieux sa propre flore avec ces fibres, le microbiote (flore intestinale) va trouver son équilibre et la prise de probiotique pourra être espacée à deux fois par semaine.

• *Faisons le point 1 mois plus tard*
Si tout va bien, poursuivez ces bonnes habitudes alimentaires. Grâce à votre consommation accrue de fibres, votre flore va retrouver son équilibre et la prise du probiotique va pouvoir être espacée à deux fois par semaine.

Si les troubles infectieux persistent malgré les changements alimentaires et la prise du probiotique, consultez un médecin micronutritionniste : un bilan biologique spécifique est nécessaire.

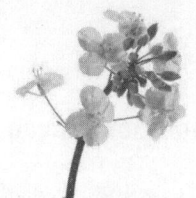

Troubles du transit, ballonnements et intestin

Vous êtes constipé(e), vos selles sont dures et blessantes... Votre ventre, plat au réveil, enfle au fur et à mesure de la journée... Votre estomac est gonflé après les repas, vous êtes vite nauséeux(se)... Ces symptômes, isolés ou associés, sont le signe de troubles fonctionnels digestifs. Les troubles du transit sont à l'origine de souffrances pour un grand nombre de personnes.

Quels sont mes troubles du transit ?

Votre score B du DDM (voir p. 44) est > 2. Voyons ce qu'il est possible de changer en fonction de vos symptômes.

Je souffre de constipation (avec ou sans ballonnements)

Regardez votre pyramide alimentaire : buvez-vous 1,5 litre d'eau par jour (groupe 1) ? Consommez-vous 5 à 6 fruits et légumes (groupe 5) par jour ?

Deux cas peuvent se présenter.

Premier cas : ma consommation en eau et en fruits et légumes est insuffisante.
Augmentez, si vous les tolérez bien, votre consommation de fruits et de légumes en respectant les saisons, et en veillant à respecter quantité et qualité. Buvez 1,5 litre d'eau par jour et prenez chaque jour un probiotique pendant 1 mois (10 Mds, avec les souches suivantes : *Bifidobacterium longum LA101, Lactobacillus acidophilus LA102, Lactococcus lactis LA103, Streptococcus thermophilus LA104*).

Second cas : ma consommation en eau et en fruits et légumes est bonne.
Diversifiez les céréales complètes en ajoutant des légumes et des fruits qui contiennent davantage de fibres, si vous les tolérez bien (par exemple, asperges, topinambours, poireaux, salsifis), nourriture prébiotique essentielle pour vos bonnes bactéries. Peu à peu, en nourrissant mieux sa propre flore avec ces fibres, le microbiote (flore intestinale) va trouver son équilibre.

• *Faisons le point 1 mois plus tard*
Si votre transit s'est amélioré, si vos selles sont moins dures et si les ballonnements diminuent en importance et en fréquence, continuez à suivre ces nouvelles habitudes alimentaires. D'ici 1 ou 2 mois, vous pourrez espacer la prise du probiotique (comme indiqué ci-dessus), un jour sur deux, et quand la constipation aura disparu, deux fois par semaine.

Si la constipation et les ballonnements persistent, poursuivez les changements alimentaires et la prise du probiotique et en plus, prenez un prébiotique (mélange inuline-FOS).

Si 1 mois plus tard (soit 2 mois après le début des modifications alimentaires), vous vous sentez mieux, continuez à suivre ces nouvelles habitudes alimentaires, la prise du prébiotique par cures séquentielles (un sachet un jour sur deux). Progressivement, vous pourrez espacer la prise du probiotique, un jour sur deux, et quand la constipation aura disparu, à deux fois par semaine.

Si la constipation et les ballonnements persistent, consultez un gastro-entérologue micronutritionniste ou un médecin micronutritionniste.

J'ai une alternance diarrhée-constipation (avec ou sans ballonnements)

Votre score B du DDM est > 2. Regardez sur la pyramide alimentaire votre consommation de produits laitiers :

– si elle est supérieure à un par jour, arrêtez-la et prenez chaque jour un probiotique pendant 1 mois (10 Mds, avec les souches suivantes : *Bifidobacterium longum LA101, Lactobacillus acidophilus LA102, Lactococcus lactis LA103, Streptococcus thermophilus LA104*) ;
– si vous n'en consommez pas, commençons aussi par le probiotique quotidien (comme indiqué ci-dessus).

• *Faisons le point 1 mois plus tard*
Si avec l'arrêt des produits laitiers et la prise quotidienne de probiotique, tout va bien, continuez le même mode d'alimentation et la prise du probiotique pendant au moins 4 à 5 mois.

La réintroduction de lactés doit être progressive (voir p. 210), sous forme de laits fermentés ou de fromages (de type brebis ou chèvre), en surveillant leur tolérance. La réapparition de tout signe fonctionnel, quel qu'il soit (digestif, articulaire, fatigue), est le signe que votre organisme ne le supporte pas. Par ailleurs, progressivement, diversifiez les céréales complètes en ajoutant des légumes et des fruits qui contiennent davantage de fibres (par exemple asperges, topinambours, poireaux, salsifis), nourriture prébiotique essentielle pour vos bonnes bactéries. Peu à peu, en nourrissant mieux sa propre flore avec ces fibres, le microbiote (flore intestinale) va trouver son équilibre et la prise de probiotique pourra être espacée deux fois par semaine.

Si les symptômes persistent, continuez la prise de probiotique, poursuivez l'arrêt des produits laitiers et arrêtez également les aliments contenant du gluten pendant 1 mois (voir p. 198) ou consultez un médecin micronutritionniste ou un gastro-entérologue micronutritionniste.

Si 1 mois après avoir supprimé les produits laitiers et le gluten, tout va bien, continuez encore 1 mois ces nouvelles habitudes alimentaires pour poursuivre la mise au repos de l'intestin. En effet, la reprise progressive des produits écartés pendant 3 mois est délicate. Tout signe fonctionnel digestif, articulaire ou cutané ou toute fatigue demande une réintroduction plus lente, avec 3 mois supplémentaires sans produits laitiers et sans gluten pour consolider la bonne perméabilité intestinale. Par ailleurs, progressivement, diversifiez les céréales complètes en ajoutant des légumes et des fruits qui contiennent davantage de fibres (par exemple asperges, topinambours, poireaux, salsifis), nourriture prébiotique essentielle pour vos bonnes bactéries. Peu à peu, en nourrissant mieux sa propre flore avec ces fibres, le microbiote (flore intestinale) va trouver son équilibre et la prise de probiotique pourra être espacée deux fois par semaine.

Si aucun signe n'a régressé, consultez un médecin micronutritionniste ou un gastro-entérologue micronutritionniste.

J'ai des nausées, des brûlures abdominales et des ballonnements

Ces symptômes évoquent une perturbation des alliés du tube digestif, à savoir les partenaires hépato-bilio-pancréatiques. L'estomac et le duodénum ont besoin d'une flore équilibrée qui leur permettra d'assurer leurs fonctions de digestion de manière optimale. De même, lorsque la sécrétion biliaire est perturbée, la transformation des graisses alimentaires est touchée. Dans tous ces cas, la sensation de mauvaise digestion s'installe, les brûlures sont persistantes et ne sont pas soulagées par les pansements gastriques.

Deux cas peuvent se présenter.

Premier cas : mon score B est > 2 et le G est négatif.
Regardez sur votre pyramide alimentaire votre consommation de produits laitiers et de café (et d'excitants en général) qui stimulent les sécrétions gastriques et augmentent le tonus sympathique du système nerveux entérique, provoquant des spasmes et une hypersécrétion.

Peut-être avez-vous tendance à manger beaucoup de prunes, de pruneaux ou de kiwis, car sans être constipé(e), vous pensez en avoir besoin. Or, leurs fibres peuvent irriter le tube digestif. En effet, selon l'importance de la dysbiose, l'inflammation digestive peut être telle que la sensibilité digestive peut rendre la digestion des crudités plus difficile. Ainsi, dans un premier temps, il est recommandé de manger les fruits et les légumes en petites quantités et cuits.

Commencez par prendre un probiotique chaque jour pendant 1 mois (10 Mds, avec les souches suivantes : *Bifidobacterium longum LA101, Lactobacillus acidophilus LA102, Lactococcus lactis LA103, Streptococcus thermophilus LA104*) et si nécessaire, diminuez votre quantité de produits laitiers et de café pendant 1 mois.

- *Faisons le point 1 mois plus tard*

Si votre digestion s'améliore, si les nausées s'estompent et si les brûlures sont devenues occasionnelles, poursuivez ces nouvelles habitudes alimentaires qui vous font du bien et la prise du probiotique pendant au moins 3 mois, puis réintroduisez progressivement les produits laitiers (voir p. 210). Par ailleurs, progressivement, diversifiez les céréales complètes en ajoutant des légumes et des fruits qui contiennent davantage de fibres (par exemple asperges, topinambours, poireaux, salsifis), nourriture prébiotique essentielle pour vos bonnes bactéries. Peu à peu, en nourrissant mieux sa propre flore avec ces fibres, le microbiote (flore intestinale) va trouver son équilibre et la prise de probiotique pourra être espacée à deux fois par semaine.

La reprise de la consommation de café doit être prudente, en petite quantité et en fonction des réactions du corps, à la fois arbitre et juge de paix : quand il se plaint, c'est toujours lui qui a raison !

Si les symptômes persistent, consultez un médecin micronutritionniste ou un gastro-entérologue micronutritionniste.

Second cas : mon score B est > 2 et le score G est positif à cause de la prise de xénobiotiques (par exemple, antibiotiques, pilule, tabac, alcool) (DDM).

Si vous prenez un ou plusieurs médicaments, une contraception orale, un traitement hormonal, ou si vous consommez du tabac ou de l'alcool (c'est ce qu'on appelle les « xénobiotiques »), votre foie, en plus d'assurer la fabrication normale de bile, doit augmenter ses capacités de détoxication. Votre fonction hépatobiliaire est perturbée, le cycle entéro-hépatique s'en ressent, l'assimilation des acides gras, quels qu'ils soient, nécessite la présence et l'action des acides biliaires pour pouvoir être assimilés. Votre foie a besoin d'aide.

Dans ce cas :

– prenez un probiotique ;
– diminuez votre consommation de café et de tabac, et éventuellement celle de produits laitiers ;
– ajoutez une association de plantes cholagogues, cholérétiques et détoxifiantes (voir p. 160) telles que fumeterre, curcuma, artichaut, radis noir, chardon-Marie pendant 3 mois. Par exemple : EPS fumeterre + EPS radis noir + EPS curcuma à quantités égales : 1 cuil. à café par jour dans un verre d'eau, le soir, pendant 3 mois.

- *Faisons le point 1 mois plus tard*

Si vous vous sentez de mieux en mieux, si vous avez (éventuellement) réussi à arrêter de fumer, si vous avez diminué votre consommation de café et/ou choisi un autre mode de contraception, poursuivez ces nouvelles habitudes qui vous font du bien. La réintroduction des lactés doit être progressive et la consommation de café limitée au maximum. Par ailleurs, progressivement, diversifiez les céréales complètes en ajoutant des légumes et des fruits qui contiennent davantage de fibres (par exemple, asperges, topinambours, poireaux, salsifis), nourriture prébiotique essentielle pour vos bonnes bactéries. Peu à peu, en nourrissant mieux sa propre flore avec ces fibres, le microbiote (flore intestinale) va trouver son équilibre et la prise du probiotique pourra être espacée à deux fois par semaine.

Une fois encore, vos réactions physiques, digestives ou autres, seront votre guide. Si des signes digestifs ou autres apparaissaient pendant la période de réintroduction des aliments, n'oubliez pas de noter ce que vous avez mangé depuis deux ou trois jours afin d'écarter, si nécessaire, ces aliments.

Si les symptômes persistent, vous pouvez en plus du probiotique et de la suppression des lactés, continuer la prise de plantes protectrices du foie (cholagogues et cholérétiques, voir p. 160) et l'exclusion des aliments contenant du gluten pendant 1 mois ou deux.

Si 1 ou 2 mois après ces changements, les troubles continuent ou si supprimer le gluten vous semble trop difficile, consultez un médecin micronutritionniste ou un gastro-entérologue micronutritionniste.

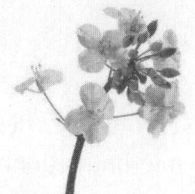

Surpoids et intestin

Vous avez des bourrelets que vous jugez inesthétiques, votre balance indique quelques kilos de trop, vous avez été obligé(e) de changer de garde-robe au rythme des différents régimes que vous avez suivis, puis abandonnés depuis plusieurs années… Vous vous sentez fatigué(e)… Peut-être êtes-vous découragé(e) et avez-vous peur de ne pas retrouver votre poids idéal ?

Êtes-vous en surpoids ?

Avez-vous calculé votre IMC ?

Les normes de santé en termes de poids sont définies par un rapport – l'IMC (Indice de masse corporelle) –, considéré par l'OMS comme le critère pour évaluer les risques liés à la surcharge pondérale chez les adultes (de 18 à 65 ans).

Il est calculé ainsi : IMC = Poids/Taille^2.

Par exemple, si vous mesurez 1m60 et que vous pesez 55 kg, votre IMC est de 21,48.

– IMC < 18,5 : vous êtes dans un état de maigreur.
– IMC entre 18,5 et 25 : votre poids est considéré comme normal.
– IMC entre 25 et 30 : vous êtes en surpoids. Il faut vérifier que les protocoles alimentaires que vous avez suivis n'ont pas entraîné des déficits. Votre questionnaire DDM (voir p. 44) vous aidera à repérer les défaillances dans votre alimentation malgré vos « efforts » alimentaires.

– IMC > 30 : vous êtes obèse. Vous avez besoin d'une prise en charge appropriée par un médecin micronutritionniste.

Rappelons que les critères de l'IMC ne sont pas esthétiques mais de l'ordre de la santé. Chaque personne a une physiologie, des goûts alimentaires et des traditions familiales, ethniques, etc., qui lui sont propres. Se placer du point de vue de la santé est très important. Remarquez qu'entre un indice de 18,5 et un indice de de 25, il y a un écart de 20 kg et nous sommes pourtant toujours dans une norme de santé.

Les solutions nutritionnelles et micronutritionnelles

Dans les cas de surpoids, inflammation et dysbiose sont la règle. La prise de probiotiques et/ou de prébiotiques est le plus souvent indispensable. Des études chez les personnes en surpoids ont montré la présence fréquente d'une dysbiose et d'une l'inflammation ; l'une des conséquences de la dysbiose étant l'inflammation. Rétablir un équilibre naturel passe par la prise d'un probiotique en prise quotidienne composé des souches suivantes : *Bifidobacterium longum LA101, Lactobacillus acidophilus LA102, lactococcus lactis LA103, Stretococcus thermophilus LA104.*

Analysez le(s) « maillon(s) faible(s) » (voir p. 78) qui s'exprime(nt) en regardant vos différents scores au questionnaire DDM (voir p. 44).

Analysons trois cas possibles.

Premier cas : mon score E est > 4 ou E + F > 4.

Regardez votre consommation d'huiles (groupe 3) et de poissons gras. Consommez-vous des acides gras ?

Si votre consommation d'huile est insuffisante en qualité et en quantité et que vous ne mangez pas de poissons gras, changez ou augmentez la prise quotidienne d'huile (2 à 3 cuil. à soupe minimum d'huile de colza ou du mélange d'huile de colza-noix) et mangez 400 g par semaine de petits poissons gras (voir p. 106).

Les résultats commenceront à se faire sentir d'ici 2 ou 3 mois. Ne vous inquiétez pas de votre poids sur la balance. Il se peut qu'un mois plus tard, vous n'ayez pas perdu de poids, mais vous constaterez peut-être que vos vêtements vous serrent moins.

• *Faisons le point 3 mois plus tard*
Si vous commencez à perdre du poids, si votre énergie et votre moral sont meilleurs et si vous vous êtes bien adapté(e) à vos changements alimentaires, progressivement, diversifiez les céréales complètes en ajoutant des légumes et des fruits qui contiennent davantage de fibres (par exemple, asperges, topinambours, poireaux, salsifis), nourriture prébiotique essentielle pour vos bonnes bactéries. Peu à peu, en nourrissant mieux sa propre flore avec ces fibres, le microbiote (flore intestinale) va trouver son équilibre et la prise du probiotique (comme indiqué ci-dessus) pourra être espacée à deux fois par semaine.

Si vous n'avez pas perdu de poids, si vous avez mauvais moral par moments et si vous vous énervez facilement, il se peut que vous présentiez un problème plus complexe d'hyperperméabilité intestinale (voir p. 68). Consultez un médecin micronutritionniste ou un gastro-entérologue micronutritionniste.

Deuxième cas : votre score D ou C + D est > 3 (DDM).

C'est le « maillon faible » de la protection cellulaire (troubles infectieux, ostéoarticulaires et dégénératifs) qui est touché. Regardez sur votre pyramide alimentaire si vous consommez 5 à 6 portions par jour de fruits et légumes (groupe 5).

Ma consommation de fruits et légumes est insuffisante.
Vous avez besoin d'antioxydants et donc d'augmenter votre consommation en fruits et légumes en respectant les saisons, la quantité et la qualité, tout en continuant la prise de probiotiques.

• *Faisons le point 2 mois plus tard*
Si vous vous sentez en meilleure forme, si les signes infectieux et/ou articulaires s'estompent et si votre ceinture vous serre moins à la taille, progressivement, diversifiez les céréales complètes en ajoutant des légumes et des fruits qui contiennent davantage de fibres (par exemple, asperges, topinambours, poireaux, salsifis), nourriture prébiotique essentielle pour vos bonnes bactéries. Peu à peu, en nourrissant mieux sa propre flore avec ces fibres, le microbiote (flore intestinale) va trouver son équilibre et la prise du probiotique pourra être espacée à deux fois par semaine.

Si rien n'a changé malgré les modifications alimentaires, rajoutez un prébiotique (comme indiqué p. 156), tous les jours et refaites le point 1 mois plus tard.

Si 1 mois plus tard (soit 2 mois après le début des modifications alimentaires), vous vous sentez en meilleure forme, si les signes infectieux et/ou articulaires s'estompent et si votre ceinture vous serre moins à la taille, poursuivez ces bonnes habitudes alimentaires et en plus, diversifiez les céréales complètes en ajoutant des légumes et des fruits qui contiennent davantage de fibres (par exemple, asperges, topinambours, poireaux, salsifis), nourriture prébiotique essentielle pour vos bonnes bactéries. Peu à peu, en nourrissant mieux sa propre flore avec ces fibres, le microbiote (flore intestinale) va trouver son équilibre et la prise du probiotique pourra être espacée à deux fois par semaine de même que celle du prébiotique.

Si encore 1 mois plus tard, rien n'a changé malgré les changements alimentaires et la prise du probiotique, il se peut que vous présentiez un problème plus complexe d'hyperperméabilité intestinale (voir p. 68). Consultez un médecin micronutritionniste ou un gastro-entérologue.

Ma consommation de fruits et légumes est bonne. Cela laisse supposer que les antioxydants apportés par l'alimentation ne passent pas la barrière intestinale.
Tout en continuant la prise quotidienne du probiotique ajoutez un antioxydant. Faisons le point 2 mois plus tard.

Si vous vous sentez en meilleure forme, si les signes infectieux et/ou articulaires s'estompent et si votre ceinture vous serre moins à la taille, poursuivez ces bonnes habitudes alimentaires. Par ailleurs, progressivement, diversifiez les céréales complètes en ajoutant des légumes et des fruits qui contiennent davantage de fibres (par exemple, asperges, topinambours, poireaux, salsifis), nourriture prébiotique essentielle pour vos bonnes bactéries. Peu à peu, en nourrissant mieux sa propre flore avec ces fibres, le microbiote (flore intestinale) va trouver son équilibre et la prise du probiotique pourra être espacée à deux fois par semaine.

Si vous ne vous sentez pas mieux malgré les changements alimentaires et la prise du probiotique et de l'antioxydant, rajoutez un prébiotique.

• *Faisons le point 2 mois plus tard (4 mois après le début des changements)*
Si vous vous sentez en meilleure forme, si les signes infectieux et/ou articulaires s'estompent et si votre ceinture vous serre moins à la taille, poursuivez ces bonnes habitudes alimentaires. Par ailleurs, progressivement, diversifiez les céréales complètes en ajoutant des légumes et des fruits qui contiennent davantage de fibres (par exemple, asperges, topinambours, poireaux, salsifis), nourriture prébiotique essentielle pour vos bonnes bactéries. Peu à peu, en nourrissant mieux sa propre flore avec ces fibres, le

microbiote (flore intestinale) va trouver son équilibre et la prise du probiotique pourra être espacée à deux fois par semaine, de même que celle du prébiotique et l'antioxydant est pris 5 jours par semaine.

Si vous ne vous sentez pas mieux malgré les changements alimentaires et la prise des différents compléments alimentaires proposés, il se peut que vous présentiez un problème plus complexe d'hyperperméabilité intestinale. Consultez un médecin micronutritionniste ou un gastro-entérologue micronutritionniste.

Troisième cas : mon score global du DDM est > 25 et je suis en surpoids, je souffre de troubles digestifs, articulaires, je suis fatigué(e), j'ai des migraines récidivantes, ma peau est irritée...

Il se peut que vous présentiez un problème plus complexe d'hyperperméabilité intestinale (voir p. 68). Consultez un médecin micronutritionniste ou un gastro-entérologue micronutritionniste.

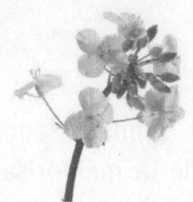

Insomnie et intestin

Occasionnelle ou transitoire, l'insomnie peut se manifester de diverses manières : vous avez du mal à vous endormir, la tête encombrée par vos soucis, vous vous réveillez à 2 h du matin et ne vous rendormez pas avant 5 h, ou vous dormez 3 heures profondément, puis vous vous réveillez par intermittence, etc. Quoi qu'il en soit, vous vous sentez fatigué(e), irritable, avec des problèmes de mémoire ou de concentration. L'insomnie peut être liée à des problèmes momentanés, mais peut également devenir chronique, très perturbante, et marquer le début d'une dépression.

Qu'est-ce que le sommeil ?

Le sommeil permet à notre organisme de se concentrer sur la restauration énergétique de notre cerveau. Cet état physiologique comporte différents états de conscience, formant une succession de cycles (voir schéma page suivante).

Les différentes phases du sommeil

Le sommeil commence par une première phase, dite de sommeil lent et profond, consacrée à la réparation et à la récupération physique. Ce sont les heures pendant lesquelles le sommeil est le plus réparateur. C'est la période de reprogrammation de la croissance, de l'immunité.

Elle est suivie de phases de sommeil lent, superficiel, avec des risques d'éveil, et des phases de sommeil paradoxal (celui des rêves). C'est une période pendant laquelle il y a récupération psychique, récupération de la mémorisation à long terme et de l'apprentissage.

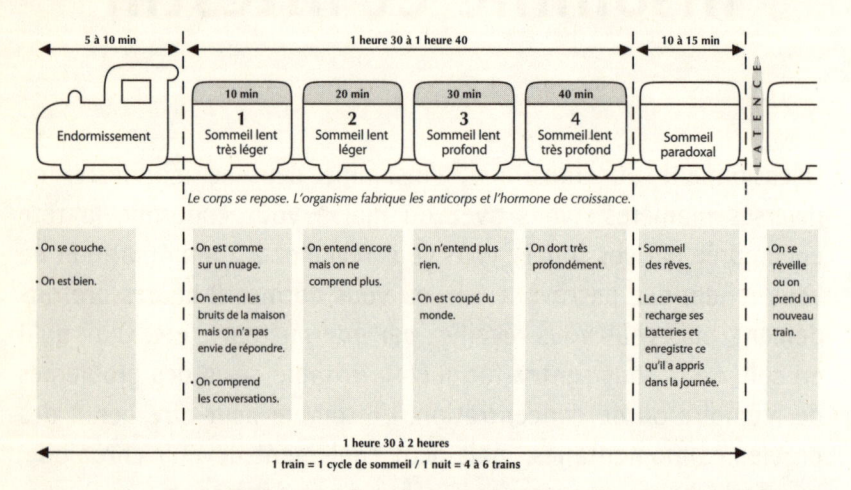

	5 à 10 min	1 heure 30 à 1 heure 40	10 à 15 min
	Endormissement	1 Sommeil lent très léger (10 min) / 2 Sommeil lent léger (20 min) / 3 Sommeil lent profond (30 min) / 4 Sommeil lent très profond (40 min)	Sommeil paradoxal / LATENCE

Le corps se repose. L'organisme fabrique les anticorps et l'hormone de croissance.

- On se couche.
- On est bien.

- On est comme sur un nuage.
- On entend les bruits de la maison mais on n'a pas envie de répondre.
- On comprend les conversations.

- On entend encore mais on ne comprend plus.

- On n'entend plus rien.
- On est coupé du monde.

- On dort très profondément.

- Sommeil des rêves.
- Le cerveau recharge ses batteries et enregistre ce qu'il a appris dans la journée.

- On se réveille ou on prend un nouveau train.

1 heure 30 à 2 heures
1 train = 1 cycle de sommeil / 1 nuit = 4 à 6 trains

Si on ne se couche pas au moment du passage de la locomotive d'endormissement, on risque fort de ne pas s'endormir avant le cycle suivant, soit en moyenne 1 h 30 à 2 heures. C'est aussi la durée moyenne d'une insomnie.

Les trois principaux états de vigilance

	Éveil	Sommeil lent	Sommeil paradoxal
État du système nerveux	activé	ralenti	activé
Tonus des muscles	élevé	faible	aboli
Mouvements des yeux	présents	absents	nombreux et rapides

Le sommeil est lié aux heures nocturnes lorsque le soleil a fini sa course apparente. Pour qu'il soit réparateur, quelques conditions doivent être réunies.

En outre, des techniques comportementales ou la méditation (voir gestion du stress, p. 166) peuvent vous aider à lâcher prise et oublier vos soucis de la journée.

Quelques conseils pour mieux dormir

– Évitez la consommation de tous les excitants : café, thé, vitamine C, sodas...
– Évitez de pratiquer un sport ainsi que toutes activités très stimulantes après 18-19 h.
– Favorisez les activités relaxantes le soir : lecture, musique...
– Ne faites pas de repas trop copieux le soir pour éviter les reflux nocturnes.
– Évitez l'alcool au dîner.
– Respectez votre rythme de sommeil.
– Réservez la chambre au sommeil et à l'activité sexuelle, en évitant de regarder la télévision, de travailler, de dîner ou de grignoter au lit. Regarder la télévision avant de se coucher n'est pas un bon somnifère. La stimulation visuelle induite est consommatrice d'énergie, les images violentes stressent le système nerveux, de mauvaises nouvelles induisant la peur, la crainte ou le découragement, sans parler de la pollution électromagnétique emmagasinée à notre insu.
– Un bain tiède au moins 2 heures avant le coucher aide à la détente et favorise un sommeil profond.
– Ne vous couchez que lorsque vous ressentez des signaux de sommeil (bâillements, nuque lourde, yeux qui piquent...).
– Suivez les signaux d'éveil que vous adresse votre corps : si vous n'arrivez pas à dormir ou si vous êtes réveillé(e) depuis plus de 20 minutes, levez-vous et faites autre chose. Si vous êtes réveillé(e) le matin, ne cherchez pas à prolonger votre sommeil à tout prix, mais au contraire, levez-vous et commencez votre journée.
– Ne prenez pas de médicaments sans en avoir préalablement parlé à votre médecin.
D'après l'Institut national du sommeil et de la vigilance (INSV).

Un sommeil court est un **facteur de risque de diabète et d'obésité**.

Quelles sont les principales causes de l'insomnie ?

L'insomnie peut avoir des causes aussi diverses que :

– le stress : réveil précoce entre 4 h et 5 h du matin, grande sensibilité au bruit au cours du sommeil et agitation physique.
– les troubles de l'humeur, telle la dépression ;
– les apnées du sommeil ;
– le syndrome des jambes sans repos (voir p. 282) ;
– l'âge : en vieillissant le sommeil s'altère, le nombre d'éveils augmente, la récupération est moins bonne, les somnolences diurnes et le besoin de faire la sieste dans la journée sont plus fréquents.

Les solutions nutritionnelles et micronutritionnelles

Si vous reprenez le questionnaire DDM (voir p. 44), vous notez que votre score A (fatigue et troubles de l'humeur) est > 4. Regardez ensuite le questionnaire DNS (voir p. 48) : l'insomnie est souvent en relation avec une baisse de sérotonine, précurseur biochimique de la mélatonine, neuromédiateur qui est le régulateur des autres neuromédiateurs.

Deux cas peuvent se présenter selon votre score B (troubles digestifs).

Premier cas : mon score A est > 4 et le B est < 2 (DDM) et mon score S est > 7 (DNS)

Il s'agit d'un trouble en relation avec un déficit en sérotonine. Regardez sur votre pyramide alimentaire le nombre de portions de protéines (groupe 2) et de produits sucrés consommés et à quel moment vous les consommez.

Je consomme moins de deux portions de protéines par jour.
Vous avez un manque d'apports protéinés et les neuromédiateurs y trouvent leur origine. Tout déficit en protéines peut entraîner une chute de production de la sérotonine. Si cette chute se produit, elle sera responsable dans l'après-midi, en début ou en fin de soirée, des troubles du comportement alimentaire et du sommeil. Augmentez donc votre ration de protéines et optimisez la prise des glucides à index glycémique bas qui facilitent la pénétration des précurseurs de la sérotonine dans le cerveau :

– l'après-midi, vers 17 h, prenez une collation à base de fruits frais ou secs, seuls ou avec une dizaine d'amandes et/ou 2 carrés de chocolat noir ;
– le soir, consommez des glucides à index glycémique bas (riz complet, quinoa ou légumineuses type haricots blancs, lentilles, pois chiches) et des protéines (poisson). Complétez par un apport en magnésium : à fortes doses, sous forme de Guanylor, 300 mg matin et soir, dix jours de suite, pour recharger vos réserves (nous en manquons tous comme l'a montré l'étude Suvimax), puis à dose plus habituelle, 150 mg, matin et soir, en complément de votre alimentation.

Si vous êtes anxieux, demandez à votre pharmacien de l'aubépine (ou de la passiflore, aux mêmes doses) en phytostandard (PS) : 2,5 ml dans un verre d'eau le matin et 2,5 ml au coucher.

Si vous êtes soucieux (vous avez tendance à ruminer), demandez à votre pharmacien de la valériane en phytostandard (PS) : 2,5 ml dans un verre d'eau à 20 h et 2,5 ml au coucher.

• *Faisons le point 2 mois plus tard*
Si les symptômes ont bien diminué, intégrez ces nouvelles habitudes alimentaires dans votre vie. Diversifiez les céréales complètes en ajoutant des légumes et des fruits qui contiennent davantage de fibres (par exemple, asperges, topinambours, poireaux, salsifis), nourriture prébiotique essentielle pour vos

bonnes bactéries. Peu à peu, en nourrissant mieux sa propre flore avec ces fibres, le microbiote (flore intestinale) va trouver son équilibre et la prise du probiotique pourra être espacée à deux fois par semaine. Si les symptômes persistent, complétez aussi par la prise quotidienne d'un probiotique pendant 1 mois (10 Mds, avec les souches suivantes : *Bifidobacterium longum LA101, Lactobacillus acidophilus LA102, Lactococcus lactis LA103, Streptococcus thermophilus LA104*).

En cas d'amélioration, continuez ces nouvelles habitudes alimentaires.

Si l'insomnie persiste ou est à peine modifiée, consultez un médecin micronutritionniste : un bilan biologique spécifique est nécessaire.

Second cas : mon score A est > 4 et le B est > 2 (DDM) et mon score S > 7 (DNS)

Appliquez les mêmes conseils qu'énoncés précédemment en ajoutant un probiotique de façon systématique.

Un cas particulier : le syndrome des jambes sans repos (SJSR)

Dans tous les cas d'insomnies chroniques et surtout d'insomnies rebelles, il peut s'agir d'un syndrome des jambes sans repos (SJSR), dont la prise en charge est différente. C'est un syndrome fréquent (10 à 15 % de la population) pour lequel, dans ses formes moyennes à modérées (80 %), les solutions micronutritionnelles donnent des résultats remarquables.

C'est un syndrome qui se caractérise notamment par des gênes au niveau des membres inférieurs (picotements, fourmillements, agacements d'impatience, sensation de courants électriques), une anxiété, une insomnie et des réveils nocturnes, des troubles de l'humeur.

Les symptômes sont souvent associés à d'autres pathologies (thyroïde, diabète, maladie neuro-dégénérative, polyarthrite chronique évolutive, etc.) sans qu'aucun lien n'ait été établi entre eux. Ce trouble s'exprime ou augmente avec la grossesse. Certains médicaments peuvent le provoquer.

De manière générale, il faut rechercher en priorité un déficit en fer par un dosage de la ferritine.

Les solutions micronutritionnelles répondent à deux axes prioritaires :

– optimisation du statut en fer par l'apport de fer biodisponible, sous forme de Guanylor, à dose micronutritionnelle ;
– optimisation de l'axe dopaminergique par l'apport de tyrosine et de ses cofacteurs.

Quelques situations de vie particulières (désir de grossesse, tabagisme, exposition au soleil, sport intensif) et intestin

Certaines périodes de la vie, comme l'adolescence, la période d'activité génitale (période autour de la conception et de la ménopause) ou celle d'entrée dans l'âge des « seniors », nécessitent des attentions particulières. Il en est de même de certaines situations de vie qui peuvent accompagner ces différents états et qui peuvent nécessiter une prise en charge particulière, par exemple le tabagisme et le sport de haut niveau.

Dans toutes ces situations, la démarche micronutritionnelle sera la même, à savoir :
– à partir des questionnaires DDM, DNS et/ou QVD (voir p. 44, 48, 69), définir le(s) « maillon(s) faible(s) » touché(s) ;
– à partir du questionnaire alimentaire (QA) (voir p. 86), déterminer en quoi votre alimentation peut rendre vulnérable l'un des quatre « maillons faibles » ;
– se demander s'il existe une relation entre votre façon de manger et le « maillon faible » incriminé, c'est-à-dire exprimé par les troubles fonctionnels.

Les réponses apportées à cette analyse pourront être confirmées ou non par un examen biologique classique ou de biologie nutritionnelle.

Le désir de grossesse

Émettre un désir de grossesse, c'est la possibilité non seulement de la concevoir mais aussi de prévenir les risques de complications possibles à toutes les étapes de son déroulement :

– la conception avec les risques de fausses couches, malformations, etc. ;
– le déroulement pour une évolution satisfaisante de la mère et de l'enfant ;
– l'accouchement afin d'éviter les complications ;
– l'allaitement pour qu'il soit le plus satisfaisant possible.

Cette période de la péri-conception et de la grossesse nous amène à parler de l'évolution de la prise en charge qui a considérablement changé à la suite des dernières découvertes scientifiques sur l'épigénétique.

Qu'est-ce que l'épigénétique ?

À contre-pied du déterminisme implacable du « tout génétique », de nombreux chercheurs constatent aujourd'hui que notre mode alimentaire, nos expériences de vie façonnent l'expression de nos gènes en permanence. Ainsi, contrairement à ce qu'affirmaient les scientifiques dans les années 1990, nous ne sommes pas **que** le produit de nos gènes. L'épigénétique désigne les modifications qui affectent l'expression de l'ADN, sans toucher à la structure de la molécule d'ADN.

Une étude menée en 1992 sur la famine ayant frappé les Pays-Bas en 1945 révèle que, en réaction au manque de nourriture, les bébés conçus à cette période étaient nettement plus petits que la moyenne. Ils présentaient aussi plus de risques de diabète, de maladies cardio-vasculaires, etc. Mais, fait plus notable encore, bien qu'ils aient retrouvé une alimentation non restrictive, leurs propres enfants présentaient eux aussi une plus petite taille avec les mêmes conséquences sur leur santé fragilisée.

Comment une sous-alimentation peut-elle s'inscrire dans l'organisme au point d'affecter durablement la santé, voire de se transmettre aux générations suivantes ? La famine a laissé une empreinte dite « épigénétique » transmise sur deux générations. Le secret de cette empreinte biologique se trouve au cœur de nos cellules : l'ADN.

Cette empreinte biologique repose sur un mécanisme chimique, la « méthylation », qui consiste à mettre une « étiquette méthyle » sur l'ADN ou sur les protéines qui l'entourent, rendant impossible l'expression du génome. Ainsi, un gène qui pourrait prédisposer à l'expression d'un terrain cancéreux ne pourra pas s'exprimer et donc n'exposera pas au cancer s'il a l'étiquetage méthyle. Ce mécanisme chimique s'effectue tout au long de la vie grâce aux radicaux méthyle apportés par l'alimentation.

En quoi est-ce si important ? Toute absence d'étiquetage méthyle va laisser s'exprimer un gène, qui ne devrait pas s'exprimer, avec des risques de pathologies graves comme le cancer par exemple. Ainsi, la structure de l'ADN reste la même, son fonctionnement peut varier au cours de la vie, en fonction de son étiquetage méthyle.

En outre, notre étiquetage méthyle dépend de notre capital méthyle qui, lui, dépend directement des micronutriments apportés par l'alimentation, c'est-à-dire de ce que nous mangeons. L'ensemble de ce capital méthyle est composé des vitamines B9, B12 et B6, de la méthionine, de la bétaïne ainsi que du zinc et de la vitamine B2.

Quelles sont les priorités et les solutions micronutritionnelles si vous avez un désir de grossesse?

En cas de désir de grossesse, les éléments importants à prendre en compte avant la conception, pendant la grossesse et pendant l'allaitement sont :

- le capital méthyle ;
- le fer* ;
- l'iode* ;
- la vitamine D ;
- le DHA (acide docosahéxaénoïque).

Tous ces éléments contribuent à une bonne conception, une nidation de qualité, un développement harmonieux pendant neuf mois et une bonne vitalité à la naissance pour la mère et pour le bébé (futur adulte) avec des capacités adaptatives optimales pour le départ dans la vie. Ensuite, il suffira à la mère, comme à l'enfant, d'entretenir ce capital méthyle avec des nutriments de qualité.

Quant au père, une prise en charge préconceptionnelle s'adresse aussi à lui, car il fait équipe avec la mère dans l'aventure de la conception de la grossesse. Pour que la méthylation de ses spermatozoïdes soit optimale au même titre que la méthylation de l'ovule de la future maman, une prise en charge nutritionnelle et surtout micronutritionnelle est indispensable, idéalement 2 mois avant la fécondation.

Nous vous recommandons de demander un bilan de biologie nutritionnelle (bilan de prévention du capital méthyle ou de périconception) afin que votre complémentation micronutritionnelle soit personnalisée. L'idéal est de le faire plusieurs mois avant la conception pour commencer la prise en charge 2 à 3 mois avant la conception.

Dans cette situation de vie, la méthodologie micronutritionnelle reste celle développée dans cet ouvrage : les résultats de la pyramide alimentaire (voir p. 90) seront comparés aux questionnaires DDM et DNS (voir p. 44 et 48). À partir de ces données, l'identification du « maillon faible » vous indiquera les conseils nutritionnels et micronutritionnels à suivre. Nous insistons sur la consommation de fruits et légumes et de céréales complètes à chaque repas, sur

---

* **Cas particuliers du fer et de l'iode** : leur apport ne doit pas être systématisé. Selon nous, ces deux minéraux, essentiels mais à double facette, ne doivent jamais être donnés sans un dosage biologique. Si leur déficit est avéré, la complémentation s'impose.

les protéines animales deux fois par jour, sur notre préférence pour le lait fermenté, ainsi que sur les 2 à 3 cuil. à soupe quotidiennes d'huile de colza ou du mélange d'huile de colza-noix.

Nous recommandons un probiotique régulier les six premiers mois de grossesse, puis quotidien le dernier trimestre, afin d'optimiser le microbiote (voir p. 27). En effet, un intestin équilibré sera le meilleur garant d'une bonne absorption des nutriments pour la mère comme pour le bébé et aussi d'un bon « équilibre santé ». Nous vous proposons d'y associer un complément alimentaire comportant les différentes vitamines B, du zinc, du magnésium, du DHA, de la vitamine D et du calcium.

Des situations de stress oxydatif : tabac, activité sportive intensive et exposition au soleil

Si vous fumez, si vous vous exposez longuement et sans protection au soleil, si vous pratiquez une activité sportive de manière intense, vous vous trouvez dans une situation où la production de radicaux libres est excessive et donc dans une situation potentielle de risque oxydatif. Cela risque de mettre en danger le « maillon faible » de la protection cellulaire (voir p. 80) (scores C et D du questionnaire DDM, voir p. 44).

Les solutions nutritionnelles et micronutritionnelles

Il est essentiel que vous contrôliez la densité micronutritionnelle de votre assiette (c'est-à-dire les polyphénols, les vitamines, etc., contenus dans les fruits et légumes) et que vous la mettiez en regard des troubles fonctionnels exprimés par votre questionnaire

DDM (voir p. 44). Demandez-vous si vous avez des troubles digestifs susceptibles de perturber l'assimilation ou l'optimisation des nutriments.

Au besoin, vos « capacités » antioxydantes peuvent être évaluées par un bilan de biologie nutritionnelle afin que les recommandations nutritionnelles et la complémentation micronutritionnelle à visée antioxydante soient personnalisées. Suite à cela une adaptation nutritionnelle sera conseillée ainsi qu'un complément alimentaire à visée antioxydante. Un probiotique sera ajouté afin de protéger l'écosystème intestinal (surtout pour les sportifs) et d'optimiser l'assimilation nutritionnelle et micronutritionnelle.

Si vous pratiquez une activité sportive de manière intense, même sans troubles apparents, la prise d'un probiotique nous semble nécessaire de même qu'un contrôle de votre statut en fer par un dosage de la ferritine, un statut en antioxydant et le dosage de coenzyme Q10.

Maladies de civilisation (maladies cardiovasculaires et auto-immunes, diabète, cancers...) et intestin

Il s'agit de maladies dont la relation avec une alimentation déséquilibrée est maintenant avérée. Une consommation excessive de sel, de sucre, de graisses saturées (fritures, viennoiseries, charcuteries et produits laitiers en excès), de graisses polyinsaturées oméga-6 (huile de tournesol), des déficits importants en oméga-3 (colza, cameline, petits poissons gras des mers froides) (voir p. 106) accompagnés d'aliments dépourvus de densité micronutritionnelle (voir « Les calories vides » p. 119) sont responsables de pathologies telles que surpoids, obésité, diabète, maladies cardiovasculaires, hypertension artérielle, maladies auto-immunes, cancers, etc.

Dans toutes ces pathologies, l'approche micronutritionnelle a sa place dans la prévention et/ou l'accompagnement de la maladie déclarée. La méthodologie reste celle développée dans cet ouvrage avec quelques spécificités propres à chaque pathologie mais aussi à votre terrain personnel et à vos antécédents.

Nous présenterons les grandes lignes de la démarche à adopter pour deux maladies de civilisations, les cancers et les maladies cardiovasculaires, pour lesquelles la place et la prise en charge de l'intestin est très importante.

Les cancers

Véritable fléau de la civilisation moderne, en croissance régulière, les cancers touchent hommes et femmes à tous les âges de la vie. Dans tout cancer, il y a d'abord une phase de démarrage au niveau cellulaire, dite « d'initiation », suivie d'une phase de développement et de multiplication, dite phase « de promotion ».

Quels sont les principaux facteurs d'initiation et de développement des cancers ?

Les causes sont plurifactorielles. En effet, de nombreux phénomènes peuvent contribuer à initier et développer un cancer :

– les mécanismes épigénétiques (voir p. 286) ;
– le stress oxydatif (voir p. 289), potentiellement agressif : d'une part, au niveau de l'ADN en empêchant sa communication avec les autres composants cellulaires ; d'autre part, au niveau des acides gras, en particulier membranaires, inhibant toute communication cellulaire ;
– l'inflammation de bas grade (de faible intensité et durable), qui est entretenue et/ou entretient le stress oxydatif et qui développe la dysbiose ou l'initie ;
– les déficits micronutritionnels multiples : en caroténoïdes (bêta-carotène et lycopène), en sélénium et en vitamines B, etc. ;
– l'acidose métabolique ;
– l'obésité : selon un rapport publié, en 2007, par *World Cancer Research Fund*, il y aurait un lien entre l'excès de matière grasse corporelle et certains cancers tels que ceux de l'œsophage, du pancréas, colorectaux, du sein (en post-ménopause), de l'endomètre et du rein ;
– les perturbateurs endocriniens, les œstrogènes ;
– le déséquilibre alimentaire ;
– l'inactivité physique.

Outre ces différentes causes environnementales de développement de la maladie cancéreuse, nous ne pouvons passer sous silence la place importante, et encore souvent mésestimée, des effets délétères du stress chronique, fragilisant le système immunitaire et pouvant, à lui seul, initier ou favoriser des maladies dites de civilisation – qu'elles soient psychiques mais aussi physiques –, dont le cancer. Nous pensons que le cancer n'apparaît jamais tout à fait par hasard, l'histoire personnelle intervenant dans le processus de la maladie. « Ce ne sont pas les événements de leur vie qui troublent les humains, mais les idées qu'ils s'en font », disait Épictète.

Les solutions nutritionnelles et micronutritionnelles

La prise en charge nutritionnelle et micronutritionnelle de la maladie cancéreuse respecte la méthodologie développée dans cet ouvrage. En complément, nous vous recommandons de demander un bilan de biologie nutritionnelle de prévention ou de suivi ainsi qu'un bilan immuno-inflammatoire digestif pour dépister les éventuelles déficiences qui peuvent être à l'origine de la promotion de la maladie cancéreuse ou de la récidive. Il est donc nécessaire de consulter un médecin micronutritionniste formé à cette pratique ainsi qu'à la lecture des bilans de biologie nutritionnelle.

Les maladies cardiovasculaires

Elles sont la première cause de décès en France (voir encadré p. 100) devant les cancers. Aujourd'hui, la prévention cardiovasculaire s'avère efficace : plus de 50 % des problèmes au niveau cardiovasculaire peuvent être prévenus. Ainsi, chez les personnes souffrant de diabète de type II, maladie considérée comme étant un risque élevé de maladies cardiovasculaires, notamment coronariennes, la correction de plusieurs facteurs de risque simultanément (surpoids, stress oxydatif, inactivité physique, etc.) a permis de réduire de plus de 50 % l'incidence des complications.

Les solutions nutritionnelles et micronutritionnelles

La prise en charge nutritionnelle et micronutritionnelle des maladies cardiovasculaires respecte la méthodologie développée dans cet ouvrage. Il faut prendre en compte également les facteurs de risques traditionnels (cholestérol, triglycérides, LDL, HDL, etc.). En outre, un bilan de biologie nutritionnelle (Lp(a), homocystéine, CRPus, ferritine, LDL oxydés, glycérol, etc.) permet de dépister les facteurs de risques cardiovasculaires globaux en plus des facteurs traditionnels afin de définir une prise en charge adaptée et individualisée. Un profil des acides gras érythrocytaires est également nécessaire pour déterminer si tous les éléments essentiels au bon fonctionnement des membranes sont présents en qualité et en quantité. Il est donc nécessaire de consulter un médecin micronutritionniste formé à cette pratique ainsi qu'à la lecture des bilans de biologie nutritionnelle. Important : ne pas oublier que les différentes prises en charge dans toutes les maladies nécessitent la reprise d'une activité physique.

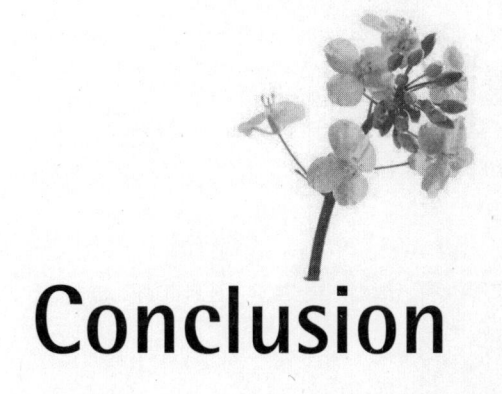

Conclusion

Notre qualité de vie passe par notre santé intestinale, bienfaitrice, sponsor, support et première alliée de notre santé. Nous partageons la peur légitime de mal vieillir ou même de vieillir tout simplement. Si nous sommes désireux d'avancer en âge, nous ne souhaitons pas perdre pour autant notre qualité de vie. Être vieux, n'est-ce pas être plein de vie ? Bien vivre, c'est « devenir centenaire » dans notre cœur, dans notre âme et dans nos cellules.

Notre « panse » du bas concourt au bien-être de la « pense » du haut. Avec une gestion appropriée de nos pensées « malsaines » et de nos attitudes dysfonctionnelles, la « pense » se met au diapason de notre envie de vivre. L'assimilation de l'expérience de chaque jour nous guide sur les sentiers du cœur : nous devenons nous-mêmes, nourrissant toutes nos énergies dans le simple acte de se restaurer... à tous les plans, à l'intérieur de notre microcosme, miroir du macrocosme.

La vie est une adaptation incessante et bien des découvertes de modes de vie insoupçonnés nous le montrent : dans les nuages, au fond des mers et même dans des grottes au fond des mers arctiques, la vie se développe.

Et nous ? Comment nourrissons-nous, protégeons-nous et développons-nous la vie ? Notre responsabilité individuelle et collective nous incombe pour agrandir et redonner vitalité à la vie, à notre vie. Et cela dès les débuts de la vie : la santé de la mère est très importante sur le plan global et pendant les mois de gestation où l'hygiène de vie totale de la mère, mais aussi du père, influe sur la santé physique, psychique et énergétique de l'enfant. C'est ce que nous enseigne l'épigénétique. Dans la majorité des cas ce qui est transmis par nos gènes est une prédisposition « à » la maladie, et non pas la maladie elle-même. Il nous revient de décider de ce que nous voulons faire de notre patrimoine génétique. Pour que la maladie s'exprime, il faut que viennent s'accumuler ou se télescoper une combinaison de facteurs (alimentation, pollution, tabac, stress, etc.) entre notre patrimoine génétique et notre environnement.

Nous pensons qu'il est tout à fait possible de rester en bonne santé en respectant une bonne hygiène de vie (alimentation équilibrée, bon apport micronutritionnel, activité physique, bonne gestion du stress, vigilance vis-à-vis des différentes pollutions et vie pleine de sens).

Il est difficile de savoir à qui revient – de l'assiette ou de l'intestin – le mérite et la palme de la bonne santé. Si l'alimentation ne fait pas tout, son absence défait tout. De même si l'écosystème est en « dysbiose » quel que soit l'équilibre nutritionnel, la vitalité cellulaire sera perturbée.

Nous avons besoin d'une harmonie entre les aliments que nous consommons et les « bonnes manières » de l'accueillir et de le traiter dans la sphère intestinale, pour instaurer et restaurer une bonne santé. En effet, avec une nourriture équilibrée, diversifiée et de bonne densité nutritionnelle, si la digestion est aussi de bonne qualité, l'intestin l'assimile et en profite bien ainsi que le cerveau, la peau, les articulations et toutes les cellules. Notre rayonnement personnel, psychologique et socioprofessionnel en sera le reflet. Ce merveilleux être, à exemplaire unique qu'est chacun de nous, peut alors s'épanouir et devenir un être humain présent, bien vivant dans toute sa créativité et sa plénitude.

Notre premier projet nous paraît raisonnablement de (re)devenir responsables de notre santé en associant qualité de l'assiette, santé intestinale et bien-être global de tout le corps, du cœur, de l'esprit et de l'âme.

Alors devenons des « consomm'acteurs » : n'hésitons plus à aller au marché et aux fourneaux, avec vigilance et discernement. Nous vous engageons donc à écouter votre « juge de paix », le « frère corps » de saint François d'Assise.

Remerciements

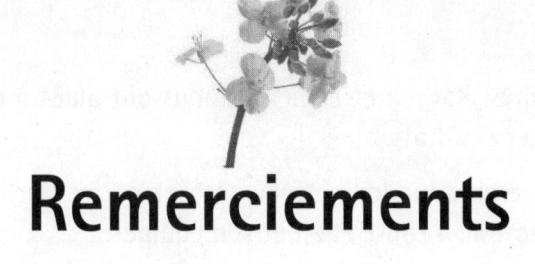

Nous sommes reconnaissants envers chacun des membres de nos familles, ceux qui sont présents et ceux qui nous ont quittés, particulièrement Jacqueline Baptistide.

Nos enfants sont notre joie et nous dédions ces lignes à nos petites-filles, Lou, Nelle, Mathilde, Gabrielle, Yuna et Romane ainsi qu'à nos filleuls, Modibo et Sambath.

Nos « maîtres » en médecine, en nutrition et en micronutrition ont toute notre gratitude, avec une pensée toute particulière pour Didier Chos, Alain Cornic, Olivier Coudron, Christian Leclerc, Jean-Robert Rapin et Daniel Rigaud.

Merci à ceux qui nous ont accompagnés à être et à devenir : Luc Bigé, Raymond Chappuis, Jacques Fradin, Claire Nuer, Maxie Maultsby, Marie Jeanne Rodière et Carl Simonton.

Une vive amitié nous lie aux chercheurs, biologistes et médecins, qui nous ont permis de nous remettre en question, avec qui nous avons échangé et qui nous ont fidèlement soutenus dans notre réflexion : Guillaume Biola, André Burckel, Michel Gallerand, Valéry Kuate, Francis Rocchiccioli et Sylvie Simon.

Merci à tous nos amis, présents de notre vie.

La confiance de nos patients nous fait honneur : les questionnements partagés au long de leur itinéraire de santé nous ont permis d'approfondir ces « secrets de l'intestin ». Leur patience, leur coopération et leurs encouragements renouvelés nous sont précieux, qu'ils trouvent ici toute notre reconnaissance.

Merci à Audrey, Karima et Lucie qui nous ont aidés à collecter et rassembler les résultats.

Un grand merci, pour leur intelligente et active participation, à Bénédicte Bortoli, à Laure Paoli et son équipe.

Une tendre affection avec un grand vent de reconnaissance pour Claude Berthelot et Philippe Brizon : leur soutien sans faille et leur aide pertinente dans les différentes étapes de l'élaboration de cet ouvrage nous ont épaulés au long de notre cheminement.

Bibliographie
et informations pratiques

Bibliographie

Almand N., *Shungite protection extrême*, Éd. Alain Labussière, 2010.

Barbier G., Farrachi A., *La société cancérigène – Lutte-t-on vraiment contre le cancer ?*, Éd. La Martinière, 2004.

Bartholomeuw A., *Le génie de Viktor Schauberger*, Le Courrier du Livre, 2005.

Batmanghelidj F. (Dr), *Votre corps réclame de l'eau – Effets méconnus de la déshydratation*, Jouvence, 2007.

Berthoud F. (Dr), *La santé des enfants non vaccinés au-delà de la polémique*, Jouvence, 2010.

Bigé L., *Petit dictionnaire en langue des oiseaux – Prénoms, Pathologies et quelques Autres*, Les Éditions de Janus, 2006.

Blaylock R. L. (Dr), *Excitotoxins : the taste that kills*, Health Press, 1997.

Bondil A. (Dr), Kaplan M., *Votre alimentation selon l'enseignement du Dr Kousmine*, J'ai Lu, 2004.

Bourgault P., *100 Réflexes pour manger bio et pas cher – La santé, de la planète à mon assiette*, Leduc. s, 2010.

Burckel A., *Les bienfaits du régime crétois*, J'ai Lu, 2004.

Cambayrac F., *Vérités sur les maladies émergentes*, Marco Pietteur, 2007.

Campbell T. C. (Dr), Campbell Th. M., *Le rapport Campbell*, Ariane, 2008.

Campbell-McBride N. (Dr), *Gut and Psychology Syndrom*, Medinform, 2004.

Cani P. D., Biblioni R., Knauf C., Wager A., Neyrinck A. M., Delzenne N. M., *Changes in gut microbiota control metabolic endotoxomia-induced* inflammation in high-fat-diet-induced obesity and diabetes in mice, « Diabetes » (57 : 1470-81), 2008.

Chapel H., Haeney M., Misbah S., Snowden N., *Immunologie clinique. De la théorie à la pratique, avec cas cliniques*, De Boeck et Larcier, 2004.

Chappuis R., *La psychologie des relations humaines*, PUF, coll. « Que sais-je ? », 2002.

Chappuis R., *La solidarité*, PUF, coll. « Que sais-je ? », 1999.

Chappuis R., *Les relations humaines*, Vigot, 1996.

Chertok L., *L'Hypnose*, Payot, 1989.

Choffat F. (Dr), *Vaccinations : le droit de choisir*, Jouvence, 2001.

Chopra D. (Dr), *Le corps quantique – Trouver la santé grâce aux interactions corps-esprit*, J'ai Lu, 2009.

Chos D. (Dr), *La vérité, si je mange – Alimentation, santé et micronutrition*, Éd. Jacques-Marie Laffont, 2004.

Cournioux M., « De nouvelles bases scientifiques à la médecine spirituelle ou comment nos états d'âme modifient notre ADN pour le pire comme pour le meilleur », *Sciences & Vie*, mars 2010.

Cousins N., *La biologie de l'espoir*, Éd. du Seuil, 1991.

Cupillard V., *Sans gluten naturellement*, La Plage, 2002.

Dantzer R., O'Connor J. C., Freund G. G., Johnson R. W., Kelley K., « From inflammation to sickness and depression : when the immune system subjugates the brain », *Nature*, vol. 9, janvier 2008.

De Gasquet B. (Dr), Pourroy J. D., Rous D., Roy P., Valancogne G., Watier A. (Dr), *Constipations Solutions*, Robert Jauze, 2001.

De Lorgeril M., Renaud S., Salem P., Monjaud I., Mamelle N., Martin J. L., Guidollet J., Toubol P., Delaye J., « Mediterranean alpha-linolenic acid-rich diet in secondary prevention of coronary heart disease », *The Lancet*, vol. 343, (8911,1454-1459,11), juin 1994.

Delmas M., *Les recettes sans gluten ni laitage*, Le Mercure dauphinois, 2004.

Delzenne N. M., Cani P. D, « *Nutritional modulation of gut microflora : a new dietetic approach in the management of obesity ?* », *Cahier de Nutrition et de Diététique*, (44,1-46), 2009.

Desbrosses Ph., *Le krach alimentaire*, Éd. du Rocher, 1987.

Desbrosses Ph., *Nous redeviendrons paysans*, Alphée, 2007.
Ducoeurjoly P., *La société toxique*, Res Publica, 2010.
Durand R., *L'eau et la vie*, Opéra, 2001.
Emoto M., Fliege J., *Le pouvoir guérisseur de l'eau*, Guy Trédaniel, 2005.
Emoto M., *L'eau et le devenir de la Terre*, Guy Trédaniel, 2006.
Fredot E., *La nutrition du bien portant*, Lavoisier, « Tec & Doc », 2007.
Gana F., Hervouët H., *Paysans, un tour de France de l'agriculture durable*, Transboréal, 2007.
Georget M. (Pr), *Vaccinations, les vérités indésirables*, Dangles, 2000.
Gershon M. D. (Dr), *The second brain – Your gut has a brain of its own*, Harper, 1999.
Gouget C., *Additifs alimentaires – Le guide indispensable pour ne plus vous empoisonner*, Chariot d'Or, 2006.
Gouhier C., Rivasi M., Layet M., *Survivre au téléphone mobile et aux réseaux sans fil*, Le Courrier du Livre, 2009.
Guérineau B. (Dr), *Les secrets de la micronutrition*, Albin Michel, 2010.
Houlbert A. (dir.) et collectif de LaNutrition.fr, *La meilleure façon de manger*, Thierry Souccar Éditions, 2008.
Jacob L. (Dr), *Devenir centenaire !*, Éd. du Rocher, 2005.
Janssen Th., *La maladie a-t-elle un sens ? – Enquête au-delà des croyances*, Fayard, 2008.
Janssen Th., *La solution intérieure : vers une nouvelle médecine du corps et de l'esprit*, Pocket, 2007.
Joyeux H. (Pr), *Changez d'alimentation*, François-Xavier de Guibert, 2008.
Julien É. et Fifils M. (dir.), *Les Indiens Kogis*, Actes Sud, 2009.
Kabat-Zinn J., *Méditer – 108 leçons de pleine conscience*, Les Arènes, 2010.
Kousmine C. (Dr), *Sauvez votre corps*, J'ai Lu, 2003.
Kousmine C. (Dr), *Soyez bien dans votre assiette jusqu'à 80 ans et plus*, Sand & Tchou, 1994.
Langre M., Rabache M. (Dr), *Toxiques alimentaires*, Librio, J'ai Lu, 2004.
Lavier J. A. (Dr), *Médecine chinoise, médecine totale*, Grasset, 1988.
Léon A. (Dr), *Comment choisir son alimentation*, Terre Médecine, 2009.

Longet R., *Fruits et légumes de saisons – Consommer dans le respect des cycles*, Jouvence, 2006.

Maslow A., *Vers une autre psychologie de l'être*, Fayard, 1972.

Maultsby M. C. (Pr), *Coping Better, Anytime, Anywhere : The New Handbook of Rational Self Counseling*, Rational Self-Help Books, 1986.

Maultsby M. C. (Pr), Hendrick M. A., *You and your emotions*, Rational Self-Help Books, 1974.

Meneton P., *Le sel, un tueur caché*, Favre, 2009.

Meyerowitz S., *L'eau, le meilleur remède*, Le Mieux-être, 2008.

Mouton G. (Dr), *Écosystème intestinal et santé optimale*, Marco Pietteur, 2004.

Nicolino F., Veillerette F., *Pesticides – Révélations sur un scandale français*, Fayard, 2007.

Olivaux Y., *La nature de l'eau*, Marco Pietteur, 2007.

Rambaud J.-C., Buts J.-P., Corthier G., Flourié B., *Flore microbienne intestinale*, John Libbey Eurotext, 2004.

Renaud S. (Pr), *Le régime crétois – Incroyable protecteur de notre santé*, Odile Jacob, 2004.

Riché D., avec la collaboration de Chos D. (Dr), *Micronutrition, santé, performances*, De Boeck, 2008.

Roberfroid R., *Les aliments fonctionnels*, Lavoisier, « Tec & Doc », 2008.

Roche de Coppens P., *Les vitamines d'amour, nourriture énergétique*, Aigle, 1999.

Rodière M.-J., *Construire sa voix. Le chant, un outil de réalisation de soi*, Éditions du Relié, 2011.

Schuster N. (Dr), *Médecine quantique – Comprendre l'origine de la maladie pour enfin la traiter*, Guy Trédaniel, 2002.

Sears B. (Dr), *Le régime anti-inflammatoire*, Éditions de l'Homme, 2006.

Seignalet J. (Dr), *L'alimentation ou la troisième médecine*, François-Xavier de Guibert, 2001.

Selye H., *Le stress de la vie*, Gallimard, 2001.

Serfaty-Lacrosnière C. (Dr), *Les secrets de l'alimentation anti-inflammatoire*, Albin Michel, 2009.

Simon S., *Autisme et vaccination – Responsable mais non coupable !*, Guy Trédaniel, 2007.
Simon S., *La science à l'épreuve du paranormal*, Alphée, 2010.
Simon S., *Votre santé n'intéresse que vous*, Alphée, 2010.
Simonton C. (Dr), Henson R., *L'aventure de la guérison*, J'ai Lu, 1999.
Simonton C. (Dr), Simonton S. M., Creighton J., *Guérir envers et contre tout*, Desclée de Brouwer, 2007.
Souccar Th., *Lait, mensonges et propagande*, Thierry Souccar Éditions, 2007.
Souccar Th., *Le régime préhistorique*, Indigène, 2006.
Taty, *Nourritures vraies – Topo sur les aliments comme remèdes*, Éd. Amyris, 2008.
Taty, *Qui a peur du grand méchant lait ? – Mythes ou réalités des allergies cachées*, Éd. Amyris, 2008.
Teilhard de Chardin P., *Le phénomène humain*, Éd. du Seuil, 2007.
Teilhard de Chardin P., *Sur le Bonheur, Sur l'Amour*, Éd. du Seuil, 2004.
Treben M., *La santé à la pharmacie du Bon Dieu*, Wilhelm Ennsthaler, 1992.
Valnet J. (Dr), *Se soigner par les légumes, les fruits et les céréales*, Le Livre de Poche, 1985.
Veillerette F., Nicolino F., *Pesticides : révélations sur un scandale français*, Fayard, 2007.
Vélot C., *OGM : tout s'explique*, Éd. Goutte de Sable, 2009.
Veret P. (Dr), Parquier P. (Dr), *Traité de nutripuncture – Physiologie, information cellulaire*, Desiris, 2005.
Windham B., *Les effets du mercure sur notre santé*, Lulu.com, 2009.
Zamperini R., *Physiologie subtile*, Trajectoire, 2011.

Une sélection de l'IEDM d'ouvrages sur la micronutrition

Burckel A., *Les bienfaits du régime crétois*, J'ai lu, 2004.
Chos D. et Riché D., *Diététique et micronutrition du sportif*, Vigot, 2001.
Chos D., *La vérité si je mange !*, Éd. Jacques-Marie Laffont, 2004.
Chos D., *Tous les bienfaits de la micronutrition*, Flammarion, 2007.

Chos D. avec la coll. de Riché D., *Micronutrition, santé et performance*, Éd. De Boeck, 2008.

Benedetti L. et Chos D., *Maigrir avec la micronutrition*, First, 2010.

Filmographie
Bouddha et la biosphère, film-documentaire de Michèle Decoust.

Healing with love (Guérir avec l'amour), Dr Leonard Laskow, film documentaire de Jean-Yves Bilien.

Mâles en péril, film-documentaire de Sylvie Gilman et Thierry Lestrade sur les perturbateurs hormonaux humains et dans le règne animal.

Nos enfants nous accuseront, film-documentaire de Jean-Paul Jaud : un film édifiant sur les bénéfices santé d'une alimentation biologique et le coût d'une alimentation à base de produits ordinaires.

Severn, la voix de nos enfants, film-documentaire de Jean-Paul Jaud.

Solutions locales pour un désordre global, film de Coline Serreau : dans différents endroits de la planète, des solutions pour une agriculture respectueuse de la nature et de la santé des hommes sont expérimentées avec succès.

Informations pratiques
Pour consulter un médecin compétent en micronutrition :

Institut européen de diététique et micronutrition (IEDM)

20, rue Emeriau – 75015 Paris

Tél. : 0810 004 336 – contact@iedm.asso.fr – http://www.iedm.asso.fr

Fondé en 1997, l'IEDM a pour vocation de former des professionnels de santé à la diététique et à la micronutrition. Il compte près de 2 000 membres actifs, dont 500 médecins spécialistes en micronutrition dans toute la France.

Pour consulter un médecin compétent en phytothérapie clinique individualisée :

Institut européen des substances végétales (IESV)

20, rue Emeriau – 75015 Paris

Tél. : 01 45 51 94 31 – contact@iesv.org

Bibliographie et informations pratiques

Pour effectuer des examens :
– une analyse de selles, de qualité :
LAM Kuate – 26, rue du Delta
75009 Paris – Tél : 01 48 78 45 18
– des examens de biologie nutritionnelle :
Mediprevent
Tél : 03 87 24 68 50 – labo@biologie-preventive.eu

Pour apprendre à mieux se connaître et mieux gérer ses stress (ateliers et/ou aide individuelle) :
Institut de médecine environnementale
157, rue de Grenelle – 75007 Paris
Tél. : 01 45 55 04 40

Pour pratiquer le Taï Chi Chuan :
Fédération française de Taï Chi Chuan
59, avenue de Saxe – 75007 Paris
Tél. : 01 40 61 04 51

Pour pratiquer le yoga :
Institut français de yoga
2, rue de Valois – 75001 Paris
www.ify.fr

Pour trouver un hypnothérapeute :
Institut français d'hypnose
38, rue René-Boulanger – 75010 Paris
Tél. : 01 42 51 68 84

L'Élan retrouvé – Service d'hypnothérapie
23, rue La Rochefoucauld – 75009 Paris
Tél. : 01 44 93 22 22 – www.elan-retrouve.fr

Pour trouver un sophrologue :
Société française de sophrologie
24, quai de la Loire – 75019 Paris
Tél. : 01 40 56 94 95 – contact@sophrologie-francaise.com

Pour trouver de la shungite :
www.navoti.com

Des liens utiles

www.afdiag.org
Association des intolérants au gluten, pour bien comprendre ce qu'est le gluten et recueillir des informations pratiques (des recettes notamment).

www.afssa.fr
Site de l'Agence française de sécurité sanitaire des aliments (Afssa).

www.afssaps.fr
Site de l'Agence française de sécurité sanitaire des produits de santé (Afssaps).

www.exquidia.com/recettes
Des idées de recettes sans gluten, sans lait, sans caséine.

www.fondation-pileje.com
Information alimentation-santé pour tous les patients.

www.lanutrition.fr
Des informations en termes de nutrition très au fait des recherches nutritionnelles.

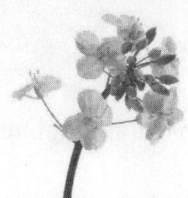

Table des matières

Sommaire	7
Préface	9
Comprendre	11
Introduction	13
Une théorie ancestrale à la lumière des dernières avancées scientifiques	13
L'intestin, génial artisan de notre santé	17
Quel est le rôle de l'intestin dans notre « équilibre santé » ?	19
Le système digestif : comment ça marche ?	19
Le trajet d'un sandwich dans le tube digestif	20
Quelles sont les fonctions de la digestion ?	25
Quels rôles joue l'intestin ?	25
L'écosystème intestinal : l'approche micronutritionnelle	26
Le microbiote (flore intestinale)	27
La muqueuse intestinale	29
Le système immunitaire intestinal	30
Le foie, partenaire essentiel de l'intestin	37
Quelles sont les principales fonctions hépatiques ?	38
Êtes-vous en bonne santé ?	43
Le questionnaire de dépistage de déficience micronutritionnelle (DDM)	44

Le questionnaire Dopamine Noradrénaline Sérotonine (DNS) 48

Que se passe-t-il quand votre deuxième cerveau parle ? 51

Quelles sont les causes du déséquilibre
de l'écosystème intestinal ? 52
    Les prédispositions génétiques 53
    Le mode de naissance et le mode d'allaitement 53
    Le mode alimentaire 54
    La prise d'antibiotiques 54
    Les vaccinations 55
    Le stress 55
    Les infections digestives 56
    La constipation 58
    Les interventions chirurgicales 59

Quelles sont les conséquences
du déséquilibre de l'écosystème intestinal ? 59
    Les perturbations locales 60
    Les perturbations à distance 61

Les relations privilégiées entre l'intestin
et les autres organes 61
    La relation directe bidirectionnelle intestin-cerveau 62
    La relation directe bidirectionnelle intestin-foie 64
    La relation intestin-foie-cerveau 65

Comment dépister une hyperperméabilité intestinale ? 68
    Les outils fonctionnels 69
    Les examens biologiques 71

Les « maillons faibles » dans notre alimentation 77

Les quatre « maillons faibles » 78
    Le « maillon faible » digestif 78
    Le « maillon faible » de la protection cellulaire 80
    Le « maillon faible » de la communication cellulaire 81
    Le « maillon faible » du cerveau 82

Quelles sont vos habitudes alimentaires ? 85

Le questionnaire alimentaire (QA) 85

Comment analyser votre pyramide alimentaire ?	90
Premier regard	90
Deuxième regard	91
Troisième regard	91
Quatrième regard	91
Cinquième regard	92
Sixième regard	92
Quelle relation y a-t-il entre mon alimentation et les « maillons faibles » ?	93
Quels sont les liens entre les troubles fonctionnels et les « maillons faibles » ?	93

Qu'est-ce qu'une « alimentation santé » ? — 95

Les macronutriments : la composante énergétique	95
Les micronutriments : la composante non énergétique	98
Un modèle d'« alimentation santé » est-il possible ?	99
L'étude d'observation	100
Les études d'intervention	102
Les « gestes santé » essentiels	104
Choisir les « bonnes huiles »	105
Pas un jour sans fruits et légumes	109
Des céréales, complètes, diversifiées et associées à des légumineuses	112
Des protéines animales mais pas trop de viande rouge	113
Boire suffisamment sans attendre le signal de la soif	114
Les conseils personnalisés	115
Nous ne sommes pas des « libres mangeurs » !	115
Les aliments et produits à éviter	118
Les « calories vides » ou la *junk food*	119
Le soja	121
Les additifs alimentaires et l'aspartame	122
Les OGM	129
Quels modes de cuisson choisir ?	130
Les modes de cuisson à privilégier	131
Les cuissons à utiliser avec précaution	132
Les cuissons à éviter	134
Les modes de conservation	135

Quelques conseils pratiques importants	136
Les grands principes de la journée type	137
Un exemple de journée type respectant les différents grands principes	142
Comment optimiser votre « capital santé » ?	147
Une « alimentation santé », variée et équilibrée, est-elle suffisante ?	147
L'étude Suvimax	148
Les apports nutritionnels conseillés (ANC)	150
Faites-vous partie d'un groupe considéré à risque de déficit(s) ?	150
Les compléments alimentaires	152
Optimiser le microbiote (flore intestinale)	153
Optimiser les fonctions cellulaires hépatiques	159
Comment faire de votre foie un allié pour votre santé ?	159
Au niveau nutritionnel	159
Les méthodes naturelles	160
L'activité physique	164
Quelle activité physique pratiquer et à quelle fréquence ?	165
Comment agir contre le stress ?	166
Qu'est-ce que la réalité ?	167
Vos pensées sont-elles rationnelles ?	168
D'autres petits moyens	171
De quelles bactéries faut-il se protéger ?	183
Le *Clostridium botulinum*	183
Les salmonelles	184
Les stigelles	184
La sélection de souches résistantes	185
De quels parasites faut-il se protéger ?	186
Comment se protéger des pollutions environnementales ?	186
Comment nous adapter à notre environnement, si modifié depuis tant d'années ?	187
Les pollutions mentales	188
Les polluants de l'air, de l'eau et du sol	188
Le tabac	193

La pollution par les métaux lourds	193
La pollution électromagnétique	195

Les alimentations particulières — 197

L'alimentation sans gluten — 197

Qu'est-ce que le gluten ?	197
En pratique, quels aliments faut-il supprimer ?	198
Par quoi remplacer le gluten ?	199
Quand et comment réintroduire le gluten après plusieurs mois d'exclusion lorsque cela est possible ?	201

L'alimentation sans lactés — 203

Avons-nous besoin de consommer des produits laitiers d'origine animale ?	204
Quels sont les risques pour la santé d'une consommation excessive de produits laitiers ?	207
Comment supprimer les produits laitiers et comment les remplacer ?	209
Sans produits laitiers, comment consommer suffisamment de calcium ?	210
Quand et comment réintroduire les produits lactés après plusieurs mois d'exclusion lorsque cela est possible ?	210
En pratique, que recommander ?	211

L'intolérance et/ou l'allergie à l'histamine et à la tyramine — 213

Qu'est-ce que l'histamine ?	214
Qu'est-ce que la tyramine ?	215

Agir — 217

Avertissement — 219

Douleurs articulaires, arthrose et intestin — 221

Qu'est-ce que l'arthrose ? — 221

Quelles sont les principales causes de l'arthrose ?	221

Les solutions nutritionnelles et micronutritionnelles — 222

Ma consommation de fruits et légumes est-elle satisfaisante ?	222
Ma consommation d'acides gras est-elle satisfaisante ?	225

Migraines et intestin — 229

Migraines ou maux de tête ? — 229

Quelles sont les principales causes de la migraine ?........................	230
Les solutions nutritionnelles et micronutritionnelles......................	231
Mon score total au QVD est >3.	231
Que dit mon DDM ?	231
Quels aliments exclure pour aider les « maillons faibles » en danger ?	233
Quels aliments privilégier pour aider les « maillons faibles » en danger ?	233

Déprime, anxiété, dépression et intestin 237

Comment évalue-t-on les troubles de l'humeur ?	237
Les solutions nutritionnelles et micronutritionnelles......................	238
Premier cas : mon score A est > 4, le B est < 2 (DDM) et mon score D est > 7 et/ou le N est > 7 et le S est < 7 (DNS).	238
Deuxième cas : mes scores D et N sont < 7 et mon score S est > 7.....	241
Troisième cas : mon score A est > 4 et le B est > 2.	243

Fatigue et intestin 245

Pourquoi suis-je fatigué(e) ?	245
Quelles sont les principales causes de la fatigue ?	245
Les solutions nutritionnelles et micronutritionnelles......................	246
Premier cas : mon score A est > 4 et le B est < 2 (DDM)................	247
... et mon score D est > 7 et/ou le N est > 7 et S est < 7 (DNS).	247
... et mon score S est > 7.	249
Second cas : mon score A est > 4 et le B est > 2.	250

Troubles cutanés, pulmonaires, ORL et intestin 251

Qu'est-ce qu'un terrain atopique ?	251
Les solutions nutritionnelles et micronutritionnelles......................	252
Premier cas : mon score E est > 4 ou E + F est > 4 et B > 2.	252
Second cas : mon score E est > 4 ou E + F > 4 et B < 2.	254

Infections à répétition (bronchiques, pulmonaires, urinaires, génitales, digestives, cutanées...) et intestin 257

Que se passe-t-il lors d'une infection ?	257
Les solutions nutritionnelles et micronutritionnelles......................	258
Premier cas : mon score D ou C + D > 3 et le score B < 2.	259

Second cas : mon score D ou C + D >°3 et le score B > 2 (DDM)......... 260

Troubles du transit, ballonnements et intestin.................. 263

Quels sont mes troubles du transit ?............................. 263
Je souffre de constipation (avec ou sans ballonnements)............ 263
J'ai une alternance diarrhée-constipation
(avec ou sans ballonnements)....................................... 265
J'ai des nausées, des brûlures abdominales et des ballonnements 266

Surpoids et intestin.. 271

Êtes-vous en surpoids ?.. 271
Avez-vous calculé votre IMC ?...................................... 271

Les solutions nutritionnelles et micronutritionnelles............ 272
Premier cas : mon score B est > 2.................................. 272
Deuxième cas : votre score D ou C + D est > 3 (DDM)................ 273
Troisième cas : mon score global du DDM est > 25
et je suis en surpoids, je souffre de troubles digestifs, articulaires,
je suis fatigué(e), j'ai des migraines récidivantes,
ma peau est irritée.. 276

Insomnie et intestin... 277

Qu'est-ce que le sommeil ?....................................... 277
Les différentes phases du sommeil.................................. 277
Quelles sont les principales causes de l'insomnie ?................ 280

Les solutions nutritionnelles et micronutritionnelles............ 280
Premier cas : mon score A est > 4 et le B est < 2 (DDM)
et mon score S est > 7 (DNS)....................................... 280
Second cas : mon score A est > 4 et le B est > 2 (DDM) et S > 7.... 282
Un cas particulier : le syndrome des jambes sans repos (SJSR)...... 282

Quelques situations de vie particulières
(désir de grossesse, tabagisme, exposition au soleil,
sport intensif) et intestin....................................... 285

Le désir de grossesse.. 286
Qu'est-ce que l'épigénétique ?..................................... 286
Quelles sont les priorités et les solutions micronutritionnelles
si vous avez un désir de grossesse?................................ 287

Des situations de stress oxydatif : tabac,
activité sportive intensive et exposition au soleil 289
    Les solutions nutritionnelles et micronutritionnelles 289

**Maladies de civilisation (maladies cardiovasculaires
et auto-immunes, diabète, cancers...) et intestin** 291

Les cancers 292
    Quels sont les principaux facteurs d'initiation et de développement
    des cancers ? 292
    Les solutions nutritionnelles et micronutritionnelles 293

Les maladies cardiovasculaires 293
    Les solutions nutritionnelles et micronutritionnelles 294

Conclusion 295

Remerciements 299

Bibliographie et informations pratiques 301

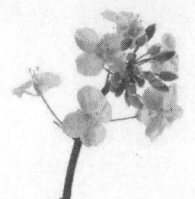

Table des questionnaires

Dépistage de déficience micronutritionnelle (DDM).................. 44
Dopamine Noradrénaline Sérotonine (DNS)............................ 48
Questionnaire de vulnérabilité digestive (QVD) 69
Questionnaire alimentaire (QA) 86
Faites-vous partie d'un groupe considéré
à risque de déficit(s) ?... 150

Ouvrage publié sous la direction de Laure Paoli

> Vous pouvez contacter les auteurs
> à l'adresse suivante :
> intestincerveau@orange.fr

Édition : Bénédicte Bortoli
Illustrations des p. 21, 22, 23 et 278 : Hélène Lafaix
Conception de la maquette et de la couverture : Stéphanie Le Bihan

Achevé d'imprimer par GGP Media GmbH, Pößneck
en mai 2013
pour le compte de France Loisirs,
Paris

N° d'éditeur : 72732
Dépôt légal : mars 2013
Imprimé en Allemagne